SAMMLUNG TUSCULUM

THEODORUS PRISCIANUS

NATURHEILKUNDE

Lateinisch–deutsch

Herausgegeben und übersetzt
von Kai Brodersen

DE GRUYTER

Die in diesem Buch beschriebenen *antiken* Heilmittel und -verfahren werden *nicht* als Anweisung für *heutige* Behandlungen präsentiert.

Für Christian Suhm
quinquagenario

ISBN 978-3-11-069407-9
e-ISBN (PDF) 978-3-11-069424-6

Library of Congress Control Number: 2020932666

Bibliografische Information der Deutschen Nationalbibliothek
Die Deutsche Nationalbibliothek verzeichnet diese Publikation in der Deutschen Nationalbibliografie; detaillierte bibliografische Daten sind im Internet über http://dnb.dnb.de abrufbar.

Für Einbandgestaltung verwendete Abbildungen:
Cologny (Genève), Fondation Martin Bodmer, Cod. Bodmer 52: 6v/7r
(www.e-codices.unifr.ch)

Satz: Kai Brodersen, Erfurt
Druck und Bindung: Hubert & Co. GmbH & Co. KG, Göttingen

♾ Gedruckt auf säurefreiem Papier
Printed in Germany

MIX
Papier aus verantwortungsvollen Quellen
FSC® C016439

www.degruyter.com

INHALT

EINFÜHRUNG

Naturheilkunde: *Euporista* und *Fysica*

»Die Natur ist die Lenkerin aller Dinge« (*natura omnium gubernatrix*; 2.3) – diese Grundüberzeugung kennzeichnet das im vorliegenden Band präsentierte Werk des Theodorus Priscianus. Er begründet seinen Ansatz wie folgt (1.1):

> Da die Gebrechlichkeit des menschlichen Körpers dringend nach Heilmitteln verlangt, habe ich sie zur schnellen Hilfeleistung mit Zustimmung der Natur (*consentiente natura*) zusammengestellt.

Es geht dabei vor allem um »Hilfs- und Heilmittel der Natur, die uns zur Pflege und Erhaltung des Schmucks und der Gesundheit unseres Körpers zur Verfügung stehen« (1.1). In drei Büchern präsentiert der Autor *Euporista* (»Gut beschaffbare Heilmittel«) und in einem nur als Fragment erhaltenen Buch *Fysica* (»Wundermittel«) als systematische Zusammenstellung natürlicher Heilmittel und -methoden (zu denen eben auch die Behandlung von Leiden am »Schmuck« des Körpers gehört, etwa von grauen Haaren). In den im vorliegenden Band präsentierten *Euporista* werden in Buch 1 *Faenomaena* (griechisch *phainomena*, sichtbare Dinge) vorgestellt, nämlich äußere Krankheiten von Kopf bis Fuß, in Buch 2 innere unsichtbare, aber durch ärztliche Methodik (Logik, daher der Buchtitel *Logicus*) erschließbare Krankheiten, sortiert nach akuten und chronischen, in Buch 3 schließlich Frauenkrankheiten (*Gynaecia*, griechisch *gynaikeia*); es ist dies übrigens das älteste auf Latein erhaltene Buch zur Gynäkologie. Beigegeben ist dem Band auch das, was von den *Fysica* des Theodorus Priscianus erhalten ist.

Autor und Leserschaft

Über das Leben des Theodorus Priscianus wissen wir nur, was er in seinen erhaltenen Schriften selbst angibt. Demnach war er ein Schüler des Arztes Vindicianus (*Fys.* Pr 3), der anderen Quellen zufolge im späten 4. Jahrhundert n. Chr. in Nordafrika wirkte. Der Autor gehörte selbst zum professionellen Kollegium der Ärzte (1.1, 1.2, 2.25, 2.47, 3.6, 3.13). Er nennt gleich zu Beginn der *Euporista* einen Kollegen (1.1), wendet sich im Weiteren wiederholt an einen »liebsten Freund« (1.1, 1.3, 1.62, 1.64, vgl. 2.12) und ruft in den *Fysica* ganz vertraut den Eusebius als *dulcissime filiolorum meorum* (»süßestes meiner Söhnchen«) an (*Fys.* 1). Allerdings muss Letzteres nicht notwendig wörtlich zu nehmen sein, da die konventionelle Anrede an einen Sohn auch allgemein für die Schülerschaft des Autors stehen kann. Buch 3 der *Euporista* schließlich, das Gynäkologie behandelt, bezeichnet eine »Victoria« (als Name ist auch »Sa(l)bina« überliefert, s. u. S. 326) als »mir liebe (»süße«) Dienstbarkeit meiner Kunst« und betont, dass sie nicht weniger als »wir« den ganzen Nutzen des Werks begriffen habe (3.1); im weiteren Verlauf spricht der Autor von der *communis professio*, der gemeinsamen Profession der Victoria und seiner selbst. Diese habe als Frau zudem den »Vorteil der Geschlechtsgleichheit« mit den Patientinnen und werde deshalb gerne »zur Mitwisserin geheimer Dinge« gemacht. Sie also wird als Adressatin des Buches genannt und solle »treu, fleißig und nach Kräften die Behandlung der Frauenkrankheiten ausüben«, offenbar nicht als Hebamme, wie die ältere Forschung gemeint hat, sondern als geschätzte professionelle Kollegin des Autors.

Nimmt man die Angaben des Autors wörtlich, handelt es sich also um ein Werk, das sich an seine Freunde, Kollegen und Schüler – männliche wie weibliche – wendet; das 3. Buch wird in seinem Vorwort gar als eines vorgestellt, das *remotum a spectaculo* sein solle, »von der großen Öffentlichkeit entfernt« (3.Pr). Doch hat das Werk zumindest später eine größere Leserschaft gefunden (s. u.) und vielleicht auch von vornherein erreichen sollen. Denkbar ist nämlich,

dass das eigentliche Zielpublikum des Autors nicht nur Mitglieder seiner Profession, sondern auch Patientinnen und Patienten sind, die von einem Arzt empfohlene Heilmittel und -methoden anhand des Werks auf ihre Notwendigkeit und Wirksamkeit hin überprüfen wollen – und vielleicht das eine oder andere Naturheilmittel auch selbst herstellen möchten. Übrigens sei es zwar verboten, Abtreibungsmittel zu verabreichen, doch könnten Indikationen wie eine Krankheit oder ein zu geringes oder zu hohes Alter der Patientin dazu führen, dass ohne Behandlung »auf Kosten einer einzigen Geburt das Leben (der Frau) in Frage gestellt wird« (3.23). In solchen Fällen sei eine Abtreibung förderlich – was den Autor dazu veranlasst, einige Abtreibungsmittel aufzuführen (das Interesse an deren Anwendung ohne Einbezug einer Ärztin oder eines Arztes erklärt vielleicht, warum gerade das 3. Buch wiederholt gesondert kopiert wurde; s. u. S. 18).

Liest man die Angaben des Theodorus Priscianus im Blick auf diese implizierte Nützlichkeit für Laien, wird auch erklärbar, wie seine Kritik an den *professores* zu verstehen ist (1.2):

> Ich möchte, da doch alles entweder richtig oder verkehrt, entweder gesund oder schädlich ist, wissen, wie es möglich ist, dass die verschiedenen *professores* dieser Kunst mit ihren einander widerstreitenden Ansichten versuchen, jeder auf seiner eigenen Meinung zu bestehen.

Während jene sich streiten, leiden die Kranken. Deshalb also habe er, Theodorus Priscianus, ein Werk verfasst, in dem »nützliche Medikamente mit einfachen und natürlichen Heilmitteln, deren Wirksamkeit über allen Zweifel erhaben ist«, zusammengestellt seien (1.3):

> Wenn man nämlich von einer Krankheit befallen wird, kann man nicht in den Pontos (das Schwarzmeergebiet) eilen oder das Innere von Arabien in Bewegung setzen, um Styrax oder Bibergeil oder sonst etwas von den Schätzen herbeizuschaffen, welche die weite Welt an Besonderem hat. Deshalb bietet die Natur vorsorglich auch in den wohlfeilen Pflanzen Heilmittel dar, damit es so nirgends und niemals an dem Dienst des Heilens fehle, während es doch ein sicheres Heilmittel gibt.

Allerdings nennt Theodorus Priscianus in seinem Werk dann durchaus Heilmittel aus dem Pontos (nämlich Rhabarber, Wachs und Wermut; s. das Register), außerdem Styrax und Bibergeil, führt aber auch immer wieder leichter beschaffbare Alternativen an. Wichtig bleibt ihm dabei stets, dass es sich um Mittel handelt, die von der Natur bereitgestellt werden, denn *docet natura*, »es lehrt die Natur« (2.10; vgl. 2.3).

Die *ratio naturae* (»Vernunft der Natur«, 2.18) kann dabei mit der *ratio* des Arztes erfasst werden (2.Pr). So empfiehlt Theodorus Priscianus in seinen *Euporista* vor allem rationale Anwendungen und verweist nur selten auf als *fysica* (griechisch *physika*, »natürliche Dinge«) bezeichnete Wundermittel (1.44, 1.66, 1.75, 1.84, 2.18, 2.116). Er gibt jedoch auch zu erkennen, dass »sehr viele unter den weisesten Ärzten … auch die Anwendung von *fysica* empfohlen und hierdurch – wie wir dies in unserem Büchlein *Fysica* dargestellt haben – eine wirksame und gleichsam religiöse Behandlung geschaffen« hätten (2.48; vgl. 2.34). Die Verteter der Anwendung von *fysica* bezeichnet Theodorus Priscianus als *fysici*. Im Vergleich zu anderen antiken Werken zur Heilkunde empfiehlt er selbst aber magische Mittel recht selten; auch bei den *fysica* betont er stets ihre Natürlichkeit.

Medizin auf Latein

Medizinische Texte wurden in der Antike überwiegend in der Wissenschaftssprache Griechisch geschrieben und überliefert. Auch Theodorus Priscianus gibt an, dass er ein paar Büchlein zunächst auf Griechisch zusammengestellt habe und nun eine lateinische Version herausbringe (1.1; auf ein griechisches Werk verweist er allgemein 2.29 und 2.96, auf ein eigenes nur in den *Gynaecia* 3.7, 3.11 und 3.32). Tatsächlich ist in griechischer Sprache eine Schrift *Euporista* in drei (auch als *De remediis parabilibus* bekannten) Büchern unter den Werken des großen Arztes Galenos (der sicher nicht ihr Autor

ist) überliefert. Diese Schrift scheint in einigen Kapiteln mit der des Theodorus Priscianus verwandt zu sein.

Griechisch war eben die Sprache der Wissenschaft und insbesondere auch der Medizin. In lateinischer Sprache sind aus der Zeit *vor* Theodorus Priscianus nur einige wenige medizinische Schriften erhalten: In den Werken zum Ackerbau etwa von Marcus Porcius Cato d. Ä. aus dem 2. oder von Marcus Terentius Varro aus dem 1. Jahrhundert v. Chr. finden sich nur einzelne Angaben; das erste umfangreichere Zeugnis für lateinischsprachige Medizinschriften stehen bei Aulus Cornelius Celsus im frühen 1. Jahrhundert n. Chr. Sein enzyklopädisches Werk mit dem Titel *Artes* behandelte Medizin, Ackerbau, Rhetorik und wohl auch Philosophie und militärische Strategie; umfassend erhalten sind nur acht Bücher zur Medizin. Unter Kaiser Claudius, also etwa eine Generation später, verfasste Scribonius Largus ein Werk mit dem Titel *Compositiones*, das 271 Rezepte für aus mehreren Bestandteilen zusammengesetzte Medikamente vorstellt.

Besonders einflussreich waren sodann die Angaben zu Heilmitteln in der insgesamt 37 Bücher umfassenden Naturkunde von Gaius Plinius Secundus d. Ä., der bei der Beobachtung des Vesuvausbruchs 79 n. Chr. (bei dem Pompeii verschüttet wurde) umkam. Plinius' Angaben wurden etwa ein oder zwei Jahrhunderte später von Quintus Serenus für einen in Versen abgefassten medizinischen Ratgeber sowie von Quintus Gargilius Martialis für eine (nur in Fragmenten bewahrte) Zusammenstellung pflanzlicher Heilmittel herangezogen. Das Werk des Plinius war auch Vorlage für ein Heilkräuterbuch, das unter dem Namen des kaiserzeitlichen Philosophen Apuleius überliefert ist, und für die sogenannte *Medicina Plinii*, eine mit Blick auf Reisende erstellte systematische und aktualisierte Zusammenfassung von unterwegs gut beschaffbaren Heilmitteln. Das Heilkräuterbuch und die *Medicina Plinii* waren ihrerseits dann Vorlagen für Marcellus Empiricus, der um 400 n. Chr. ein Werk über Heilmittel schuf.

Im späten 4. Jahrhundert wirkte in Nordafrika der bereits (S. 8) genannte Vindicianus; er war *archiater* (auf diesen aus dem Griechi-

schen übernommenen Begriff, der »leitender Arzt« bedeutet, geht das deutsche Wort »Arzt« zurück), kannte u. a. den Kirchenvater Augustinus und war zuletzt als Proconsul römischer Statthalter in Africa. Seine Werke sind zwar bis auf Fragmente verloren, doch zeugen seine Schüler von seinem großen Einfluss. Von deren Werken sind neben Schriften des Caelius Aurelianus und des Cassius Felix eben auch die Bücher zur Naturheilkunde des Theodorus Priscianus erhalten, der also um 400 n. Chr. und vielleicht wie sein Lehrer in Nordafrika wirkte. Seine Werke *Euporista* und *Fysica* (letztere werden oft – zuletzt von Cilliers 2019, 142 –, aber fälschlich als 4. Buch der *Euporista* bezeichnet) präsentiert der vorliegende Band erstmals zweisprachig.

Theorie

Theodorus Priscianus, der als einzige Autorität wiederholt (wenn auch wohl stets aus zweiter Hand) den großen griechischen Arzt Hippokrates von Kos (um 460–um 370 v. Chr.) namentlich zitiert (s. u. S. 377), steht in der Tradition der antiken Medizin. Diese war davon überzeugt, dass es im menschlichen Körper vier Säfte gibt, deren richtiges Mischungsverhältnis (*temperamentum*) Voraussetzung für die Gesundheit ist, während ihr Ungleichgewicht, ihre fehlerhafte Zusammensetzung oder gar ihre Schädigung zu Krankheiten führen. Schon im 5. Jahrhundert v. Chr. hat man den vier Grundelementen Feuer, Erde, Wasser und Luft die Primärqualitäten warm, kalt, feucht und trocken zugeordnet. Als die vier Körpersäfte, die im Körper verteilt würden, sieht die antike Medizin die Gelbe Galle (*xanthos chole*), die Schwarze Galle (*melas chole*), das Blut (*haima,* lat. *sanguis*) und den Schleim (*phlegma*, *flegma*) an. Diese Säfte sind noch heute aus den Beschreibungen der Temperamente (also der Mischungsverhältnisse dieser Säfte) bekannt: Choleriker, Melancholiker, Sanguiniker und Phlegmatiker sind durch ein Überwiegen des jeweiligen Saftes gekennzeichnet.

Ziel der Behandlung von Krankheiten ist nach antiker Überzeugung die Wiederherstellung des gesunden Mischungsverhältnisses der vier Säfte. Überwiegen Gelbe Galle oder Schwarze Galle im Körper, muss man den Körper durch geeignete Purgiermittel (vor allem Abführmittel) reinigen. Gegen zu viel Blut helfen Blutegel, Schröpfen oder Aderlass (meist nach Skarifikation, also Einritzung der Haut). Gegen ein Übermaß an Schleim werden Auswurf- und Abführmittel eingesetzt.

Mit dem Titel des 2. Buchs, *Logicus,* stellt sich Theodorus Priscianus ausdrücklich in die Tradition der »logischen« Schule, also einer medizinischen Denkrichtung, die meist im Unterschied zu der Schule der »Empiriker« als die der »Methodiker« bezeichnet wird (diese werden 2.73 direkt genannt). Ihnen zufolge sind alle Krankheiten auf drei Zustände des Körpers zurückzuführen, nämlich auf einen Zustand abnormer Anspannung (*status strictus*), auf einen abnormer Erschlaffung (*status laxus*) oder aber auf eine Mischung beider Zustände (*status mixtus*). Daher muss man bei der Diagnose anhand von Symptomen den jeweiligen *status* ermitteln: Auf den *status strictus* weist eine Verminderung der Körperausscheidungen hin, auf den *status laxus* deren Vermehrung. Von Bedeutung sind für die Methodiker ferner die Stadien (*tempora*) einer Krankheit (Anfang, Steigerung, Abnahme) und ihre Dauer. Unterschieden werden akute und chronische Erkrankungen, nach denen Theodorus Priscianus ja auch sein 2. Buch einteilt (s. o. S. 7). Bei chronischen Krankheiten besteht eine so erhebliche Veränderung des jeweiligen *status*, dass sie nur durch eine Erschütterung und Veränderung des ganzen Körpers behandelt werden können, in der Praxis oft durch bestimmte »zyklische« Kuren. Dafür werden die Kranken erst mehrere Tage lang durch Entziehungs- und Fastenkuren geschwächt; danach werden sie mit stärkender Diät und entsprechenden Heilmitteln wieder gekräftigt. Solche »zyklischen« Kuren empfiehlt Theodorus Priscianus wiederholt (2.46, 2.48, 2.50, 2.60, 2.69. 2.76, 2.82, 2.89, 2.105, 2.108, 2.109, 3.1, 3.31), ohne dass er ihre Durchführung genau erklärt.

Praxis

Auffallend ist insgesamt, dass solche theoretischen Überlegungen zwar offenkundig Grundlage der Empfehlungen des Theodorus Priscianus sind, aber in keinem Fall ausführlich dargelegt werden. Die Theorie kennt der Autor also, schätzt sie aber für seine Darstellung als nicht entscheidend ein: Für jemanden, der von einer Krankheit ergriffen sei, bringe es nämlich »keinen Nutzen, ihren Ursprung zu kennen«, weshalb es schlicht »überflüssig« sei, diesen zu untersuchen (2.26).

Theodorus Priscianus versteht sein Werk vielmehr als praktische Anleitung. Er empfiehlt zur Behandlung vor allem pflanzliche, tierische und mineralische Stoffe als Heilmittel (s. u. das Register), die teils einzeln, teils in Kombination wirken.

Hinzu kommen zusammengesetzte und offenbar bereits zubereitete Heilmittel, die stets auf Griechisch – von *dia coclion* bis *dia spermaton* – und meist nach ihrem Hauptbestandteil benannt sind; eine Zusammenstellung der so angesprochenen Heilmittel bietet der Anhang zu diesem Band (s. u. S. 377). Wer das Werk des Theodorus Priscianus heranzieht, ist offenbar mit solchen Medikamenten vertraut und kennt sie in der Regel unter ihrem griechischen Namen. Andere solche Präparate heißen nach ihrem Urheber. Genannt werden dabei Andron, Athenaios, Iustus (für die *Iustiana*-Arznei), Musa, Polyarchos und Polyidos (s. u. S. 377); am bekanntesten ist unter diesen Antonius Musa, der um die Zeitenwende Leibarzt des Kaisers Augustus war. Auch bei den mit Namen versehenen Medikamenten handelt sich offenbar um Rezepturen, deren Zusammensetzung feststeht und vom Autor meist nicht erklärt werden muss (s. aber 1.85).

Viele Heilmittel werden auf die Haut aufgelegt oder eingerieben. Insbesondere gilt dies für Umschläge aus zerkleinerten Medikamenten, die mit Flüssigkeit zu einem Brei eingedickt, auf ein Tuch geschichtet und als Umschlag (*cataplasma*) aufgelegt werden, außerdem für weitere Pflaster, also Auflagen (die heute »Pflaster« genann-

ten Wundschnellverbände sind eine moderne Erfindung) aus Ölen, Fetten und mineralischen Substanzen.

Dazu kommen Medikamente wie ein Schmerzen linderndes (*acopum*) und erwärmendes Mittel (*fomentum*), ein mit eingekochten Heilmitteln getränkter gefalteter, also doppelt liegender Umschlag (*ptygma*), Wachssalbe (*cerotarium*) und Salbe aus Öl, Fett und Wachs, gemischt mit pulverisierten oder extrahierten Heilmitteln (*unguentum*). Theodorus Priscianus nennt außerdem gelegentlich ein Säckchen, das mit verschiedenen Bestandteilen gefüllt und aufgelegt wird (*saccellum*), sowie häufig ein Collyrium, eine länglich geformte feste Zubereitung (der Begriff beschreibt gelegentlich aber auch ein festes oder flüssiges Augenheilmittel).

Andere Heilmittel werden eingenommen, so Getränke und Pillen (*catapotia*) sowie aus eingedicktem Heilmittelextrakt bestehende, zur Einnahme ganz geschluckte, im Mund zergehende oder in Flüssigkeit aufgelöste Pastillen (*trochiscus*). Durch Mund und Rachen eingeführt werden Räuchermittel, die auf glühende Kohlen gestreut und so von den Kranken eingeatmet werden (*fumigatio*), außerdem Gurgelmittel (*gargarisma*), in die Nase eingeblasene Heil- (*insufflatio*) und Niesmittel (*sternuatorium*), durch den After eingeführte Klistiere (*clyster*) für einen Darm-Einlauf (*enema*) und Analzäpfchen (*suppositorium*) sowie in die Scheide als Pessar (*pessum*) bezeichnete Vaginalzäpfchen.

Die Konsistenz der jeweiligen Zubereitung (*confectio*) wird recht genau beschrieben: Eine Latwerge (*electuarium*) ist ein dickflüssiges, nahezu festes Mus, das man auch lecken kann, eine Creme (*inlinimentum*) besser streichbar.

Speisen und Getränke, Maße und Gewichte

Speisen und Getränke des Alltags werden bei Theodorus Priscianus für die Einnahme und weitere Anwendungen genutzt, insbesondere Brot und Butter, Öl, Käse und Honig, letzterer meist abgeschäumt

(*despumatus*), also nach Entfernung des bei der Herstellung entstehenden Schaumes (*spuma*). Zu den Alltagsgetränken gehört Wein, den man in der Regel mit Wasser vermischt trinkt. Außerdem nennt Theodorus Priscianus Weinmet (*oenomeli*, *Fys.* 2.7 einmal auch *mulsum* genannt), der aus Honig gemacht und mit Wein versetzt ist, dazu *Passum*, einen süßen Rosinenwein, ferner *Oxymel*, eine Essig-Honig-Mischung, Essig selbst und nicht zuletzt *Pusca*, ein einfaches Erfrischungsgetränk, das aus Wasser, ein wenig Essig und gelegentlich auch Gewürzen zubereitet wird.

An alltäglichen Hilfsmitteln kennt Theodorus Priscianus gezupfte Leinenfasern, die er als *lemniscus* oder *motarius* bezeichnet. Diese wurden bis zur Verbreitung von steriler Watte im frühen 20. Jahrhundert n. Chr. zum Verbinden von Wunden genutzt und als »Charpie« (von lateinisch *carpere*, »pflücken«, »zupfen«) bezeichnet.

Maße und Gewichte benötigt Theodorus Priscianus immer wieder für Angaben zu Dosierungen. Bei Hohlmaßen nutzt er als Grundmaß 1 Krug (*sextarius*, knapp 5½ l), der aus 48 Esslöffeln (*cocleare*) besteht. Bei den Gewichten ist das Grundmaß 1 Pfund (*libra* bzw. nur in 1.9–10 *pondo*, knapp ⅓ kg); es besteht aus 12 Unzen (*uncia*, abgekürzt *unc* oder −), 1 Unze wiederum aus 8 Drachmen (*drachma*, abgekürzt *dr*).

»Nicht Beredsamkeit, sondern Arbeit«

Neque in logico opere eloquentia opus est sed labore, »bei einem methodischen Werk ist nicht Beredsamkeit nötig, sondern Arbeit« (1.1). Theodorus Priscianus legt in seiner *Praefatio* Wert darauf, dass sein Werk keinen rhetorischen Anspruch haben solle, da es ihm um die Arbeit für die Patienten gehe; er habe sich entschieden, *facere quam dicere potius*, »eher zu handeln als zu reden« (1.4). So, wie die anfängliche Kritik des Autors an Heilmitteln aus dem Fernhandel mit dem Pontus und Arabien im Werk selbst von ihm dann nicht ganz

umgesetzt ist (s. o. S. 10), so ist auch die Differenz von Reden und Handeln, von rhetorischer Gestaltung und ärztlicher Behandlung, nicht wirklich durchgehalten – im Gegenteil. Theodorus Priscianus kann sich auch darauf verlassen, dass seine Leserschaft Zitate erkennt, ohne dass ihr jeweiliger Autor genannt wird: In 1.24 zitiert er so aus Vergils *Georgica*, und in *Fys.* Pr 3 frei aus Martials *Epigrammen*. Namentlich genannt werden sodann die Philosophen Demokrit und Pythagoras (*Fys.* Pr 3) sowie der Komödiendichter Menander (*Fys.* Pr 1) und, wie schon gesagt (s. o. S. 12), häufig der Arzt Hippokrates.

Besonders eindrücklich aber wird die offenbar von der Leserschaft erwartete literarische Bildung, ja Fähigkeit zum Genuss von Literatur, durch eine Empfehlung zur Behandlung von Impotenz (2.34):

> Auch sollen die Kranken sich mit Lektüre beschäftigen, die ihr Gemüt zum Vergnügen hinlenkt, darunter die des Philippus Amphipolita, des Herodianus oder gar des Iamblichus von Syrien, oder mit anderen Autoren, die in angenehmer Weise Liebesgeschichten schreiben.

Übrigens gehören Schriftsteller und Maler zu den von Theodorus Priscianus (1.38) eigens genannten Patienten.

Textüberlieferung und Editionen

Wie alle antiken Werke ist auch das des Theodorus Priscianus nicht im Autograph des Autors, sondern nur durch mittelalterliche Abschriften in *Codices* (zum Büchern gebundene Pergamentblätter) überliefert. Angesichts der praktischen Bedeutung des Werks sind die Angaben des Autors dabei teils erweitert, teils gekürzt und teils verändert worden; ferner sind auch noch in der Zeit nach den ersten Druckausgaben solche mittelalterlichen Abschriften verschollen (s. u. S. 18). Als wichtigste Zeugen für den Text gelten fünf *Codices*:

Codex Vaticanus Reg. lat. 1143 aus dem 9. Jahrhundert, heute in der Bibliotheca Apostolica Vaticana in Rom-Vatikanstadt (bietet nur 2.1–3.10),

Codex Vaticanus Barb. lat. 160 (zuvor *Codex Barberini* IX 29) aus dem 11./12. Jahrhundert, heute in der gleichen Bibliothek (benennt 2.14–34 als drittes und 3 als viertes Buch),

Codex Bruxellensis 1342–50 aus dem 12. Jahrhundert, heute in der Königlichen Bibliothek Belgiens (KBR) (nennt als Autor einen Octavius Horatianus und bietet auch die *Fysica*),

Codex Berolinensis Ms. lat. qu. 198 aus dem Jahr 1132, heute in der Staatsbibliothek zu Berlin,

Codex Vaticanus Chig. F IV 57 (»*Chisianus*«) aus dem 12. Jahrhundert, heute ebenfalls in der Bibliotheca Apostolica Vaticana.

Für das 3. Buch mit seinen Angaben zur Gynäkologie, darunter auch zu Abtreibungsmitteln, gibt es vier weitere Abschriften in *Codices* aus dem 11. und 12. Jahrhundert; außerdem sind separate Exzerpte aus dem 2. und 3. Buch erhalten.

Die beiden ersten Druckausgaben des Werks erschienen 1532. Die eine wird dem Humanisten Hermann Graf von Neuenahr d. Ä. (1492–1530) verdankt; sie ist nach dessen Tod im Auftrag seines gleichnamigen Neffen (1519/20–1578) in Straßburg publiziert worden. Hermann von Neuenahr legte seiner Edition als einzige Handschrift den eben genannten *Codex Bruxellensis* zugrunde, weshalb als Autor des Werks Octavius Horatianus erscheint.

Im selben Jahr wie diese Edition erschien in Basel eine Ausgabe der drei Bücher *Euporista* unter dem Namen des Theodorus Priscianus. Herausgeber war der dort wirkende böhmische Humanist Sigismund Gelenius (1497–1554). Seine Ausgabe beruhte auf drei *Codices*, die seither alle verschollen sind, so dass seiner Druckausgabe heute eine eigene Bedeutung als Textzeuge zukommt.

Beide Editionen blieben lange maßgeblich für den lateinischen Text des Werks. Im 18. Jahrhundert wurde dann der Versuch unternommen, ein *Corpus Medicorum Antiquorum Latinorum*, also eine

Gesamtausgabe der lateinischen medizinischen Werke aus der Antike zu publizieren. In diesem Zusammenhang erschien 1791 in Uffenheim der erste Band einer Neuedition des Theodorus Priscianus, die der gelehrte Arzt (und 1787 Herausgeber von Apicius' römischem Kochbuch) Johann Michael Bernhold (1735–1797) besorgt hatte. Die Zeitschrift *Göttingische Anzeigen von gelehrten Sachen* pries im Folgejahr (1792, 606) den Herausgeber, der »alle Treue, Fleiß und Eifer mit guter Beurtheilung bewiesen« habe und »im Grunde … einen ganz neuen Text des Priscianus liefere«, da die beiden älteren Editionen durch vielerlei Fehler unbrauchbar seien. Bernhold kompilierte die Angaben beider Editionen und arbeitete Anmerkungen anderer Gelehrter ein, namentlich die des aus Berlin stammenden und in den Niederlanden wirkenden Arztes Johann Stephan Bernard (1718–1793), sowie seine eigenen, aus seinem medizinischen Fachwissen gespeisten Hinweise. Er konnte aber keine maßgebliche Ausgabe vorlegen, da er keine *Codices*, sondern nur die zwei Editionen von 1532 heranzog. Zudem folgten auf den ersten (Theodorus Prisicanus 1.1–2.13 umfassenden) Band keine weiteren der bereits geplanten Ausgaben, da Bernhold 1797 starb.

Fast ein Jahrhundert später unternahm dann der Berliner Philologe und Bibliothekar Valentin Rose (1829–1916), der heute noch vor allem wegen seiner Edition der Aristoteles-Fragmente bekannt ist, eine Neuausgabe der Werke des Theodorus Priscianus und verwandter Schriften. Sie erschien 1894 und ist bis heute unübertroffen geblieben. Rose zog neben dem *Codex Bruxellensis* und den Nachrichten über die von Gelenius genutzten *Codices* weitere Handschriften heran und konnte so eine – worauf in Besprechungen verwiesen wurde – zwar nicht perfekte, aber nach wie vor maßgebliche Ausgabe erarbeiten.

Roses Text ist nach diversen – im Anhang (u. S. 371) vermerkten – Korrekturen auch Grundlage für den Lesetext des vorliegenden Bandes. Zur leichteren Orientierung im Text ist auch die Einteilung der Bücher und Kapitel in Abschnitte aus Rose übernommen.

Zu dieser Ausgabe

In der vorliegenden Ausgabe stehen im lateinischen Text nicht überlieferte Passagen, die aber offenkundig in den Abschriften nur verloren gegangen sind und rekonstruiert werden können, in spitzen Klammern (und werden übersetzt); zu Tilgendes steht in eckigen Klammern (und wird in eckigen Klammern übersetzt). In der Übersetzung werden Verweise und Erläuterungen in (nur dafür verwendeten) runden Klammern präsentiert. Die griechischen Begriffe, die Theodorus Priscianus transkribiert, sind im Anhang (u. S. 375–377) auch in griechischer Sprachform erfasst. Die plausiblen, wenn auch nicht immer sicheren Identifizierungen der genannten Pflanzen mit den in der Übersetzung verwendeten heutigen deutschen Namen folgen den Erkenntnissen von Jacques André 1985 in Verbindung mit der aktuellen Auflage des von Robert Zander begründeten Werks (2014; s. die Literaturhinweise im Anhang).

Theodorus Priscianus gehört mit seinem Werk, in dem er das zu seiner Zeit bekannte Wissen unter dem Gesichtspunkt der Heilkraft der Natur neu präsentierte, zu den Pionieren der Naturheilkunde. Dass seine Rezepte und Methoden nicht dem heutigen Stand des medizinischen Wissens entsprechen, versteht sich, doch eröffnen sie einen besonderen Blick auf die Heilkunde und die Lebenswelt der Antike.

Das Buch entstand als Beitrag zu meinen Arbeiten über antike angewandte Forschung, die ich als *Senior Fellow* am Wissenschaftskolleg Greifswald durchführen darf. Für die großartige Förderung bin ich der Alfried Krupp von Bohlen und Halbach-Stiftung sehr dankbar.

Wie alle neueren Arbeiten zu Theodorus Priscianus wäre auch dieses Buch ohne die grundlegenden Arbeiten insbesondere von Valentin Rose (1894) und Theodor Meyer (1909; später Meyer-Steineg) nicht möglich gewesen; ihnen verdankt es sehr viel, ohne dass dies stets markiert worden ist. Für die Aufnahme des Bandes in die Reihe danke ich Niklas Holzberg und Bernhard Zimmermann, für das Lektorat Torben Behm, für guten Rat bei der Erstellung der Druckvorlage Florian Ruppenstein und für das Mitlesen der Korrekturen an meiner Heimatuniversität Erfurt Otto Ritter und Ansgar Teichgräber sowie meiner lieben Frau Christiane.

Greifswald, 9. Februar 2020 Kai Brodersen

THEODORUS PRISCIANUS

NATURHEILKUNDE

EUPORISTA

Index capitulorum

libri primi Euporiston Faenomenon

GUT BESCHAFFBARE HEILMITTEL

Verzeichnis der Kapitel

Inhalt des I. Buchs: Äußere Krankheiten

libri secundi Logici

praefatio

(partis I)

Inhalt des II. Buchs: Innere Krankheiten

Inhalt des ersten Teils: Akute Krankheiten

(partis II)

Inhalt des zweiten Teils: Chronische Krankheiten

libri tertii Gynaeciorum

praefatio

I.	de mamillis post partum dolentibus
II.	de praefocatione matricis
III.	de inflatione vel tensione matricis
IIII.	de atretis
V.	de conceptione
VI.	de aborsu
VII.	de haemorragia matricis
VIII.	de vulneribus matricis
VIIII.	de fluxu reumatis
X.	de gonorroea

Inhalt des III. Buchs: Frauenkrankheiten

Vorwort

Liber I: Faenomenon

I. <praefatio>

1. nuper me collegae Olympii exhortatione provocatum nonnullos confecisse praesentaneae libellos medicinae vel mediocris fama retinet, sed Graeco stylo quoniam medendi industriam sermone claro haec natio publicavit. in his igitur voluminibus non studium tenebo gloriae, neque enim in logico opere eloquentia opus est sed labore.

quippe quae fragilitas humani corporis remedia flagitaret, celeribus beneficiis natura consentiente composui, non omnis enim valitudo medendi patitur tarditatem. quapropter, amice carissime, quae ornatui nostri corporis vel saluti procurandae custodiendaeque obveniant opis naturae remedia, nunc in tuam gratiam nostro sermone digessi, non sine lucro famae ut arbitror. effectum enim in utroque genere opus tam plures testes habebit quam iudices.

2. si medicinam minus eruditi ac rustici homines, natura tantum conscia, non philosophia, occupassent, et levioribus aegritudinum incommodis vexaremur, et faciliora remedia caperentur, sed haec via ab illis omissa est quibus scribendi ac disputandi gloria maior fuit.

Buch 1: Äußere Krankheiten

I. <Vorwort>

1. Dass ich kürzlich, von der Aufforderung des Kollegen Olympios dazu angeregt, ein paar Büchlein über gut beschaffbare Heilmittel zusammengestellt habe, hat sich vielleicht ein wenig herumgesprochen; sie sind freilich auf Griechisch geschrieben, da ja dieses Volk seine medizinischen Forschungen in klarer Sprache veröffentlicht hat. In diesen Bänden nun will ich nicht auf die Erlangung von Ruhm (als Autor) bedacht sein; bei einem methodischen (*logicus*) Werk ist ja nicht Beredsamkeit nötig, sondern Arbeit.
Da nun die Gebrechlichkeit des menschlichen Körpers dringend nach Heilmitteln verlangt, habe ich sie zur schnellen Hilfeleistung mit Zustimmung der Natur zusammengestellt; nicht jede Erkrankung lässt ja ein langsames Eingreifen zu. Deshalb, mein liebster Freund, habe ich die Hilfs- und Heilmittel der Natur, die uns zur Pflege und Erhaltung der Zierde und der Gesundheit unseres Körpers zur Verfügung stehen, dir zuliebe in unserer Sprache abgehandelt, nicht ohne Gewinn für die Bekanntheit (der Wirksamkeit dieser Mittel), wie ich meine. So wird nämlich das in beiden Arten (s. u. 1.4) gemachte Werk sowohl mehr Zeugen als auch mehr Richter haben.

2. Wenn sich mit der Medizin weniger gebildete und bäuerliche Menschen, die nur mit der Natur, aber nicht mit der Philosophie vertraut sind, beschäftigt hätten, würden wir weniger schwer von lästigen Krankheiten gequält und hätten einfachere Heilmittel gegen sie gefunden. Dieser Weg aber wurde von jenen außer Acht gelassen, denen der Ruhm des Schreibens und Diskutierens mehr galt.

nam scire velim qui fieri possit ut, cum aut rectum sit quidque aut contrarium, aut salubre aut incommodum, huiusce artis repugnantes diversique professores sententias suas singuli servare conentur.

iactatur aeger magna tempestate morbi, tunc nostri collegii caterva concurrit, tunc nos non pereuntis miseratio possidet, nec communis naturae condicio convenit, sed tamquam in Olympico agone alius eloquentia alius disputando alius adstruendo destruendo alius inanem gloriam captant, interea dum hi inter se luctantur atque aeger fatiscit, pro pudor, nonne videtur natura ipsa rerum haec dicere?

o frustra ingratum mortalium genus, occiditur aeger, non moritur, et mihi fragilitas imputatur, sunt tristes morbi, sed dedi remedia, latent in fruticibus venena, sed plura germinant salutis officia, absit haec nescio quae perturbatrix disputatio atque iste loquacitatis vanus amor. haec ego saluti mortalium remedia non dedi, sed magnas seminum ac frugum herbarumque potestates, et quidquid propter homines genui.

3. his dictis nonne tibi, amice carissime, error noster fit clarior, qui ad aegros certandi studio infructuosa verba deferimus? hinc est ergo quod ego huiuscemodi opus adgressus sum, ut facilibus potius naturalibusque remediis et quae disputatione careant,

Ich freilich möchte, da doch alles entweder richtig oder verkehrt, entweder gesund oder schädlich ist, wissen, wie es möglich ist, dass die verschiedenen *professores* (Vertreter dieser Profession) mit ihren einander widerstreitenden Ansichten versuchen, jeder auf seiner jeweils eigenen Meinung zu bestehen.
Da liegt der von der Gewalt der Krankheit Erfasste – und sogleich strömt die Schar unseres Kollegiums zusammen. Nicht das Mitgefühl mit dem Dahinsiechenden beherrscht uns jedoch, nicht unsere gemeinsame Lage gegenüber der Natur kommt uns in den Sinn. Nein, wie bei einem Olympischen Wettkampf strebt einer durch seine Beredsamkeit, ein zweiter durch Diskussion, ein dritter durch Zustimmung und ein Vierter durch Widerspruch jeweils nach eitlem Ruhm. Während jene noch miteinander streiten und der Kranke erschöpft daliegt – o Schande! –, scheint da nicht die Natur selbst zu ihnen wie folgt zu sprechen?
»O weh, undankbares Menschengeschlecht! Getötet wird der Kranke, nicht von selbst stirbt er – und mir wird dann Unzulänglichkeit vorgeworfen! Krankheiten sind etwas Trauriges, doch habe ich ja Heilmittel geschaffen. Zwar sind Gifte in den Früchten verborgen, aber noch zahlreicher sind die Dienste des Heilens, die sie erzeugen. Fern seien auch die – ich weiß nicht warum – verwirrende Diskussion und jene eitle Liebe zur Geschwätzigkeit. Nicht diese Heilmittel für das Wohl der Sterblichen habe ich euch gegeben, sondern die gewaltigen Kräfte, die in den Samen, Früchten, Kräutern und in allen Dingen liegen, die ich für die Menschen erzeugt habe.«

3. Wird dir, liebster Freund, nach diesen Worten nicht unser Irrtum klar, die wir im Eifer des Streitens bei unseren Kranken unnütze Worte verschwenden? Das also ist der Grund, aus dem ich das vorliegende Werk in Angriff genommen habe, nämlich vor allem nützliche Medikamente mit einfachen und natürlichen Heilmitteln, deren Wirksamkeit über alle Diskussionen erhaben ist,

medicinam salubrius ordinarem, hoc est euporistis, suco tritici et farina hordei, herbis variis vel metallis et similibus ceteris, in quibus manifesta remedia natura signavit, neque enim dum aegrotus afficitur, adeundus est mox Pontus aut interiora Arabiae sollicitanda sunt aut storax vel castoreum vel reliqua quae orbis longinquus peculia habet, ideo medicinam etiam in vilibus herbis parens natura disposuit, ut nullo vel loco vel tempore medendi desit officium, cum tutum possit esse remedium.

4. hoc igitur volumine bonam hominis valitudinem expertis ut aiunt et rusticis curationibus formatam in vulgus exposui, in quo gratior est aegris medicina, cum celeritas famulatur officii.

qua de re erit nobis de capite tamquam ex arce ad reliquam curam corporis descendendum, in quo tanto pretiosior est sanitas quanto molestior fuerit aegritudo.

si quis igitur in sene et quantulaecunque scientiae medico hanc simplicem curationis viam inlaboratamque miratur, noverit me in utroque genere facere quam dicere potius elegisse.

zusammenzustellen, also gut zu beschaffende Stoffe (*euporista*) wie den Saft des Weizens, das Mehl der Gerste, verschiedene Kräuter, Metalle und ähnliche Dinge, in denen die Natur offenkundige Heilmittel angezeigt hat. Wenn man nämlich von einer Krankheit befallen wird, kann man nicht in den Pontos (das Schwarzmeergebiet) eilen oder das Innere von Arabien in Bewegung setzen, um Styrax oder Bibergeil oder sonst etwas von den Schätzen herbeizuschaffen, welche die weite Welt an Besonderem hat. Deshalb bietet die Natur vorsorglich auch in den wohlfeilen Pflanzen Heilmittel dar, damit es so nirgends und niemals an dem Dienst des Heiles fehle, während es doch ein sicheres Heilmittel geben kann.

4. In diesem Band also habe ich für die breite Bevölkerung herausgestellt, wie man die gute Gesundheit des Menschen mit erprobten und, wie man sagt, bäuerlichen Mitteln herbeiführt. Es ist ja für den Kranken eine Medizin willkommener, wenn die Geschwindigkeit ihres Dienstes bereitsteht.

Wir wollen deshalb nun von der Behandlung der Leiden des Kopfs gleichsam wie von einer Burg zu denen des übrigen Körpers herabsteigen, für den die Gesundheit desto wertvoller ist, je beschwerlicher das Kranksein ist.

Wenn sich jemand also bei einem alten Arzt mit doch ein wenig Wissenschaftskenntnis über diesen einfachen und unbemühten Weg der Behandlung wundert, wird er erkennen, dass ich es in beiden Arten (als Arzt mit Wissenschaftskenntnis und als Arzt mit einfachen Wegen der Behandlung) vorgezogen habe, eher zu handeln als zu reden.

II. de infectionibus capillorum

5. ad denigrationem capillorum spumae argenti, terrae Cimoliae, calcis vivae semuncias singulas tritas cum aqua identidem conteri facies usque in pinguedinem mellis, et capillos linies, linimentum vero cum siccare coeperit, loca fricando discuties et lavabis ex pusca, in qua terram Cimoliam commiscueris, ne autem ustionem procures, frequenter cum lavare coeperis loca oleo roseo irrigabis.

ferri purgationis et rasurae plumbi uncias senas in sextariis tribus aceti viscidi coques ut ad medietatem coctura perveniat, de hac coctione frequenter loca lavabis. oleo ne contingas.
ciconiarum ova in vase plumbeo agitabis et ex hoc capillos ungues, cum vero linimentum siccaverit, ex aqua in qua betae coctae fuerint tepida lavabis.

aliud. capparis radicem confringes et in lacte asinae tribus diebus infundes, postea vero coques molli vapore usque in mediam partem. frequenter loca confricabis.

fungos arboris nucis combures sic ut carbo fiat postea vero teres mixto oleo quali volueris, uteris unguento diurno ut ulterius albi non nascantur.

betarum rubrarum cum radicibus suis libram I teres cum Ammoniaci salis unciis II et admiscebis olei cedrini uncias III, ut confectio siccare non possit, et uteris.

II. Haarefärben

5. Zum Schwarzfärben der Haare nehme man zerriebene Silberglätte, kimolische Erde und ungelöschten Kalk, je ½ Unze, verreibe sie gründlich mit Wasser bis zur seimigen Konsistenz von Honig und reibe damit das Haar ein. Wenn aber die Creme einzutrocknen beginnt, muss man die Stellen durch Reiben abbröckeln und mit Pusca abwaschen, in die man kimolische Erde gemischt hat. Damit man aber eine Ätzung verhütet, muss man, sobald man mit der Waschung begonnen hat, die Stellen häufig mit Rosenöl einreiben.

Eisenrost und Bleischabsel, je 6 Unzen, koche man in 3 Krug klebrigem Essig bis auf die Hälfte ein. Mit dieser Abkochung wasche man häufiger die Stellen. Berührung mit Öl ist zu vermeiden.

Man verrühre Storcheneier in einem bleiernen Gefäß und salbe damit die Haare. Wenn aber diese Creme eingetrocknet ist, wasche man die Haare in lauwarmem Wasser, in dem Beten abgekocht sind.

Ein anderes Mittel: Man zerkleinere Kapernwurzel und lasse sie 3 Tage lang in Eselmilch ausziehen; dann koche man sie bei sanfter Dampfhitze bis zur Hälfte ein. Hiermit reibe man die Stellen häufiger ein.

Man verbrenne Nussbaum-Schwämme bis zur Verkohlung; dann mische und verreibe man sie mit einem beliebigen Öl. Dies benutze man täglich als Salbe, um zu verhüten, dass weitere Haare weiß werden.

Rote Bete zusammen mit ihren Wurzeln, 1 Pfund, verreibe man mit 2 Unzen ammonischem Salz, mische dies mit 3 Unzen Zedernöl, damit das Zubereitete nicht eintrocknen kann, und wende es so an.

6. flavos vero capillos sic facies, lupinos amaros in aqua per dies XV infundes, et postea ex hac aqua in balneis caput assidue lavabis.
alumen quo infectores utuntur cum aqua conteres et capillos ex hoc infundes, quod permanere facies diebus III. postea lavabis ex aqua in qua nitrum solveris, sane si libi multum rubrum visum fuerit, ex ea aqua lavabis in qua Cimoliam terram resolveris.

si candidare autem velis, hirundinum stercore cum felle taurino contrito loca continges frequentius, sed haec superflue nos ordinare certissimum est. ceterum albi prohibendi sunt potius quam procurandi.

sane si crispare delectet, asfodeli radices in vino teres et ex hoc capillos frequenter inlinies.

III. de capillis cadentibus

7. instruam etiam de capillis cadentibus, qui aut longa aegritudine aut nimietate vaporis cadentes ante senilem aetatem nuditate caput foedare consuerunt, ordinamus itaque confectionis genus, quo non solum cadentes contineri possint, sed etiam forte qui ceciderint reparentur.

accipies quam plurimas apes et in vase fictili clausas incendes, postea cum oleo conteres et capillos intimes, sane sollicitus ne frontem tangas et tumoris emergentis licet falso timore terrearis.

melanthion super carbones cum tostaveris teres et cribrabis et cum aqua commixto caput inlinies. hoc et alios renasci faciet, quam maxime si supercilia hoc modo curare velis.

6. Blond färbt man die Haare auf folgende Weise: Man weiche den bitteren Samen der Lupine in Wasser 15 Tage lang ein und wasche das Haar beim Baden ständig in dieser Mischung.
Man verreibe Alaun, wie ihn die Färber benutzen, mit Wasser und benetze damit die Haare. Das muss man 3 Tage darin lassen, dann wasche man das Haar mit Wasser, in dem man Soda gelöst hat. Wenn aber die Farbe der Haare sehr rot geworden ist, wasche man sie mit Wasser, in dem man kimolische Erde gelöst hat.
Wenn man aber die Haare weiß färben will, verreibe man Schwalbenkot mit Stiergalle und benetze die Stellen öfter damit. Jedoch ist es sicherlich ganz überflüssig für uns, derartige Verordnungen zu machen. Eigentlich sind weiße Haare eher zu verhindern, als dass man sie besorgen müsste.
Wenn es jemandem gefällt, die Haare kraus zu machen, verreibe man Affodillwurzeln in Wein und benetze damit häufig die Haare.

III. Haarausfall

7. Ich will nun auch den Haarausfall behandeln, der infolge langwieriger Krankheit oder durch das Übermaß an Dampfhitze entsteht und oft bereits vor dem Greisenalter den Kopf mit einer Glatze verunstaltet. Wir verordnen deshalb Mittel der Art, die nicht nur den Ausfall der Haare verhindern, sondern vielleicht auch die bereits ausgefallenen wiederherstellen können.
Man nehme möglichst viele Bienen, schließe sie in ein Keramikgefäß und verkohle sie. Sodann verreibe man sie mit Öl und salbe damit die Haare, jedoch vorsichtig, damit man nicht die Stirn berührt und durch eine sich bildende Anschwellung fälschlich erschreckt wird.
Man röste Schwarzkümmel auf Kohlen, zerreibe ihn, siebe ihn durch, mische ihn mit Wasser und reibe das Haar damit ein. Durch dieses Mittel wachsen auch neue Haare nach, besonders wenn man die Augenbrauen auf diese Weise behandeln will.

ladanum cum vino teri facies et oleum murteum miscebis et uteris ut pinguissimo linimento.
nuces virides inmaturas quassatas in oleo gremiali infundes et aluminis umecti tertia parte, et in vase fictili novo repones diebus XL sub divo, et post uteris unguento probato.

nigrae murtae foliorum unciam I, gallarum quassatarum unc II similiter in oleo infundes ut supra, et uteris. hoc etiam scabiis siccis utile est, quam Graeci pityriasin appellant.

herbam peristereona cum radicibus suis siccam teres et cribrabis et oleo commiscebis, et uteris.

8. de experimentis, adeps ursinus cum ladano et adianto subactus inlitusque capillos effluere non patitur, nam et sandaraca cum aceto contrita hoc idem facit, capita muscarum cum melle contrita par beneficium faciunt in continendo capillos.

si vero vis ut capilli etiam post combustionem exeant, fici folia sicca tundes et cribellabis et ex eo pulvere loca confricabis, quae ante cum aqua calida dulci vaporabis, alcyonii radices combures et teres similiter et praevaporatis locis asperges.

sed quoniam aliquando de superciliis vitio imminente elefantiae aut siccitate nimia corporis cadunt, ut etiam de capite saepe contingit, hi sic constringendi erunt. cedrinum lignum combures et eius nidoris pulverem colliges, unde haec supercilia tangere debebis.

Man verreibe Ladanum (Cistusharz) mit Wein, mische es mit Myrtenöl und benutze es wie eine sehr fette Creme.
Man zerquetsche grüne unreife Nüsse, schütte sie in siedendes Öl, setze ein Drittel flüssigen Alaun zu und bewahre es in einem neuen Keramikgefäß 40 Tage lang im Freien auf. Sodann benutze man diese erprobte Salbe.
Schwarze Myrtenblätter 1 Unze, zerquetschte Galläpfel 2 Unzen, schütte man sie in gleicher Weise wie bei der vorigen Verordnung in Öl und benutze es. Dieses Mittel hilft auch gegen die trockene Kleienkrätze, die von den Griechen *pityriasis* genannt wird.
Man zerreibe und zerkleinere getrocknetes Taubenkraut zusammen mit seinen Wurzeln, mische es mit Öl und verwende es.

8. Nach eigenen Erfahrungen verhütet das Einreiben von Bärenfett, mit Ladanum und Frauenhaar vermengt, das Ausfallen der Haare. Auch Sandarach, mit Essig verrieben, hat die gleiche Wirkung. Und ebenfalls erzielt man durch Fliegenköpfe, die man mit Honig verrieben hat, denselben Erfolg der Erhaltung des Haars.
Wenn man aber erreichen will, dass die Haare nach einer Verbrennung neu hervorwachsen, muss man trockene Feigenblätter klein zerstoßen und mit diesem Pulver die Stellen einreiben, nachdem man sie vorher mit heißem süßen Wasser erhitzt hat. So verbrenne man auch von den Wurzeln des Meerkorks, zerreibe sie in gleicher Weise und streue sie auf diese Stellen, nachdem man sie vorher erhitzt hat.
Wenn aber die Haare der Augenbrauen infolge der Elephantiasis (s. u. 1.95) oder übermäßiger Trockenheit des Körpers ausfallen, wie dies gleichfalls oft mit den Kopfhaaren geschieht, kann man dies auf folgende Weise anhalten: Man muss Zedernholz verbrennen, den pulverförmigen Ruß sammeln und damit die Augenbrauen bestreichen.

IIII. de crementis capillorum

9. aliud generaliter omnibus ad capillorum crementa. polytrichi herbae radices pondo duo, flores eius pondo II, cedrini olei pondo IIII, ova gallinarum X, olei Hispani pondo XXX, gallarum <pulverem> pondo II. radices herbarum in aqua infundes, flores vero supradictos in sole siccare facies, oleum quoque utrumque in vase mundo mittes cum ovis et ceteris speciebus, et agitabis quamdiu veluti calefactum proprium odorem exhalet, et similiter cotidie agitabis diebus VIII. sic facies ponere et postea uteris unguento, ante tamen Gallico sapone caput lavabis.

aliqui vero consultius agentes post capitis loturam hac usi sunt unctione, olei cedrini pondo II, vini pondo II, ova III, nardini olei pondo V. his omnibus mixtis et agitatis <uteris>.

10. ad defectum capillorum, qui aegritudine prolixa saepe contingit, coriandri seminis uncias II, cymini anatolici unc I, herbae peristereones unc I. omnia infundes in olei murtei sextariis III et vini styptici sextariis II, et post tertium diem molli vapore coques quamdiu vini materia consumatur, et ita uteris.
adipis ursini uncias II, veretri asini combusti uncias II, polytrichi unc I, polygoni unc IIII, murtei olei pondo II. omnia tunsa et cribellata commiscebis et uteris.

11. psilotra. capillos locis propiis defugabis, si vespertilionum cerebra lacti muliebri contrita commisceas et pro unguento adhibeas, aut si marrubii sucum lacti asinino commisceas et similiter loca confrices, hoc et tunni piscis fel hederae lacrimae commixtum

IIII. Wachstum der Haare

9. Ein anderes Mittel, das in jedem Fall das Wachstum der Haare befördert: Wurzeln des Frauenhaars 2 Pfund, Blüten desselben 2 Pfund, Zedernöl 4 Pfund, Hühnereier 10 Stück, spanisches Öl 30 Pfund, Gallapfel<pulver> 2 Pfund. Die Wurzeln des Krautes lasse man in Wasser ausziehen, die eben genannten Blüten in der Sonne trocknen. Die beiden Ölarten aber schütte man zusammen mit den Eiern und den anderen Zutaten in ein sauberes Gefäß und schüttle die Masse so lange, bis sie einen eigenartigen, gleichsam erhitzten Geruch ausströmt. In gleicher Weise schüttle man 8 Tage lang täglich; dann lasse man dies absetzen und benutze die Masse als Salbe. Vorher aber muss man den Kopf mit gallischer Seife waschen.
Einige aber verfahren in noch kundigerer Weise wie folgt. Nachdem sie den Kopf gewaschen haben, benutzen sie die folgende Salbe: Zedernöl 2 Pfund, Wein 2 Pfund, Eier 3 Stück, Nardenöl 5 Pfund. Dies alles mische man, schüttle es gründlich <und verwende es>.

10. Gegen den Haarschwund, der nach langwieriger Erkrankung oft auftritt: Koriandersamen 2 Unzen, anatolischer Kümmel 1 Unze, Taubenkraut 1 Unze. Alles dies lasse man ausziehen in 2 Krug herbem Wein, koche es nach 3 Tagen bei sanfter Dampfhitze, bis die Materie des Weins geschwunden ist, und benutze es so. Bärenfett 2 Unzen, verkohlter Eselpenis 2 Unzen, Frauenhaar 1 Unze, Blutkraut 4 Unzen, Myrtenöl 2 Pfund. Alles zerstoße und siebe man, vermische es miteinander und benutze es.

11. Enthaarungsmittel: Man vertreibt die Haare an geeigneten Stellen, wenn man Fledermaushirne in Frauenmilch verrührt und diese Mischung als Salbe verwendet, ebenso, indem man Andornsaft mit Eselmilch vermischt und damit die Stellen in gleicher Weise einreibt. Das erreicht man auch, wenn man Galle vom Thunfisch

idem facit, et si leporis sanguine recenti loca contingas, sandaraca et hyoscyami suco aequis ponderibus mixtis loca continges et capilli cadent numquam ulterius exituri, cicutae herbae sucum cum aqua diligenter contritae evulsis ex oculis pilis adhibeo diebus tribus, et ulterius non nascentur, cimicis sanguine quam maxime mulieribus loca continges, vespertiliones quam plures vivos accipies et eos in vas cedriae infundes quamdiu putrefieri possint, et ex eo unguento loca continges quae a pilis semper inmunia esse volueris, agrestis urticae semine cum oleo contrito loca continge. pini arboris campas accipies et cum melle conteres et repones, cum vero uti velle coeperis, loca confricabis.

V. de pediculosis

12. stafidis agriae uncias II, sandaracae unc I cum oleo et aceto conteres, et omne corpus perungues. sic ges aster et nitrum cum oleo facit, folia tamarici in aqua bulliantur, et ex ea decoctione fricentur <in domo aut in balneo>.

et aliud. postquam capillos abstuleris, aut melle aut cedria loca continge, lupinos amaros in aqua infundes per plenum diem, alia vero sequenti coqui facies, et ex ea decoctione loca frequentius delavabis. hoc pyrethri et gallarum pulvis ex aequo commixtus in balneis adhibitus facit, post quem vero pulverem suco betarum

mit Efeuharz vermischt anwendet oder wenn man die Stellen mit frischem Hasenblut bestreicht. Auch Sandarach und Bilsenkrautsaft, zu gleichen Teilen gemischt und auf die Stellen aufgetragen, bringen die Haare zum Ausfallen, ohne dass sie jemals wieder wachsen. Auch den Saft von sorgfältig mit Wasser verriebenem Wasserschierling wende ich 3 Tage lang an, nachdem ich die nach innen wachsenden Augenwimpern ausgezogen habe; diese wachsen dann nicht wieder. Mit Wanzenblut bestreiche man besonders bei Frauen die betreffenden Stellen. So nehme man auch möglichst viele lebende Fledermäuse, bringe sie in ein Gefäß mit Zedernpech, bis sie in Fäulnis übergehen, und reibe damit die Stellen ein, die man für immer von Haaren frei haben will. So verreibe man auch den Samen der Ackernessel mit Öl und bestreiche die Stellen damit. So nehme man auch Fichtenspinnerraupen, zerreibe sie mit Honig und bewahre dies auf. Wenn man beginnen will, sie zu gebrauchen, bestreiche man die Stellen damit.

V. Läusekrankheit

12. Schmerwurz 2 Unzen, Sandarach 1 Unze verreibe man mit Öl und Essig und salbe damit den ganzen Körper. Ebenso wirkt samische Erde und Soda mit Öl. So koche man auch Tamariskenblätter in Wasser auf und mit dieser Aufkochung frottiere man die Kranken <zu Hause oder im Bad>.

Auch ein anderes Mittel: Nachdem man die Haare entfernt hat, bestreiche man die Stellen mit Honig oder Zedernpech. So lasse man auch die bitteren Samen der Lupine einen ganzen Tag in Wasser einweichen, am folgenden Tag lasse man sie kochen; und mit dieser Abkochung wasche man öfter die Stellen ab. Ebenso wirken auch Bertramswurz und Gallapfelpulver, zu gleichen Teilen vermischt und dem Bad zugefügt. Man muss aber nach der Anwendung dieses Pulvers die Stellen mit Betesaft waschen. So

loca lavabis. stafidem agriam tundes et. ovi albumen <liquidum> admiscebis et commixtione loca fricabis.

VI. de achoris

13. achoras papillas dicimus quae per cavernas brevissimas umorem pinguissimum mittunt. quae frequenter in capite vel in facie et in ceteris membris emergunt, quibus et ceterae papillae sunt similes quas cerionas appellamus. sed eo distant quod ceriones plures cavernas egestionis habent et umorem <multo> pinguiorem emittunt, achor autem unam cavernam habet et umorem egerit aquatiorem, est namque utrisque causis una vitiorum nascendi necessitas, quae cum se plenae monstraverint, ordine tali curandae erunt.

14. primo purgatione totius corporis uti conveniet, ut origo quae haec effecerat egeratur, purgatione inquam tali, scamoniam aloen colocynthida aequis ponderibus contritas suco cauliculorum temperamus et catapotia in modum ervi grani conficimus, de quibus erit nobis plena datio grana VII, secunda V, et ut se ratio aetatis et causae qualitas attulerit.

incipientibus vero causis etiam sola unguentorum frequenter haec beneficia suffecerunt, terra Cimolia cum aceto contrita seu creta argentaria similiter, sic pomfolyx cum aceto adhibetur, sic spuma argenti, sic chartae combustae cinis cum aceto medebitur.

quibus vero haec vulneratio obvenerit cum dolore, primo ex aqua calida fovendi sunt, in qua aut murta aut rubus aut asparagi ra-

zerstoße man auch Schmerwurz, mische sie mit <flüssigem> Eiklar und reibe mit dieser Mischung die Stellen ein.

VI. Schorf

13. Als Schorf (*achor*) bezeichnen wir die Papeln, die aus ganz kleinen Öffnungen sehr fettige Flüssigkeit entleeren. Sie bilden sich manchmal auf dem Kopf, im Gesicht oder an den übrigen Gliedern. Ihnen sind eine Art von Bläschen ähnlich, die wir *meriones* nennen. Jedoch unterscheiden sich beide Formen dadurch voneinander, dass die *ceriones* mehrere Entleerungsöffnungen haben und <viel> fettigere Flüssigkeit absondern, während der *achor* nur eine Öffnung hat und eine wässrigere Flüssigkeit hervorbringt. Beide Formen beruhen auf dem gleichen zugrunde liegenden Leiden. Wenn sich nun die Bläschen mit Flüssigkeit gefüllt zeigen, muss man sie wie folgt behandeln.

14. Zuerst ist eine Purgierung des ganzen Körpers angezeigt, damit man die Grundursache des Leidens entfernt. Zur Purgierung empfehle ich folgendes Mittel: Purgierwindensaft, Aloe, Koloquinten, zu gleichen Teilen zerrieben, machen wir mit dem Saft von Kohlstängelchen zurecht und fertigen daraus Pillen von der Form einer Wickenerbse. Als eine volle Dosis davon gelten uns 7 Pillen, als nächstkleinere 5 Pillen und so weiter, je nachdem, was die *ratio* des Alters und die Art der Umstände fordern.
Im Anfangsstadium der Erkrankung bringen aber oft schon bloße äußere Einreibungen Heilung, ebenso kimolische Erde oder Silberkreide, mit Essig verrieben. Ebenso wird auch Hüttenrauch mit Essig verwendet, in gleicher Weise Silberglätte; auch die Asche von verbranntem Papyrus mit Essig wirkt heilsam.
Diejenigen aber, bei denen diese Verwundung mit Schmerz auftritt, muss man zunächst mit heißem Wasser pflegen, in dem man

dix aut salicis folia coqui debebunt hoc et lenticula cocta et cum melle contrita curare consuevit. ante tamen lavanda loca erunt suco betarum mixtis faeni Graeci pollinibus, pini corticis combusti cinis mixtus cerotario ex oleo roseo adhibetur, sic et cadmia, sic et cerussa, sic et spuma argenti adhibetur in balneis, [cum] certum est namque in feminis cavendam esse aceti admixtionem, unde magis ex vino eis omnia medicamenta temperanda erunt, item nitrum combustum vino styptico extingues et contritum in balneis adhibebis, similiter et myrobalanum. oleo ne contingas.

15. aliud quod apud Apollonium probatum esse cognovimus. olei rosei vel murtei unc IIII mittes in mortario plumbeo, accipies etiam pistillum eiusdem metalli et teres quamdiu oleum pinguescat et nigrum liat, item in alio mortario cuiuslibet metalli mittes spumae argenti libram unam, tantundem etiam cerussae, et eorum pulverem conteres cum oleo supra dicto, et ex hoc omnes achoras ubi fuerint linimento curabis, ante tamen suco betarum lavabis. hoc medicamentum et papillis ubique et in pudendis ragadiis vel condylomatibus, quae semper pro loci natura acrioribus medicaminibus commoventur, satis prodest. apud aliquos hoc genus medicamenti sycotice appellatur.

aliud rutatum, spumae argenti unc VIII, rutae viridis foliorum unc V, olei murtei unc VIII, aceti libram unam, miscebis omnia contrita diligenter et loca fricando curabis, sed prius suco betarum, similiter ut superius, loca lavanda sunt.

aliud. cerussae unc II, spumae argenti unc II, olei murtei IIII, sulphuris vivi unc IIII. sicca solutis commiscebis et simili modo

Myrten oder Brombeer- oder Spargelwurzeln oder Weidenblätter gekocht hat. Auch gekochte Linsen, mit Honig verrieben, wirken gewöhnlich heilsam; vorher jedoch muss man die Stellen mit einer Mischung von Betesaft und Mehl von Bockshornkleesamen waschen. Auch kann man die Asche verbrannter Fichtenrinde mit einer Rosenöl enthaltenden Wachssalbe vermischen und anwenden. Ebenso kann man Galmei, Bleiweiß oder Silberglätte als Zusatz zum Badewasser verwenden. Es ist sicher, dass man sich bei Frauen hüten muss, Essig beizumischen; vielmehr mache man ihnen besser alle Medikamente mit Wein zurecht. So lösche man etwa gebrannte Soda mit herbem Wein, zerreibe dies und wende es beim Bad an, in gleicher Weise auch Behennuss. Mit Öl soll man sie nicht anrühren.

15. Ein anderes Mittel, von dem wir wissen, dass es bei Apollonios für probat befunden wurde: Rosen- oder Myrtenöl 4 Unzen. Man gieße es in einen bleiernen Mörser, nehme eine Mörserkeule aus dem gleichen Metall und reibe, bis das Öl dicklich und schwarz wird. So schütte man auch in einen Mörser aus beliebigem Metall 1 Pfund Silberglätte und ebenso viel Bleiweiß und verreibe deren Pulver mit einem der eben genannten Öle. Mit dieser Creme behandle man alle Stellen, an denen sich Schorf zeigt; vorher aber wasche man sie mit Betesaft. Dieses Medikament ist auch bei jeder Art von Papillen und bei Rissen oder Feigwarzen an den Geschlechtsteilen, die gewöhnlich wegen der Natur ihrer Lage von schärferen Medikamenten gereizt werden, von einigem Nutzen. Einige nennen diese Art von Medikament *sycotice*.

Ein anderes Rautenmittel: Silberglätte 8 Unzen, grüne Rautenblätter 5 Unzen, Myrtenöl 8 Unzen, Essig 1 Pfund. Alles verreibe man sorgfältig, mische es und frottiere damit die Stellen. Vorher aber wasche man, in gleicher Weise, wie oben gesagt, die Stellen mit Betesaft.

Ein anderes Mittel: Bleiweiß 3 Unzen, Silberglätte 2 Unzen, Myrtenöl 4 Unzen, gediegener Schwefel 4 Unzen. Die trockenen Sub-

uteris, non solum hoc capiti sed quoquo loco emergentibus exanthematibus prodest. Apollonii iudicio comprobatum.

VII. de alopeciosis

16. contingit haec in capite duplex passio cadentium capillorum, ut aliquando defectu quodam cadant et nudando partes capitis turpent, aliquotiens ut eorum vulnerum horridus plerumque visus occurrat, ergo defectus, ut prius diximus, cum contigerit calvitium facit, foeditas illa vero vulpini vulneris exhibet similitudinem, ut etiam serpentis aliquando squamosi superficiem mentiatur, utrumque genus passionis foeditatem exhibet capillorum.

sane haec passio comparanda est fructibus ex malis sucis terrae nascentibus, qui se tales afferunt ut esse poterit qualitas nutrimenti, forte sterilis terra cum fuerit, fructus cum raritate progenerat, si vero umor corruptus fuerit, fruges degeneres alit, ad hanc ergo formam etiam in capillorum vitiis debemus advertere, talis enim erit eorum positio quale in interioribus nutrimentum, est ergo utriusque accidentibus vitii manifesta et aequalis origo nascendi, unde simili iuvari curatione debebunt, licet diversa cognomenta sortita sint pro sui accidentium qualitate, ut alopecia ex cognomento vulpium, ofiasis ex serpentum squamis cognomentum acceperit.

stanzen mische man mit den flüssigen und benutze das Mittel wie das vorige. Es nützt nicht nur, wenn sich der Ausschlag am Kopf zeigt, sondern an jeder beliebigen Stelle. Nach dem Urteil des Apollonios ist es bewährt.

VII. Fuchsräude

16. Diese Art von Haarausfall auf dem Kopf tritt in zweierlei Form auf: Einmal fallen sie durch einfaches Schwinden aus und entstellen den Kopf nur dadurch, dass Teile von ihm kahl werden. Manchmal aber bieten diese Stellen durch Verwundungen einen abstoßenden Anblick. Das einfache Schwinden der Haare erzeugt, wie wir (1.7) gesagt haben, dann, wenn es auftritt, eine Glatze. Die hässliche Form (der Krankheit) aber zeigt eine Ähnlichkeit mit der Verwundung bei Füchsen, manchmal täuscht sie auch den Anblick einer schuppigen Schlange vor. Beide Formen des Leidens führen ein hässliches Aussehen der Haare herbei.
Das Leiden ist übrigens vergleichbar den Früchten, die aus schlechten Säften der Erde hervorgehen. Diese wachsen je nach der Beschaffenheit ihrer Nahrung empor. Wenn der Boden unfruchtbar ist, bringt er auch nur spärliche Früchte hervor. Ist aber die (ernährende) Flüssigkeit verdorben, nährt sie auch degenerierte Früchte. Auf diese Form müssen wir auch bei den Erkrankungen der Haare unser Augenmerk richten. Auch der Zustand der Haare wird nämlich so sein wie der nährende Stoff im Inneren des Körpers. Beide Formen der Haarkrankheiten haben also ein und denselben offenkundigen Entstehungsgrund. Deshalb muss man auch eine ähnliche Behandlung bei beiden vornehmen, wenn auch ihre Bezeichnungen nach der Art ihrer Symptome verschieden sind; so haben die *alopecia* ihren Namen vom Fuchs (griechisch *alopex*) und die *ofiasis* von den Schuppen der Schlange (griechisch *ophis*) ihre Bezeichnung erhalten.

17. est namque huius passionis distantia quae profecto ex umorum colore originem causarum attestatur, ut aliquando alba aliquando rubra aliquando etiam nigrae videatur propior, et ideo speciali purgatione purgari debebit, nam suadeo prius totius corporis curam et diligentiam decernendam, quo ulterius acerbi et corrupti umoris pertinacia per inferiora deposita a capitis hactenus inquietudine devocetur.

sunt itaque, si de flegmate causa vel origo provenerit, apoflegmatismi adhibendi tales, pyrethrum et stafis agria cum grano mastices aequis ponderibus mixta contusa adhibeantur, et sal cum puleio contritum similiter et <sinapi> cum oxymeli mixtum ore diutius teneatur.

ergo quoniam singula accidentia propriis suis purgationibus liberantur, superaddo purgationis genus quod in commune sine alterius umoris praeiudicio operetur, quo omne corpus diversis umoribus infestatum relevari possit colocynthidis enteriones unc I, aloes unc II, scamoniae unc II, suci absinthii unc I. omnibus contritis cum suco Cydoniorum catapotia conficimus, quae pro qualitate corporis causarum adhibes, accipi autem debebunt si brevi <aetate fuerint> in modum lentis aut VII aut VIIII aut certe XI, si causa nos aut vetusta aut maior exegerit, <etiam XV,> cum aqua calida competenti, intermissis etiam diebus <septem> ieran dabo quae post ordinabitur.

18. post beneficia itaque harum purgationum quae toto corpori prodesse prius poterunt, etiam particulis haec sunt adiutoria socianda, euforbium tritum cum oleo pro linimento adhibeamus, aut oleum laurinum solum, aut nasturcii semen cum oleo,

17. Das Leiden tritt in verschiedener Weise auf und weist in der jeweiligen Farbe der abgesonderten Flüssigkeit auf den Entstehungsgrund hin, indem diese manchmal weiß, manchmal gelb, manchmal auch annähernd schwarz erscheint. Deshalb muss man auch in jedem dieser Fälle mit einem besonderem Abführmittel purgieren. Ich rate nämlich, dass man zuerst eine sorgfältige Behandlung des ganzen Körpers einleitet, um die hartnäckigen scharfen und verdorbenen Säfte nach unten abzuführen und dadurch den Kopf von ihrer schädlichen Wirkung zu befreien.
Es sind daher, wenn der Schleim die Ursache und den Grund des Leidens bildet, folgende Schleim austreibende Mittel anzuwenden: Bertramswurz und Schmerwurz mische man zu gleichen Teilen mit Mastixkörnern, zerstoße es und wende es an. So verreibe man auch Salz mit Polei, in gleicher Weise auch <Senf> mit Oxymel, und behalte diese Mischung längere Zeit im Mund.
Während auf diese Weise von den einzelnen Symptomen des Leidens eine jede durch eine besondere Art von Purgiermitteln beseitigt wird, füge ich noch eine Purgiermethode hinzu, die ganz allgemein, wenn keiner von den Säften im Überschuss vorhanden ist, bewirkt, dass der ganze durch die verschiedenen Säfte beschädigte Körper erleichtert wird: Koloquintensaft 1 Unze, Aloe 2 Unzen, Purgierwindensaft 2 Unzen, Wermutsaft 1 Unze. Alles verreibe man und bereite mit Hilfe von Quittensaft Pillen. Diese wende man je nach dem körperlichen Zustand an: Wenn <das Leiden noch> frisch ist, muss man 7, 9 oder gar 11 Pillen von Linsengröße nehmen, wenn uns das Leiden schon länger oder heftiger heimsucht, <sogar 15>, und zwar mit geeignet heißem Wasser. Nach <7> Tagen gebe ich das *iera*-Mittel, das also erst später verordnet wird.

18. Nachdem diese Purgiermittel gewirkt haben, die zunächst dem ganzen Körper nützlich sind, muss man durch Hilfsmittel auch die einzelnen erkrankten Stellen behandeln: Wolfsmilch, mit Öl verrieben, benutze man als Creme oder Lorbeeröl allein oder Kressesamen

aut sulphur vivum cum nitro combusto aequis ponderibus cum aceto, aut erucae semen cum oleo, aut ursinis adipibus tantummodo confricentur, similiter etiam alcyonium combustum cum aceto vel cedria operabitur. hoc etiam murium fimus cum aceto, hoc amygdala amara, hoc cepae tritae cum oleo, hoc rafani cortex cum melle contrita facit, nam etiam ferri purgatio cum aceto vel hordeum combustum cum murium fimo et aceto curare potest, omnes confectiones quae mediocriter calefacere possint, mediocribus et delicatioribus corporibus adhibendae sunt, prius attamen loca linteolo usque ad ruborem ante curam confricanda erunt, mediocriter ne vulnerentur, quae si vulnerabuntur, oleo roseo vel adipibus anserinis recuranda erunt.

VIII. de aurium causatione

19. aurium dolor ex variis frequenter incommodis excitatur. nam et frigus et lavacrum inportunum et quassatio eiusdem cavernae vel sordium conspissatio, aut altioris nervi tactus, aut per longam aegritudinem eum umor vitiosus illic aggregatus fuerit, aeque molestiam auribus facit.

si de frigore auribus causatio vel dolor emerserit, in oleo cepas coqui facies, et tepidum infunde, aut piper tritum cum oleo similiter, sic et rutatum, sic etiam laurinum curat.

si de umore balnearum aures fuerint interclusae, oleum tepidum infundo et lana post molli eundem umorem detergeo, nam et ceparum sucum cum anserinis adipibus mixtum similiter inicio. sic et ovi albore cum lacte muliebri frequentius utor.

mit Öl oder aber gediegener Schwefel und gebrannte Soda zu gleichen Teilen mit Essig oder aber Raukensamen mit Öl. So frottiere man auch die Stellen nur mit Bärenfett. In gleicher Weise wird gebrannter Meerkork mit Essig oder Zedernöl angewendet. Auch Mäusekot mit Essig, bittere Mandeln, mit Öl verriebene Zwiebeln oder mit Honig verriebene Rettichrinde bewirken das gleiche. Auch Eisenrost mit Essig sowie gebrannte Gerste mit Mäusekot und Essig können helfen. Bei mittelmäßigem und zarterem Körper sind von diesen Mitteln nur die mittelmäßig erhitzend wirkenden anzuwenden. Vor Beginn der Behandlung aber muss man die Stellen zunächst mit einem Leintuch frottieren, bis sie rot werden, doch mittelmäßig, damit sie nicht verwundet werden. Wenn dies dennoch geschieht, muss man sie mit Rosenöl oder Gänsefett zur Heilung bringen.

VIII. Ohrenkrankheiten

19. Ohrenschmerz entsteht häufig aus verschiedenartigen Schädigungen: Kälte, ein ungeeignetes Bad, eine Erschütterung der Ohrenhöhle, das Ansammeln von Schmutz, eine Schädigung der höher gelegenen Sehnen oder eine Ansammlung verdorbener Säfte infolge langwieriger Krankheit – alle diese Umstände bilden in gleicher Weise eine Beschwerde für das Ohr.
Wenn infolge der Kälte eine Erkrankung oder Schmerzhaftigkeit der Ohren entsteht, lasse man Zwiebeln in Öl kochen und gieße etwas davon in lauwarmem Zustand in die Ohren, oder auch gemahlenen Pfeffer, in gleicher Weise mit Öl bereitet. Ebenfalls helfen Rauten- und auch Lorbeeröl.
Wenn die Ohren durch das Badewasser verstopft sind, gieße ich lauwarmes Öl ein und entferne dann mit weicher Wolle die Flüssigkeit. Auch Zwiebelsaft mit Gänsefett träufle ich in gleicher Weise ein. So benutze ich auch öfter das Weiße vom Ei mit Frauenmilch.

si vero etiam dolor innatus fuerit, basilicon in nardino oleo solutum adhibeo, et castoreum cum lacte muliebri similiter utile est. interea autem spongia molli vaporetur ex aquis chalasticis, et post lana detergeatur.

sane si cum illa indignatione doloris etiam derivatio fuerit saniosa, alumen melle et oleo resolutum infundo, et galbanum in oleo similiter.
ventositas vero si intercluserit aures, afronitro in aceto resoluto excluditur, hoc et draconteae herbae sucus et centauriae facit.

20. si sonare aures coeperint, oxyrodino tepido curandae erunt, si autem isdem ex aegritudine sonitus obvenerit, ex aqua primo vaporabis aures in qua absinthium Ponticum coques, et continuo oxyrodinum infundes, aut rafanorum sucum cum oleo, aut ellebori nigri pulverem cum aceto, aut solum acetum tepidum aut cum melle commixtum, aut porri sucum cum lacte muliebri et oleo roseo, aut amygdala amara cum aceto et oleo, et cepa et alium cum adipibus anserinis profuit, par etiam bovis vel porci fel infusum remedium procuravit.

21. si vulneratae aures fuerint, glaucium cum aceto contritum infundes, si tamen dolor non fuerit maior vel umor, nam et ferri purgatio cum aceto trita iuvat.

si audire tardius coeperint, quod difficile novimus posse purgari, pulverem nitri et mastices contritum commisce et massando caput purgabis, prius tamen purgationem ventris procurabimus,

Wenn aber auch innen Schmerzen entstehen, wende ich das *basilicon*-Mittel, in Nardenöl gelöst, an. Auch Bibergeil mit Frauenmilch ist in gleicher Weise von Nutzen. Dabei aber muss man mit einem weichen Schwamm und linderndem Wasser erhitzen und nachher das Ohr mit Wolle bedecken.
Wenn aber mit dem lästigen Schmerz gleichzeitig ein jauchiger Ausfluss verbunden ist, träufle ich Alaun ein, in Honig mit Öl gelöst, oder Galbanharz in Öl in gleicher Weise.
Wenn aber infolge von Aufblähungen die Ohren verstopft sind, macht man sie durch eine Lösung von Schaumsalpeter in Essig frei. In gleicher Weise wirken der Saft von Drachenwurz und Tausendgüldenkraut.

20. Wenn die Ohren zu klingen beginnen, muss man sie mit lauwarmem Rosenessig behandeln. Wenn aber infolge der Erkrankung Ohrensausen eintritt, muss man zunächst die Ohren mit warmem Wasser erhitzen, in dem man pontischen Wermut kocht, und sogleich Rosenessig einträufeln oder Rettichsaft mit Öl oder Pulver von der schwarzen Nieswurz mit Essig oder nur lauwarmen Essig oder denselben mit Öl gemischt oder den Saft von Lauch mit Frauenmilch und Rosenöl oder bittere Mandeln mit Essig und Öl. Auch Zwiebel und Knoblauch mit Gänsefett haben sich als nützlich erwiesen. Genauso dienen Rinder- oder Schweinegalle, wenn man sie einträufelt, oft als Heilmittel.

21. Wenn die Ohren verwundet sind, tropfe man mit Essig verriebenen Hornmohn ein, doch nur, wenn der Schmerz und die Absonderung von Flüssigkeit nicht sehr groß sind. Auch hilft Eisenrost, mit Essig verrieben.
Wenn Schwerhörigkeit beginnt, von der wir wissen, dass sie schwierig zu heilen ist, verreibe und mische man pulverisierte Soda mit Mastix und purgiere den Kopf, indem man ihn damit massiert. Vorher aber sorge man für eine Entleerung des Unter-

auribus vero absinthii herbae decoctionem tepefactam infundes, lauri quoque folia et betarum cocta superpones, aliquando nitrum in pusca resolutum infundimus, aut bovis vel tauri aut caprarum seu porcorum fel cum oleo roseo vel laurino, vel rafanorum sucus similiter tepefactus profuit.

quibus vermes innati fuerint, bovis carnes carbonibus superpone et umorem exhinc manantem collige, quem auribus tepidum frequenter infundes.

VIIII. de parotidis

22. tumores repentinos sub auribus innatos parotidas vocamus, quas aliquando ex aegritudine, aliquando etiam spontaneas apparuisse cognovimus, quas frequenter per initia molli tantum spongia in puscula infusa compescuimus, eandem assidue commutando, quae vero ex aegritudine emergunt, aeque per initia cucurbita mediocri imposita ad superficiem provocandae sunt, si vero cum graviore augmento minaces emerserint, tunc neque cucurbitae neque similia adiutoria quae ex altitudine aliquid evocare possint, adhibenda sunt.

23. frequenter etenim ex doloris nimietate febres et vigiliae procuratae elimatis viribus vitae periculum attulerunt. paregoricis vero isdem adiutoriis sic morigerandum erit ut ex pane mundo infuso et cum oleo contrito cataplasmentur. quod frequentius mutari debebit, similiter etiam et de tritici pollinibus faciendum est. sic de hordei, superadditis tamen porcorum adipibus, sic

leibs. In die Ohren tröpfle man warme Wermutabkochung. Auch kann man gekochte Lorbeer- und Betenblätter auf das Ohr legen. Manchmal träufeln wir auch in Pusca gelöste Soda ein oder Galle von Rind, Stier, Ziege oder Schwein mit Rosen- oder Lorbeeröl. Auch in gleicher Weise hat sich erwärmter Rettichsaft als nützlich erwiesen.
Wenn sich Würmer in den Ohren gebildet haben, lege man Rindfleisch auf Kohlen und sammle den herausquellenden Saft. Diesen träufle man in lauwarmem Zustand häufig in die Ohren.

VIIII. Parotiden (Geschwülste bei den Ohren)

22. Geschwülste, die plötzlich unterhalb der Ohren entstehen, nennt man *parotides*. Wir wissen, dass sie manchmal infolge einer allgemeinen Erkrankung, manchmal auch von selbst auftreten. Im Anfangsstadium gelingt es oft, sie durch Auflegen eines weichen, mit häufig zu wechselnder Pusca getränkten Schwammes zu unterdrücken. Wenn sie aber infolge einer allgemeinen Erkrankung entstehen, muss man sie im Anfangsstadium durch Ansetzen eines Schröpfkopfs von mittelmäßiger Größe an die Oberfläche locken. Wenn sie aber mit starker Zunahme in bedrohlicher Weise hervortreten, dann darf man weder Schröpfköpfe noch ähnliche Hilfsmittel anwenden, da diese nur aus der oberen Schicht etwas hervorlocken können.

23. Immer wieder bringen auch Fieber und Schlaflosigkeit, die infolge übergroßer Schmerzen eintreten, durch Kräfteverfall das Leben in Gefahr. Dann muss man mit lindernden Mitteln behandeln, indem man mit einem Brotbrei, den man in einem Gefäß mit Öl verrieben hat, Umschläge macht. Diese müssen aber öfter gewechselt werden. In gleicher Weise kann man dies mit Weizenmehl machen, ebenfalls mit Gerste, wobei man aber Schweine-

hyoscyamus tritus cum butyro saepe profuit, si his adhibitis, quae mitigare consuerunt, locis maturatis sanies apparuerit manifesta, quod ille ait continuo culpam ferro compesce, post vero resecatis causis vulneribus solemni diligentia serviemus, sed ut tamen isdem curis evocatoriis extenuantibusque quam maxime etiam nunc medicinae incumbat industria, frequentibus etiam fomentationibus, ut doloris illius penitus inquietudo quiescat.

24. sunt adiutoria haec evocatoria, quae post doloris impetus adhibenda sunt, arnoglossos contrita cum salibus, aut lapathi radices in vino decoctae, et rutae folia viridis trita mixta cum cerotario ex oleo roseo temperato, et sulphur vivum cum Cimolia aequis ponderibus cum axungia. sic fici pingues in muria decoctae et contritae similiter causas latentes evocaverunt.

quibus vero per saniem digestionem volumus procurari, post fomentum aquarum chalasticarum ex seminibus lini faeni Graeci ibisci et hordei pollinibus cum melicrato facto cataplasmate serviemus, sunt namque adiutoria quae et evocare et in maturitatem cogere parotidas vel apostemata valeant haec, hordei farina cum melicrato, aliquando etiam cum aqua marina et oleo roseo aut Cyprino temperata, et fici similiter pingues in muria vel in aqua marina decoctae et contritae imponuntur, et betae coctae in aqua contritae similiter operantur, et agrestis cucumeris radix in melicrato cocta et contrita adhibetur.

fett hinzufügen muss. Auch Bilsenkraut, mit Butter verrieben, hat sich oft als nützlich erwiesen. Wenn nach der Anwendung dieser Linderungsmittel die Geschwulst zur Reife kommt und Eiterbildung offenkundig wird, »beseitige man«, wie jener (Vergil, *Georgica* 3,468) sagt, »sogleich den Schädling mit dem Eisen.« Nachdem man die Verwundung eröffnet hat, muss man die Wunde mit peinlicher Sorgfalt pflegen, indem man dabei eine möglichst aufmerksame Behandlung mit heraustreibenden und verdünnenden Mitteln anwendet und auch häufiger Erwärmungen vornimmt, um jenen beunruhigenden Schmerz zur Ruhe zu bringen.

24. Solche heraustreibenden Mittel, die man nach den Schmerzanfällen anzuwenden hat, sind Wegerich, mit Salz verrieben, oder Sauerampferwurzeln, in Wein abgekocht, oder grüne Rautenblätter, verrieben und mit einer rosenölhaltigen Wachssalbe zurechtgemacht, oder gediegener Schwefel und kimolische Erde, zu gleichen Teilen mit Achsenschmiere gemischt. Auch fette Feigen, in Salzwasser gekocht und zerrührt, haben in gleicher Weise die verborgenen Stoffe herausgetrieben.
Wenn wir aber eine Zerteilung des Eiters herbeiführen wollen, erwärmen wir zunächst mit linderndem Wasser und machen sodann Umschläge, die wir aus den Samen von Lein, Bockshornklee, Eibisch und aus Gerstenmehl mit Wassermet bereiten. Mittel, die zugleich die Parotiden oder Abszesse heraustreiben und zur Reife bringen, sind folgende: Gerstenmehl, mit Wassermet oder auch mit Meerwasser und Rosen- oder Zyperöl zurechtgemacht. In gleicher Weise kann man auch fette Feigen, in Salz- oder Meerwasser gekocht und zerrührt, auflegen. Auch in Wasser gekochte und verriebene Bete wirkt in gleicher Weise. Ebenso wendet man auch Wurzeln der Feldgurke an, in Wassermet gekocht und zerrieben.

25. aliud de experimento. rutam et ysopum teres aequis ponderibus et ticos siccas contusas sub duplo pondere immiscebis mellis quippiam adiciendo. et operabitur ut apostema ex interioribus in maturitatem facilius evocetur.

aliud. capparis corticem in aqua elixabis et cum vino commiscebis, ut cataplasma facias.
aliud. ireos Illyricae pulverem cum hordei farina in melicrato coques et uteris.
aliud. guttam Ammoniaci teres et similiter cum farina hordei in aqua cocta adhibebis. hoc et alumen scissum contusum cum hordei farina similiter faciet.

X. de ferbunculis ubique nascentibus

26. sulphur vivum tunsum cum resina terebinthina miscebis et linteolo inductum impones, aut uvam passam enucleatam tundes et mediam quantitatem salis immiscebis, et uteris similiter, hoc facilius adipes caprini vel bubuli colati efficiunt, origanum vero murra et sal simul tunsa commixta cum aqua continuo in maturitatem adducent. nam et caricae contusae cum resina similiter.

cum vero his adiutoriis adhibitis collectiones maturatae aut coactae eruperint aut a medicis fuerint patefactae, vulneribus medeberis is medicamentis quae medicorum solemniter edocuit consuetudo, sin vero magna vi reumatis superveniente solvere non potuerint et ferbunculos vel parotidas callositate permanente

25. Ein anderes Mittel aus eigener Erfahrung: Raute und Ysop verreibe man zu gleichen Teilen und mische sie mit dem doppelten Gewicht von zerstoßenen trockenen Feigen, indem man ein wenig Honig zusetzt. Dieses Mittel bewirkt, dass der Abszess einfacher aus der Tiefe zur Reife gebracht wird.
Ein anderes Mittel: Kapernwurzel siede man in Wasser und mische sie mit Wein. Hiermit mache man Umschläge.
Ein anderes Mittel: Pulverisierte illyrische Schwertlilie koche man mit Gerstenmehl in Wassermet und benutze es.
Ein anderes Mittel: Ammoniakharztropfen verreibe man in gleicher Weise mit Gerstenmehl, in Wasser gekocht, und wende es an. Auch zerstoßener Faseralaun, in gleicher Weise mit Gerstenmehl zubereitet, ist wirksam.

X. Furunkel, die überall entstehen

26. Man mische zerstoßenen gediegenen Schwefel mit Terpentinharz, streiche es auf ein Leintuch auf und lege es auf. So zerstoße man auch getrocknete und entkernte Weintrauben, mische die halbe Menge Salz hinzu und benutze es in gleicher Weise. In einfacherer Weise bewirken geläutertes Ziegen- oder Kalbsfett dasselbe. Origanum aber, Myrrhenharz und Salz, zusammen zerstoßen und mit Wasser vermischt, bringen die Furunkeln sogleich zur Reife. Auch trockene Feigen mit Harz zerstoßen wirken in gleicher Weise. Wenn nun nach der Anwendung dieser Mittel das Geschwür durch seine Reife oder durch Gewalt aufgebrochen ist oder wenn es von Ärzten eröffnet worden ist, muss man die Wunde mit den Medikamenten behandeln, die man nach ärztlichem Gebrauch anzuwenden pflegt. Wenn es aber infolge des heftig zuströmenden Säfteflusses nicht gelingt, das Geschwür zur Auflösung (Zerteilung) zu bringen und sich aus den Furunkeln oder Parotiden (s. o. 1.22) infolge der andauernden Verhärtung derbe Drüsenschwellungen

choeradas fecerint duriores, tunc ad choeradas eas alia dispositione pro sui difficultate curam et operam propensius adhibeamus.

XI. de choeradis

27. praeeuntibus catholicis adiutoriis quae et capitis reuma constringere et corpus reliquum catharticis purgare possint, sic easdem curare consuevimus, choeradas inquam quas frequenter in collo vel sub mento vel sub ascellis nasci novimus, hac cura visitamus, qua duritias indigestibiles solvere valeamus.

lenticulam coctam in aceto tritam imponentes perseveremus. utamur etiam caprificis in aqua decoctis et contritis similiter, hoc etiam lupini in aceto cocti faciunt, hoc fici folia in aqua cocta et trita sicut cataplasma <imposita> operabuntur, hoc asfodeli radices in vino coctae et tritae, scilla quoque sic contrita in vicem cataplasmatis imponatur, quattuor diebus permanens continuis duritias solvet, et ervi pulvis et cyminum cum aceto conteritur, et similiter operatur.

28. inmaturis vero et in tarda duritia permanentibus strychni viridis folia, porcinos aut bubulos adipes, rutam aeque viridem, simul omnia contundi et misceri suadeo, ut in linteolo locis maturandis adhibeatur, hoc etiam sordes de parietibus palaestrae collectae in panno inductae faciunt, hoc calcis flos cerotario mix-

entwickelt haben, dann müssen wir an diese Drüsengeschwülste wegen der Schwierigkeit ihrer Behandlung mit einer wirkungsvolleren Maßnahme herantreten.

XI. Drüsengeschwülste

27. Gewöhnlich behandelt man die Drüsengeschwülste mit den vorhergehenden allgemeinen Mitteln, welche die Fähigkeit haben, den vom Kopf kommenden Säftefluss anzuhalten und den übrigen Körper zu purgieren. Die Drüsengeschwülste, die – wie wir wissen – häufig am Hals oder unter den Achseln auftreten, behandeln wir mit Mitteln, welche die nicht zur Zerteilung neigenden Verhärtungen aufzulösen vermögen:
In Essig gekochte und zerrührte Linsen legen wir lange Zeit auf. Auch wenden wir wilde Feigen, in Wasser gekocht und verrührt, in gleicher Weise an. Auch Lupinen, in Essig gekocht, oder Feigenblätter, in Wasser gekocht und verrührt und als Umschlag <benutzt>, haben dieselbe Wirkung, ebenso Affodillwurzeln, in Wein gekocht und zerrührt. Auch Meerzwiebel wird, in gleicher Weise verrieben, als Umschlag aufgelegt; wenn dieses 4 Tage ohne Unterbrechung liegen bleibt, bringt es die harten Stellen zur Zerteilung. Auch pulverisierte Wicken und Kümmel verreibt man mit Essig; dies wirkt in gleicher Weise.

28. Wenn nun die Drüsengeschwülste nicht zur Reife kommen wollen und dauernd hart bleiben, empfehle ich, grüne Blätter vom Nachtschatten, Schweine- oder Kalbsfett, grüne Raute, alles zusammen zu zerstoßen und zu mischen und es dann, in ein Leintuch gefüllt, auf die Stellen aufzulegen, die man zur Reife bringen will. Das erzielt man auch mit Schmutz, den man von den Wänden einer Palästra gesammelt und in ein Tuch gefüllt hat, das Gleiche auch mit Kalkblüte, mit Wachssalbe gemischt, oder mit zerstoßenem

tus, hoc lapis molaris tunsus et cribellatus et resinae commixtus facit similiter pulvis Ammoniaci et mannae turis cum resina commixtus terebinthina saniem maturius procurabit sic sandaracae pulverem cum adipibus miscentes adhibemus, aut calcem vivam cum adipibus similiter, quod si tibi durum emplastrum visum fuerit, oleum competens misceamus ut temperare bene possit, hoc pulvis etiam pumicis facit. nam et asfodeli radices coctae vel crudae cum hordei pollinibus ut cataplasma adhibendae erunt, aut hyoscyami folia cum oxymeli.

29. corrumpentur interea faciliusve putrefient choerades, si alium tritum cum cataplasmate seminis lini et faeni Graeci mixtum coquas et perseverare permittas diebus continuis quinque, hoc de expertis habemus, aut si ex chamaeleontis herbae radicibus tunsis pulverem locis aspergas, aut betas coctas cum oleo tritas imponas, aliqui etiam unctionibus perseverantes choeradas frequentius fugaverunt.

[leporem piscem in oleo infunde ut ibidem putrefiat. ex quo oleo scrofas cum frequentius inunxeris, minoratae penitus curabuntur.]
ut cineres aut vitium aut fici cum oleo miscentes unguerent, et ferri vel aeraminis purgamenta contrita cum oleo, [ignoranti escam dabis lacertos virides coctos, amputato caput et pedes <et caudam>], nam similiter et stercus bubulum aut asini combustum et cum oleo similiter mixtum commodius adhibetur, et origani pulvis contritus cum aceto facit, hoc ysopi, hoc thymi vel absinthii vel centauriae vel abrotoni vel chamelaeae. aut singulae aut certe coniunctae et mixtae cum aceto perficiunt.

und gesiebtem Mahlstein, mit Harz gemischt. In gleicher Weise bringen auch Pulver von Ammoniakharz und Weihrauchkörnchen, mit Terpentinharz vermischt, den Eiter zur Reife. Auch gepulverten Sandarach oder ungelöschten Kalk, mit Fett vermengt, wenden wir in gleicher Weise an. Wenn das Pflaster zu hart erscheint, mischen wir ihm eine geeignete Menge Öl bei, um es gut zurechtmachen zu können. Ferner wirkt Bimssteinpulver. Auch kann man gekochte oder rohe Affodillwurzeln mit Gerstenmehl als Umschlag verwenden oder Bilsenkrautblätter mit Oxymel.

29. Man kann die Drüsengeschwülste aber vertreiben oder einfacher zur Vereiterung bringen, indem man zerriebenen Knoblauch mit einem Umschlag aus Leinsamen und Bockshornklee mischt, dann kocht und 5 Tage ständig aufliegen lässt – das haben wir durch Erfahrung festgestellt – oder indem man das Pulver von zerstoßenen Wurzeln der Mastixdistel auf die Stellen streut oder gekochte, mit Öl verriebene Bete auflegt. Manche haben auch durch häufiges Einsalben der Drüsengeschwülste diese öfter vertreiben können.
[Man lege Seehasen in Öl, bis sie ebendort in Fäulnis übergehen. Wenn man mit diesem Öl die Skrofeln öfter salbt, dann werden sie im Inneren kleiner und geheilt.]
Ebenso wirkt, wenn man Asche der Weinrebe oder von Feigen mit Öl mischt und damit die Stellen salbt, oder mit einer Mischung von Eisen- oder Kupferrost und Öl. [So gebe man auch dem Kranken, ohne dass er es weiß, gekochte grüne Eidechsen zu essen, denen man Kopf, Beine <und Schwanz> abgeschnitten hat.] In gleicher Weise kann man mit Vorteil verbrannten Kalbs- oder Eselkot, in gleicher Weise mit Öl gemischt, anwenden. Auch Pulver von Origanum oder von Ysop, Thymian, Wermut, Tausendgüldenkraut, Eberraute oder Mastixdistel, mit Essig verrieben, wirkt, sowohl, wenn man diese Stoffe einzeln nutzt, als auch, wenn man gar mehrere von ihnen miteinander verbindet und mit Essig mischt.

30. iuvat sane, ut superius memoravimus, ad haec implenda etiam totius corporis purgatorium catholicum beneficium. et ciborum continentia et potionis, exercitatio quoque et lavacrorum diligentia, et vomitus vel purgationes, capillorum relevatio, sanguis de naribus provocatus.

haec omnia cautius observata choeradas duras et difficiles et in cura positas frequentius curaverunt.

XII. de oculorum causis

31. omnes particulae corporum propriis indigent curationibus, oculi quam maxime, magna quae sunt corporis ornamenta.

his namque primo leviter seu vapore seu frigore vel ceteris quibusque originibus cum fuerit attemptatio, generaliter omnibus frequenti frigidae pusculae fomentatione nos conveniet obviare.

si de frigore ergo obvenerit, vini mixta calida potione fovendi sunt, nimiis vero commotionis tam doloribus quam gravedinibus, quando etiam venae frontis inflatae plenitudinem sanguinis attestabuntur, flebotomo nos subvenire conveniet, si tamen nulla nos aut aetatis aut temporis vel reliquarum causarum certa ratio prohibuerit, si venter constrictus fuerit, seu clystere seu purgatione procurandus est.

32. isdem vero oculis inpatienter dolentibus, praeeuntibus catholicis adiutoriis supradictis, faeni Graeci sucus plurimarum

30. Von Nutzen aber ist vor allem, wie ich bereits oben erwähnt habe, zur Ergänzung der Wirkung der geschilderten lokalen Mittel auch ein allgemeines Purgiermittel für den ganzen Körper, daneben sind es Zurückhaltung beim Essen und Trinken, fleißige Körperübungen und Bäder, ferner Brech- und Abführmittel, Scheren der Haare und Hervorrufen von Nasenbluten.
Alle diese Verordnungen haben öfter, wenn sie mit Vorsicht befolgt werden, auch die harten, langwierigen und Besorgnis erregenden Drüsengeschwülste geheilt.

XII. Augenkrankheiten

31. Alle Teile des Körpers erfordern ihre besondere Behandlungsart, besonders aber die Augen, die ja einen großen Schmuck des Körpers bilden.
Da nun die Augen sehr leicht durch Dampfhitze oder aber Kälte oder andere Einwirkungen angegriffen werden, müssen wir ganz allgemein allen Augenkrankheiten durch häufige Pflege mit ein wenig kalter Pusca vorbeugen.
Wenn infolge von Kälte eine Erkrankung auftritt, muss man sie mit einem heißen Getränk pflegen, dem man Wein zusetzt. Wenn aber infolge der Schmerzen oder sonstigen Beschwerden eine besonders starke Beeinträchtigung stattfindet und wenn auch die aufgeblähten Stirnvenen auf eine Blutüberfüllung hinweisen, muss man mit einem Aderlass zu Hilfe kommen, vorausgesetzt, dass eine bestimmte *ratio* des Alters, des Krankheitsstadiums oder anderer Umstände dies nicht verbieten. Wenn Stuhlverstopfung besteht, muss man mit einem Klistier oder Abführmittel Abhilfe schaffen.

32. Wenn aber die Augenschmerzen unerträglich sind, muss man nach Anwendung der genannten allgemeinen Hilfsmittel den durch mehrfaches Abkochen geläuterten Saft des Bockshornklees

indulcatus decoctionum aut ovi recentis tenuis liquor infundatur, sic similiter etiam lac muliebre infusum satis iuvat. nam etiam cataplasmatis utilissimum adiutorium de ovi incocti vitello et meliloti pulvere, pane quoque infuso in aqua oleo roseo simul mixto adhibendum est. nos etiam croci et opii quippiam ad procurandos somnos coniungimus. si vero collyrii experimento uti placet cuius forte probationem habueris, in ipsis commotionibus cum ovi albore tepido infundendum est – suadeo attamen ut aut dia libanu aut Livianum aptum contra graves commotiones adhibeamus – praemundatis interea oculis molli et tepido penicillo a pituitis aegri tunc oculis inhaerentibus. iuvat hunc ciborum et vini quam maxime continentia, sane si capilli nimium onerosi fuerint, detondendus est, ut sub maiore beneficio cucurbitarum adhibitarum <scarifatione et> sanguinis detractione facilius liberetur.

aestivas namque perturbationes oculorum etiam decoctio rosarum sola curat calida, curat etiam gargarismatium per initia adhibitum tale, origanum in aceto decoctum.

33. cum autem declinantibus doloribus quidam tumor circa interiorem angulum apparuerit quem hypopium dicimus, hoc modo reprimendus erit, pusca frigida frequenter infrigidetur, post vero pollinibus hordei in oxymeli coctis cataplasmetur, similiter etiam et de lenticulae pollinibus fiat, et aeris flos tritus in lotio investis pueri, per septem dies postquam siccaverit ex eo pulvere melle mixto loco impositus competens beneficium praestat, nam et caseus recens tritus impositus saepe illum tumorem oppressit, et

oder das Dünnflüssige von einem frischen Ei einträufeln. So hilft in gleicher Weise auch das Eintropfen von Frauenmilch gut. Ferner kann man sich mit Nutzen eines Umschlags aus ungekochtem Eigelb und gepulvertem Steinklee oder aus in Wasser eingeweichtem, mit Rosenöl gemischtem Brot bedienen. Auch kann man ein wenig Safran und Opium hinzumischen, um Schlaf hervorzurufen. Wenn man aber die Anwendung eines Collyriums versuchen will, mit dessen Wirkung man selbst Erfahrungen hat, muss man bei den geschilderten Anfällen es mit lauwarmem Eiklar anrühren – ich empfehle aber, dass wir das Collyrium *dia libanu* oder *Livianum* als geeignet gegen schwere Anfälle anwenden –, nachdem man vorher die Augen mit einem weichen lauwarmen Schwamm von dem anhaftenden Schleim gereinigt hat. Von Nutzen ist außerdem möglichst weitgehende Zurückhaltung beim Essen und Trinken. Wenn aber die Haare zu lästig sind, muss man sie abscheren, damit man einfacher und mit besserem Erfolg bei den Kranken durch Verabreichung von Schröpfköpfen <mit Skarifikation> eine erleichternde Blutentziehung vornehmen kann. Die sommerlichen Anfälle der Augen kann man auch allein mit heißer Abkochung von Rosen behandeln. Auch helfen Spülungen der Augen, wenn sie im Anfangsstadium verwendet werden, etwa mit Origanum, in Essig abgekocht.

33. Wenn aber die Schmerzen nachlassen und sich in der Gegend des inneren Augenwinkels eine Geschwulst zeigt, die wir *hypopium* nennen, muss diese auf folgende Weise beseitigt werden: Man kühlt häufig mit kalter Pusca und macht darauf Umschläge mit in Oxymel gekochtem Gerstenmehl. In in gleicher Weise geschieht das auch mit Linsenmehl. Auch wenn man Kupferblüte, mit dem Urin eines bartlosen Knaben verrieben, 7 Tage eintrocknen lässt, etwas von diesem Pulver mit Honig mischt und es auf das Auge auflegt, hilft dies in geeigneter Weise. Auch verriebener frischer Käse, als Umschlag benutzt, vertreibt oft jene Schwellung. In gleicher Weise

absinthii herbae pulvis cum cerotario hoc idem facit, sic ex murra pingui locum primo foveamus, sic etiam cyclaminum cum uva passa commixtum et contritum curat, et bulbi candidi cum melle contriti similiter operantur, sic rafanorum cortex cum uva passa medetur, sic erucae folia cum felle porcino, sic fici pingues in muria coctae saepius profuerunt.

34. ad repentinas autem sanguineas maculas oculis inhaerentes flores vel semen ysopi herbae in limpido linteolo colligabis et in aqua calida infundes et agitando exsucabis. qui sucus veluti sanguineus fit, ex quo infundendo illas sanguineas maculas depurgamus, postea ture masculo et alfitis aequis ponderibus carbonibus impositis fumigandi sunt.

si vero caedis percussus hanc maculam sanguineam cum dolore procuraverit, his columbi matri subducti repentinus sanguis prodest, quam maxime si de pinnis mollioribus provocetur, et ovi liquor tenuis tepidus infundendus est. et si in eodem ovi umore lana infusa superimponatur, hoc pulvis rosarum facit vel seminis eius cum alfitis si in vino conteratur et superimponatur, his etiam ex sulphure vivo fumigium satis prodest, si fumus patentibus oculis hauriatur.

35. si oculi reumatizaverint, quod gravissimum est taedium oculorum, his vini et carnium parcitas indicenda est ventris purgatio frequenter fiat, ex pusca frigida oculos foveant, et aeris flos in eadem pusca resolutus satis iuvat. odores acres et potentes effugiant, lucernarum vel solis claritudinem vitent, fumi vel

wirken pulverisierte Wermutblätter in Wachssalbe. So kann man die Stelle auch vorher mit einem Umschlag aus fettem Myrrhenharz pflegen. So hilft auch Alpenveilchen mit getrockneten Weintrauben gemischt und zerrieben. In gleicher Weise wirken auch weiße Zwiebeln, mit Honig verrieben. Auch Rettichschale mit trockenen Weintrauben hilft, ebenso Rautenblätter mit Schweinegalle. Ebenfalls als nützlich erwiesen haben sich fette Feigen, in Salzwasser gekocht.

34. Gegen die plötzlich auftretenden, blutroten, den Augen innen anhaftenden Flecken wickle man Blüten oder Samenkörner vom Ysop in ein weißes Leintuch, weiche sie in heißem Wasser auf und lasse den Saft unter Schütteln ablaufen. Dieser Saft sieht dann gleichsam blutig aus. Wenn man ihn in die Augen einträufelt, reinigt er jene blutroten Flecken. Nachher muss man die Augen mit Tropfweihrauch und Graupenmehl beräuchern, die man zu gleichen Teilen auf Kohlen streut.
Wenn aber ein Schlag oder Stoß den blutroten schmerzhaften Fleck verursacht hat, ist das frische Blut einer der Mutter fortgenommenen Taube nützlich, besonders wenn es durch Ausziehen der zarten Federn gewonnen wird. Auch kann man das Dünnflüssige eines Eis lauwarm einträufeln oder Wolle auflegen, die mit dem Flüssigen eines Eis getränkt ist. Dieselbe Wirkung hat auch Pulver von Rosenblättern oder -samen, das man mit Graupenmehl in Wein verreibt und dann auf die Augen auflegt. Ferner ist auch eine Räucherung mit gediegenem Schwefel von einigem Nutzen, wenn man den Rauch auf die geöffneten Augen wirken lässt.

35. Wenn die Augen am Fluss leiden, dem schwersten der Augenleiden, muss man Mäßigung in Wein- und Fleischgenuss verordnen. Auch sorge man für häufige Entleerung des Unterleibs. Man pflege die Augen mit kalter Pusca. Kupferblüte, in Pusca gelöst, ist von hinreichendem Nutzen. Die Kranken müssen scharfe und durchdringende Gerüche vermeiden, ebenso hellen Lampen- und Sonnen-

pulveris declinent commotiones. in noctem vero aqua frigida vel vino infusas lanas superimponant molli fasciola continendas.

si his adhibitis reuma cum dolore perseveraverit, flebotomandi sunt, ciborum et potus continentia custodienda erit, sitire etenim omnibus reumatizantibus satis prodest, circa frontem vero pampinorum viridia folia frequenter imponantur et mutentur, similiter et de rubi foliis, nam et sucus eorum frequenter fronti inlinitus profuit, et samsuci folia et Cydoniorum et portulacae similiter. nam etiam ex his cum alfitis et vino cataplasmati saepe curati sunt, et caseus recens cum apiorum foliis contritus impositus sic saepe oculos liberavit, et panis mundus vino infusus vel cum oleo roseo contritus par beneficium praestitit, omnium specierum supradictarum generaliter quae oculis reumatizantibus ordinata sunt cum vino et alfitis semper in cataplasmate profuerunt et decoctiones earum quibus saepe oculi fomentandi sunt.

36. sane si calidum senserint reumatismum, ex caulium foliis et alfitis cum aqua cataplasmandi sunt, sic de ocimo, sic de samsuco, sic de agresti papavere, sic cicutae, sic pulicaris vel apiorum vel strychni.

si enim siccitas palpebrarum emerserit, linteolum mundum butyro infusum superimponito, aliqui vero umorem procurantes lacrimas aut fumo aut terrore vel plagis extorquendas esse crediderunt.

sane si in prima oculi tunica sanguinea nimium veluti caro apparuerit quam chemosin appellamus, hoc adiutorio, curatur, muscas quam plurimas cum ovi vitello conterimus et in linteolo

schein und alle Reizungen durch Rauch und Staub. Über Nacht aber müssen sie Wollbäusche, mit kaltem Wasser oder Wein getränkt, auf die Augen auflegen und mit einer weichen Binde befestigen.

Wenn trotz Anwendung dieser Mittel der Fluss und die Schmerzhaftigkeit bestehen bleiben, muss man den Kranken zur Ader lassen. Zurückhaltung beim Essen und Trinken ist zu beachten. Vor allem ist Dürsten für alle an Fluss Leidenden von Nutzen. Man lege außerdem auf die Stirn grüne Weinblätter und wechsele sie häufig, in gleicher Weise auch Brombeerblätter. Auch das häufigere Bestreichen der Stirn mit deren Saft hat sich als nützlich erwiesen. In gleicher Weise nützen auch Blätter von Majoran, Quitten oder Portulak. Wenn man nämlich aus ihnen mit Graupenmehl und Wein einen Umschlag bereitet, hat dies schon oft geholfen. Auch frischer Käse, mit Sellerieblättern verrieben und auf die Augen gelegt, hilft den Augen oft. Ebenso gewährt Feinbrot, in Wein geweicht oder mit Öl verrieben, den gleichen Nutzen. Alle die oben erwähnten Stoffe im allgemeinen, wie sie für am Fluss leidende Augen verordnet werden, haben sowohl in Form von Umschlägen, mit Wein und Graupenmehl angerührt, als nützlich erwiesen, als auch in Form von einfachen Abkochungen, die dann zu häufigen Erwärmungen der Augen zu benutzen sind.

36. Wenn aber die Augen am heißen Fluss erkranken, muss man auf sie Umschläge von Kohlblättern und Graupenmehl mit Wasser legen, ebenso von Basilikum, Majoran, Feldmohn, Wasserschierling, Flohkraut, Sellerie oder Nachtschatten.

Wenn Trockenheit der Lider hervortritt, lege man ein sauberes, mit Butter bestrichenes Leintuch auf. Manche halten es, um Feuchtigkeit im Auge zu erzeugen, für angezeigt, Tränen durch Rauch, Schrecken oder Schläge herauszupressen.

Wenn aber in der obersten Augenhaut gleichsam ganz blutiges Fleisch sich zeigt, was wir *chemosis* nennen, hilft folgendes Mittel: Wir verreiben möglichst viele Fliegen mit Eigelb und legen dies

mundo superimponimus, licet etiam collyriis variis et causae competentibus saepe curati sint.

37. serniosos oculos, quas nos impetigines dicimus, et asperitatis vitiis laborantes, sic curare consuevimus, alium accipimus, in cuius encardio bacula spathomeles occulta postquam ex eo umorem vel sucum rapuerit, inunguimus et ex eo pruritus et supra dicta vitia depurgamus.

aliud. grana tritici in lammina ferri calida impono et similiter ex suco qui manaverit inunguo cum vino commixto, et aeris flos tritus cum melle fronti inlitus iuvat.

si pruritus maior palpebras occupaverit ut etiam capillos amittant, hos oportet oleo cedrino inunguere, aut aerugine cum afronitro ex melle contritis, aut asfodeli suco cum passo commixto, nam et amurca in diplo angio cocta et mixta cum oleo et ustionem curat et capillos reparat, et murium fimus et hircorum cornua utraque combusta cum melle eodem modo adhibita.

si pruritus simpliciter solis ex labore vel pulveris fuerit, aquae calidae fomenta sufficient aut rosarum aut rubi aut lentis decoctio, et rosa sicca cum vino trita imponitur, et in noctem oleo simplici loca tangantur.

in einem reinen Leintuch auf. Freilich haben auch verschiedene Collyrien geholfen, die für den Fall geeignet sind.

37. Augen, die an den Geschwüren leiden, die wir *impetigines* nennen, oder an Veränderungen, die in einer rauen Beschaffenheit bestehen, behandeln wir gewöhnlich wie folgt: Wir nehmen Knoblauch, bohren in das Innere einer Knoblauchzehe eine spatelförmige Sonde und reiben mit dem feuchten Saft, den man so herausnimmt, die Augen ein. Dadurch beseitigen wir den Juckreiz und die oben genannten Fehler.

Ein anderes Mittel: Ich lege Weizenkörner auf eine heiße Eisenplatte; den herausquellenden Saft mische ich in gleicher Weise mit Wein und reibe damit die Augen ein. Auch Kupferblüte, mit Honig verrieben und auf die Stirn eingerieben, hilft.

Wenn ein sehr starkes Jucken die Lider befällt, so dass sogar die Wimpern ausfallen, muss man diese mit Zedernöl einsalben oder mit einer Mischung aus Grünspan, Schaumsalpeter und Honig oder aber aus Affodillsaft mit Wein aus trockenen Trauben. Auch Ölschaum, in einem Gefäß gekocht und mit Öl gemischt, heilt das Brennen und lässt die Wimpern wieder wachsen, ebenso Mäusekot und Ziegenbockhorn, die man beide verbrennt und dann, mit Honig gemischt, in gleicher Weise anwendet.

Wenn Jucken einfach durch die Wirkung der Sonne oder des Staubs auftritt, genügen Erwärmungen mit heißem Wasser oder mit einer Abkochung von Rosen- oder Brombeerblättern oder von Linsen. Auch kann man getrocknete Rosenblüten, mit Wein verrieben, auflegen. Für die Nacht benetze man die Stellen mit einfachem Öl.

38. caligantes vero oculos hoc modo curamus, si vulneris aliquod non interfuerit praeiudicium. herbae parietariae sucum bitumini Iudaico contrito aequis ponderibus miscentes oculos inunguimus. et perdicum fel similiter facit. et marrubii sucus cum felle taurino et melle Attico aequis. ponderibus commixtus ita curat, et ursinum fel cum aquae dupla mensura similiter purgat.

si haec sane obscuritas senectutis magis quam vitio fuerit oculorum, suco mali granati mel Atticum aequa mensura commiscebis et uteris, vetustatum tamen melius operabitur, sane si quam plurimo tempore vas illud sub divo facias permanere, hoc etiam scriptoribus et pictoribus saepe profuit, etiam vinum optimum vetus in noctem adhibitum oculorum aciem reformavit.

aliud. in oleo mundo folia marrubii mittimus, et cum tempore illic maturaverint, proiectis foliis ex eo oleo obscuritates oculorum expellimus, hoc belvae fel mixtum melli facit, hoc sucus rutae cum melle similiter, nam et chelidoniae sucus et feniculi, lactucae quoque agrestis et mel Atticum aequa mensura caligines et obscuritates, aliquando etiam suffusiones liberaverunt, et taurinum fel mixtum melli sic profuit.

(Zum Text s. Keller 1909)

39. nyctalopes vero, qui per noctem vident et per diem obscuritatem patiuntur, sic curandi sunt, accipies hirci iecur et ferro scarifabis, umor vero qui ex scissuris emanaverit oculis duodecies infundendus est, et vitium recorrigetur. aut hoc idem iecur in carbonibus positum cum exsudaverit, eodem umore inunguendi

38. Das Auftreten von Verdunkelungen der Augen behandle ich – wenn nicht das Vorhandensein einer Wunde dagegen spricht – wie folgt: Saft vom Mauerkraut mischen und verrühren wir zu gleichen Teilen mit judäischem Erdpech und bestreichen damit die Augen. Rebhuhngalle wirkt in gleicher Weise. Auch Andornsaft, mit Stiergalle und attischem Honig zu gleichen Teilen gemischt, hat die gleiche Wirkung. Auch Bärengalle mit dem doppelten Maß Wasser wirkt in gleicher Weise purgierend.
Wenn das Dunkelsehen aber mehr auf dem Alter als auf einer Erkrankung der Augen beruht, benutze man eine Mischung Granatapfelsaft und attischem Honig zu gleichen Teilen. Dieses Mittel wirkt besser, wenn es alt ist, besonders wenn man das betreffende Gefäß möglichst lange unter freiem Himmel aufbewahrt. Dieses Mittel hat sich auch bei Schriftstellern und Malern oft als nützlich erwiesen. Auch sehr guter alter Wein, über die Nacht den Augen eingerieben, stellt die Sehschärfe wieder her.
Ein anderes Mittel: Wir legen Andornblätter in reines Öl, und wenn jene eine Zeitlang darin ausgezogen sind, entfernen wir die Blätter und benutzen das Öl, um damit die Augenverdunkelung zu vertreiben. In gleicher Weise wirkt die Hyänengalle, mit Honig gemischt, auch Rautensaft mit Honig. Ferner beseitigt der Saft vom Schöllkraut (Schwalbenwurz), Fenchel oder Ackerlattich mit Honig zu gleichen Teilen gemischt, das Dunkel- und Nebelig-Sehen, manchmal sogar den Star. Auch Stiergalle mit Honig hat sich so als nützlich erwiesen.

39. Die an Nyktalopie Leidenden aber, also diejenigen, die bei Dunkelheit sehen können, bei Tageslicht aber an Verdunkelung leiden, sind auf folgende Weise zu behandeln: Man nehme eine Ziegenbockleber und mache Einschnitte in sie. Den Saft, der aus den Einschnitten hervorquillt, streiche man 12 Tage lang in die Augen, und das Leiden wird gebessert. So kann man auch dieselbe Leber auf Kohlen legen und den Saft, der dann herausquillt, zum

erunt, hoc idem iecur coctum etiam inter cibos accipiant comedendum, et columbi sanguis similiter infusus oculos iuvat. et fimi asinini recentis sucus ita proderit.

40. alboribus vero oculorum nitrum bene tritum cum oleo infundendum est, aut aneti semen cum aqua tritum similiter, et sucus cucumeris dulcis sic operatur, et rafanorum sucus sic medetur, et gutta Ammoniaci limpida cum aqua contrita, nam et lactanti suo mater guttam Ammoniaci massando et inhalando albos oculos permundavit. etiam et sui femoris sanguinem infundendo filii sui albas maculas permundavit.

glaucos vero oculos si denigrare volueris, hoc facies, gallarum pulverem tenuissimum … cum aqua bene trito similiter uteris, et leporis fel mixtum melli glaucos oculos revocat in naturam.

si hordeoli in palpebris nascentur, hordei decoctione calida oculos fomentabis et post cera liquefacta locum tanges, et si muscarum capitibus locum confrices, hoc idem faciet.

ad leucoma, eryngii Campani unc IIII, guttae Ammoniaci unc II, commeos unc I. cum aqua pluviali conteres et collyrium facies.

41. capillos vero contrarios sic nasci non permittes, si is evulsis loca sanguine cimicis tangas, et sanguisugarum combustarum cinis locis appositus eodem modo curabit, et chamaeleontis herbae folia sicca trita in pulverem et commixta sanguini ranarum viri-

Bestreichen der Augen benutzen. Auch können die Kranken die Leber gekocht zwischen anderen Speisen genießen. Auch Taubenblut, in gleicher Weise in die Augen eingeträufelt, hilft. Auch der Saft von frischem Eselkot ist von Nutzen.

40. Bei weißen Flecken der Augen muss man sorgfältig mit Öl verriebene Soda einträufeln oder Dillsamen, in gleicher Weise mit Wasser verrieben. Auch frischer Gurkensaft hilft, ebenso Rettichsaft oder Ammoniakharz, mit reinem Wasser verrieben. Auch hat eine Mutter bei ihrem Säugling die weißen Flecken von den Augen dadurch zum Verschwinden gebracht, dass sie Ammoniakharz kaute und die Augen des Kindes dabei anhauchte. Auch hat sie durch Einträufeln von Blut aus ihrem Oberschenkel die weißen Flecken bei ihrem Sohn aufgehellt.
Wenn man bläulich verfärbten Augen die schwarze Farbe zurückgeben will, macht man dies wie folgt: Ganz fein pulverisierte Galläpfel … (*Lücke im Text*) …, mit Wasser gut verrieben, benutzt man in gleicher Weise. Auch Hasengalle, mit Honig vermischt, gibt bläulich verfärbten Augen ihre natürliche Farbe zurück.
Wenn sich an den Lidern Gerstenkörner bilden, muss man die Augen mit heißem Gerstenbrei erwärmen und darauf die Stelle mit flüssig gemachtem Wachs bestreichen. Gleichfalls wirkt es, wenn man die Stelle mit Fliegenköpfen einreibt.
Bei Leukom: kampanisches Mannstreu 4 Unzen, Ammoniakharztropfen 2 Unzen, Gummi 1 Unze. Dieses verreibe man mit Regenwasser und mache daraus ein Collyrium.

41. Die Entstehung von Haaren (Wimpern), die nach innen wachsen, verhindert man, indem man sie auszieht und die Stellen mit Wanzenblut bestreicht. Auch das Bestreichen der Stellen mit der Asche von verbrannten Blutegeln hilft in gleicher Weise. Auch kann man die zu Staub zerriebenen trockenen Blätter der Mastixdistel, mit dem Blut grüner Frösche gemischt, als Collyrium benutzen,

dium post evulsionem capillorum pro collyrio inunguimus. et fel belvae solum similiter operatur. *(Zum Text s. Keller 1909)*
stafylomata vero, quorum in modum uvae crepantis, prioris tunicae tumor quidam erumpit, sic curabis, alumen scissum teri facies diligenter et adipes anserinos admiscebis et uteris pro collyrio, nam et melli commixti adipes supradicti stafylomata repriment diligenter, et soli adipes bene colati ita sufficient.

XIII. de narium morbis

42. ozaenis et polypis uno eodemque modo, cura est adhibenda, constringendo sic prius detonsis capillis reumatismum, post rasuram vero emplastrum dia iteon aut barbaram imponendo, nam et de cocleis hoc simile est adiutorium. accipies cocleas minutas albas numero ducentas. is tritis admiscebis murrae et turis masculi uncias singulas et pro cataplasmate raso capiti impones diebus VIIII continuis permansurum.
naribus vero specialiter sic medeberis, sucum nepetae <herbae, quam Graeci calaminthen vocant> frequenter infunde, aut eiusdem siccatae et contusae pulverem per cannulam insufflato, aut batrachii herbae sucum cum melle commixtum, et sucus rosarum coctus usque in <mellis> pinguedinem ita prodest sic iris Illyricae et sandaracae pulvis ex aequo cum melle commixtus, sic gallarum et murrae pulverem similiter cum mello commixtum adhibebis.

nachdem man die Haare ausgezogen hat. Hyänengalle hilft, allein gebraucht, in gleicher Weise.
Die Staphylome, die das Aussehen von einer platzenden Weintraube haben und bei denen eine Art Geschwulst der vordersten Augenhaut hervortritt, behandelt man so: Man lässt Faseralaun sorgfältig verreiben, mischt ihn mit Gänsefett und benutzt dies als Collyrium. Auch eine Mischung des genannten Fetts mit Honig lässt die Staphylome zurückgehen. Auch sorgfältig geläutertes Fett allein genügt.

XIII. Nasenkrankheiten

42. Gegen Nasengeschwüre (*ozaenae*) und Polypen ist die gleiche Behandlung anzuwenden. Zunächst bekämpft man den Fluss durch Abscheren der Haare, nach der Rasur durch Auflegen des Pflasters *dia iteon* oder *barbara*. Auch das Mittel *de cocleis* hilft: Man nehme 200 kleine weiße Schnecken (*cocleae*), zerreibe sie, mische von Myrrhenharz und Tropfweihrauch je 1 Unze bei, lege dies als Umschlag auf den rasierten Kopf und lasse es 9 Tage ständig liegen.
Die Nase selbst aber behandelt man auf folgende Art: Man lasse häufig von dem Saft des Steinquendels <, eines Krauts, das von den Griechen *calaminthe* genannt wird,> in die Nase einlaufen oder man blase das Pulver der getrockneten und zerstoßenen Pflanze mit Hilfe eines Röhrchens ein. So nehme man auch den Saft vom Froschkraut, mit Honig vermischt. Auch Rosensaft, bis zur Konsistenz <von Honig> eingekocht, ist von Nutzen. Ebenso kann man illyrische Schwertlilie und gepulverten Sandarach, zu gleichen Teilen mit Honig vermischt, einstreuen. Ebenso kann man gepulverte Galläpfel und Myrrhenharz, in gleicher Weise mit Honig vermengt, anwenden.

43. polypis itaque imminentibus aeris florem et sinopidem ex aequo combures et ex eo pulvere loca sanabis. et cornu cervini combusti pulvis cum sandaraca similiter aspergendus est. sic bryoniae radices combustae, sic auripigmenti pulvis cum melle.

ego vero saepissime sic e naribus polypos cecidisse probavi, pulvere ex chalcitide misy aeris flore aequa ponderatione confecto et locis adhibito per cannulam, sicut superius memoravi.

fetori vero narium sucum hederae frequenter infunde, et draconteae sucum cum melle similiter.

XIIII. de fluxu sanguinis narium

44. prius spathomeles extremo in baca molli lana obvoluto glebas sanguinis e naribus frequentius purgare nos convenit post lana identidem obturando perclaudere.

aliud. linteolo combusto et infuso in acri aceto, aut in suco polygoni herbae, aut ocimi vel porri sectivi, aut arnoglossi similiter.

sane si his adiutoriis contemptis sanguinis fluentis molestia perseveraverit, sine mora flebotomandus erit, et fimi asinini combusti pulvere cum oleo roseo mixto collyria facta supponimus, et de siliquae mollibus foliis contusis facta similiter collyria profuerunt sic portulacae, sic strychni, sic terrae Alexandrinae cum sucis supra dictis pulvis saepe profuit, caput vero eorum suco lini seminis frigido umectandum est. circa frontem vero gypsum cum ovo vel lutum figulorum similiter mixtum inlinire debemus. sic aeris flos,

43. Wenn Polypen sich bilden, verbrenne man Kupferblüte und Eisenocker zu gleichen Teilen und behandle die Stellen mit diesem Pulver. Auch kann man in gleicher Weise zu Pulver verbranntes Hirschhorn mit Sandarach aufstreuen, ebenso verbrannte Wurzeln der Zaunrübe oder gepulvertes Auripigment mit Honig.
Nach meiner eigenen Erfahrung verschwinden die Polypen sehr häufig aus der Nase, wenn man ein Pulver aus Kupferkies, Misy und Kupferblüte zu gleichen Teilen bereitet und mit einem Röhrchen auf die Stellen einbläst, wie ich dies schon oben erwähnt habe. Bei Stinken der Nase gieße man Saft von Efeu häufig hinein oder aber in gleicher Weise Saft vom Drachenwurzkraut mit Honig.

XIIII. Nasenbluten

44. Zunächst muss man mit einer spatelförmigen Sonde, deren Ende man mit weicher Wolle beerenförmig umwickelt, die Nase öfter von den Blutgerinnseln reinigen und dann die Nase mit einem Wollbausch zustopfen.
Ein anderes Mittel: Man verbrenne ein Leintuch und schütte die Asche in scharfen Essig oder in den Saft vom Blutkraut, Basilikum oder Schnittlauch oder aber in gleicher Weise Wegerich.
Wenn trotz Anwendung dieser Mittel das beschwerliche Nasenbluten andauert, muss man unverzüglich zur Ader lassen. Auch kann man eine Mischung von verbranntem und pulverisiertem Eselkot mit Rosenöl verwenden. Auch haben aus zarten Blättern des Johannisbrots bereitetes Collyria in gleicher Weise als nützlich erwiesen. Auch ein aus Portulak oder Nachtschatten oder alexandrinischer Erde mit den genannten Säften gemischtes Pulver hat sich oft als nützlich erwiesen. Den Kopf der Kranken aber muss man mit dem kalten Saft des Leinsamens anfeuchten. Die Stirn bestreiche man mit Gips, dem man ein Ei beigemischt hat. oder aber in gleicher Weise mit Töpferton. Außerdem wirken auch Kupferblüte, Misy,

sic misy vel chalcitis, sic pini cortex combusta, sic fimus asini, ut supra significatum est, operabitur.
si etiam istis adhibitis adhuc perseveraverit sanguinis fluxus inpatiens, ignita cucurbita si de dextra nare manaverit dextrae parti praecordiorum est admovenda, si de sinistra sinistrae, si vero de utrisque naribus, utrisque visceribus cucurbitas applicabo, aliqui vero fasciolis lineis naturam et testes eorum alligando mollius constrinxerunt si in feminis, femora ligaverunt, ex quibus fysicis praesens beneficium meruerunt.

XV. de labiis crepantibus

45. gallae tunsae pulverem resinae terebinthinae limpidae admiscebis, et ut emplastro uteris, aut oesypoceroto cum melle, aut adipibus caprarum colatis tantummodo.

aliud. sulphur vivum murram et tus masculum ex aequo suco herbae parietariae commiscebis et sic trociscos conficies, quos cum aqua resolves et inlinies.

aliud. mel, terebinthinam, adipes anserinos, oleum roseum, omnibus ex aequo mixtis uteris.
si odor insuavis oris fuerit, pusca frigida os frequenter colluere oportet, et Cimoliae pulvere cum salibus tostatis simul mixtis et contusis dentes et vicina loca fricare.

aliud. hordeum et sal in linteolo collectum combures aequa sub ponderatione et teres et uteris, sic pumicem et murram teres et cum melle commiscebis et mundabis, siligo cum iris Illyricae pul-

Kupferkies, verbrannte Fichtenrinde oder Eselkot, in der Weise angewendet, wie es oben beschrieben ist.

Wenn aber trotz dieser Mittel die Blutung unstillbar fortdauert, muss man einen glühendheißen Schröpfkopf anwenden, und zwar, wenn es aus dem rechten Nasenloch blutet, auf der rechten Seite des Oberbauchs, wenn aus dem linken Nasenloch, auf der linken Seite; wenn aber aus beiden, muss man auf beiden Seiten die Schröpfköpfe ansetzen. Manche umwickeln recht sanft den Penis und die Hoden der Kranken und bringen hierdurch die Blutung zum Stehen. Bei Frauen umwickeln sie die Oberschenkel. Mit diesen *fysica* haben sie guten Erfolg erzielt.

XV. Aufgesprungene Lippen

45. Zu Pulver gestoßene Galläpfel mische man mit klarem Terpentinharz und benutze es zum Aufstreichen. So nehme man auch eine Wachssalbe mit Wollfett und Honig oder einfach geläutertes Ziegenfett.

Ein anderes Mittel: Man mische gediegenen Schwefel, Myrrhenharz und Tropfweihrauch zu gleichen Teilen mit dem Saft von Mauerkraut und mache daraus Pastillen. Diese löse man in Wasser und reibe damit die Lippen ein.

Ein anderes Mittel: Honig, Terpentin, Gänsefett und Rosenöl mische man zu gleichen Teilen und benutze es.

Wenn es einen unangenehmen Geruch aus dem Mund gibt, muss man den Mund häufig mit kalter Pusca ausspülen und die Zähne und deren Umgebung mit einer Mischung von pulverisierter kimolischer Erde und zerriebenem gerösteten Salz abreiben.

Ein anderes Mittel: Man schütte Gerste und Salz zu gleichen Gewichtsteilen in ein Leintuch, verbrenne dies, zerreibe und benutze es. So verreibe man auch Bimsstein mit Myrrhenharz, mische dies mit Honig und reinige damit die Zähne. Auch kann man

vere similiter commixta operabitur. aliquotiens haec etiam cum vino melius commiscentur, massare autem his frequentius conveniet aut arboris pini folia molliora aut anetum aut glycyrizam aut herbam quae sonchus appellatur, nam et cervini cornu combusti pulvis et fetorem oris et dentium semper compescuit imbecillitatem.

XVI. de dentium causatione

46. dolores dentium fimus asini siccus et tritus pro dentifricio sine dilatione compescit, mixtus quoque cum aceto ore diutius remoratus aeque profuit, et betarum sucus tepidus similiter operatus est, et decoctio cucumeris agrestis radicis in vino, similiter et nitrum cum oleo tritum, et decoctio rosarum in vino vel rubi in aceto, et cupressi pilae in vino coctae et taeda pinguis in vino similiter, sic etiam glycyrizae in vino decoctio sine cunctatione dentibus relaxatis et dolentibus profuit, si omnes interea doluerint, cedriam in ore teneat, et continuo mitigantur, si vero molae doluerint, parietariae radicis sucus in balneis ore contineatur, et statim medetur, vel si in aceto eadem radix coquatur et similiter adhibeatur, nam et pyrethri radix profuit massata continuo, alcyonii radix in carbonibus posita dentes dolentes fumigando compescuit, et canis dens combustus similiter profuit, et si aeris florem in oleo tritum dentibus admoveas, et lac asinae recens lepidum constringit, et mitigat continuo.

Weizenmehl, mit Pulver von illyrischer Schwertlilie vermischt, in gleicher Weise anwenden. Manchmal wirken diese Mittel besser, wenn man sie mit Wein vermengt. Auch ist es nützlich, die Zähne öfter mit zarten Piniennadeln oder Dill oder Süßholz oder mit Blättern des *sonchus* (Gänsedistel) genannten Krauts abzureiben. Auch das Pulver von verbranntem Hirschhorn beseitigt meist den Geruch aus dem Mund und die Erkrankung der Zähne.

XVI. Zahnkrankheiten

46. Zahnschmerzen beseitigt trockener Eselkot, zerrieben und als Zahnpulver benutzt, unverzüglich. Ebenso hat es sich als nützlich erwiesen, ihn, mit Essig vermischt, länger im Mund zu behalten. In gleicher Weise wendet man den lauwarmen Saft der Bete an, in gleicher Weise auch eine Abkochung von Wurzeln der Feldgurke in Wein oder Soda, mit Öl verrieben, oder eine Abkochung von Rosenblättern in Wein oder von Brombeerblättern in Essig. In gleicher Weise wirken Zypressenfrüchte oder ein harziger Kienspan, in Wein gekocht. Auch eine Süßholzabkochung in Wein hat sich bei gelockerten und schmerzhaften Zähnen als unverzüglich nützlich erwiesen. Wenn aber alle Zähne schmerzen, muss man Zedernharz im Mund behalten; die Schmerzen werden dann sogleich gemildert. Wenn aber die Backenzähne schmerzen, muss man den Mund, während man ein Bad nimmt, mit Saft von der Mauerkrautwurzel spülen; das hilft sogleich, in gleicher Weise, wenn man diese Wurzel in Essig kocht und damit in gleicher Weise verfährt. Auch das häufige Abreiben der Zähne mit Bertramswurz hat sich als nützlich erwiesen. Das Räuchern der Zähne mit Meerkorkwurzeln, die man auf Kohlen legt, beseitigt die Schmerzen. Ein verbrannter Hundezahn hat sich in gleicher Weise als nützlich erwiesen. Auch das Einreiben der Zähne mit Kupferblüte, in Öl verrührt, oder frische warme Eselmilch lindern und mildern sogleich.

47. quibus forte putres cavernae obvenerint, melanthium frictum in aceto commixtum isdem cavernis opponito, et piper tritum galbano aut storaci commixtum similiter, et si solo pulvere aluminis scissi easdem cavernas adimpleas, hoc et gallarum pulvis cum melle commixtus facit.
si vero percussus quidam dens vel motus fuerit, resolutum coralii pulverem apponito, et continuo constringitur.

si longo vitio laborantes spontaneos cadere volueris, pyrethri vel artemisiae pulverem cum aceto commiscebis et dentem circumlinies, et spontanei exilient. aut suco tithymali cavernam imple, et spontanei cadent, aut lacertam solaneam exseca et sicca et eius pulvere dentem vel cavernam attinge, et continuo cadet post scarifationem, et coccum Gnidium tunsum in galbano similiter operatur.

48. nam et apoflegmatismus his saepissime profuit, si stafis agria ad massandum detur aut si cum puleio misceatur, aut cera cum gallarum pulvere contusarum, aut si alium et murtae folia viridia in aceto coquantur et in ore contineantur. postea vero ne ustio prosequatur, oleum roseum tepidum in ore contineant, et origanum in oleo coque et ex hoc dentes calefacito, et saccellus impositus calidus de salibus vel milio eforis adhibitus profuit, haec omnia calida secundum Hippocratis praeceptum dentibus saepissime profuerunt.

49. nam et dentifricia haec et saluti et ornatui semper vitiosis dentibus profuerunt, salibus melli commixtis et combustis et contri-

47. Wenn aber faulige Höhlen vorhanden sind, bringe man in diese gerösteten und in Essig geweichten Schwarzkümmel oder gemahlenen Pfeffer, mit Galbanharz oder Styrax in gleicher Weise gemischt. Auch kann man die Höhlen nur mit pulverisiertem Faseralaun ausfüllen. Ebenfalls wirkt Gallapfelpulver, mit Honig vermischt.
Wenn sich aber ein Zahn durch einen Stoß oder von selbst gelockert hat, bestreiche man ihn mit aufgelöstem Korallenpulver, und er wird sogleich wieder fest.
Wenn man Zähne, die schon lange krank sind, von selbst zum Ausfallen bringen will, mische man pulverisierte Bertramswurz oder Beifuß mit Essig und reibe damit den Zahn ringsum ein; dann fällt er von selbst aus. So fülle man auch zu dem gleichen Zweck die Höhle mit Strandwolfsmilchsaft. So weide man auch eine Feldeidechse aus und trockne und pulverisiere sie; mit diesem Pulver bestreiche man den Zahn oder fülle es in die Höhle. Nachdem man sodann das Zahnfleisch eingeritzt hat, fällt der Zahn sogleich aus. In gleicher Weise wirken zerstoßene knidische Körner, mit Galbanharz gemischt.

48. Auch Schleim austreibende Mittel haben sich als nützlich erwiesen, etwa Einreibungen mit Schmerwurz allein oder zusammen mit Flohkraut, ebenso mit einer Mischung von Wachs und gestoßenen Galläpfeln, ebenso, wenn man Knoblauch und grüne Myrtenblätter in Essig kocht und diesen lange im Mund behält. Damit später keine Verbrennung folgt, halte man lauwarmes Rosenöl im Mund; auch koche man Origanum in Öl und erhitze damit die Zähne. Auch die äußerliche Anwendung eines heißen Säckchens mit Salz oder Hirse ist von Nutzen. Alle diese Mittel haben sich als nützlich erwiesen, wenn sie, wie Hippokrates vorschreibt, heiß angewendet worden sind.

49. Folgende Zahnpulver haben sowohl der Gesundheit als auch dem Aussehen der kranken Zähne immer genützt: Man mische

tis quippiam murrae miscendum est, et utimur ut moris est. hoc et mastices pulvis solus facit, nam et lanae sucidae combustae pulveri tertiam partem salium combustorum commiscemus, et utimur similiter, post vero vino in quo irin Illyricam decoxeris, os colluere conveniet, et tithymalus in vino decoctus multum proderit. si ex hoc. bis per mensem tepido collueris dentes, lacies candidos semper et sine vitio permanere.

gingivas vero dolentes cum gargarismatium adhibueris ex aceto tepido, in quo herbae mercurialis radicem decoxeris, sine mora mitigabis.

XVII. de vitiis omnibus faucium vel oris

50. per initia cum commoveri aliquid in faucibus senseris, generaliter omnibus ex decoctione rosarum siccarum vel dactylorum aut myxarum aut lentis aut cantabri vel ceterarum stypticarum mediocriter specierum convenit uti tepido gargarismatio, ut etiam mellis quippiam despumati commisceamus, aliquando sane singularum, aliquando commixtarum. nam et lac ovillum vel caprinum cum melle tepidum iuvat. similiter etiam rodomeli. similiter dia moron, quod sic conficere consuevimus ut ad duas partes suci mororum unam mellis admisceamus, sic etiam aliqui de suco rubi et melle veluti dia moron confecerunt, alii etiam de Cydoniorum suco similiter et de malo granato sed styptico, alii vero eadem mala quassantes in passo coxerunt et triverunt, haec

Salz und Honig, verbrenne und verreibe dies, menge ihm ein wenig Myrrhenharz bei und benutze es wie üblich. Pulverisierter Mastix allein wirkt ebenso. So mische man auch 3 Teile verbrannte und pulverisierte, frisch geschorene Wolle mit 1 Teil verbranntem Salz und benutzte es in gleicher Weise. Nachher aber muss man den Mund mit Wein ausspülen, in dem man illyrische Schwertlilie abgekocht hat. Auch Strandwolfsmilch in Wein gekocht ist nützlich. Wenn man mit diesem Mittel in lauwarmem Zustand zweimal monatlich die Zähne spült, erreicht man, dass sie dauernd weiß und fehlerlos bleiben.

Die Schmerzen am Zahnfleisch lindert man unverzüglich, wenn man ein Gurgelwasser aus lauwarmem Essig anwendet, in dem man Bingelkrautwurzeln abgekocht hat.

XVII. Krankheiten des Rachens oder des Munds

50. Sobald man im Anfangsstadium irgendwie Beschwerden im Rachen empfindet, muss man zunächst in allen Fällen ein lauwarmes Gurgelwasser benutzen, das man aus einer Abkochung getrockneter Rosen, Datteln, Pflaumen, Linsen, Kleie oder ähnlicher Stoffe, die mittelmäßig zusammenziehend wirken, zubereitet, wobei man eine Kleinigkeit abgeschäumten Honig hinzumischt. Man kann diese Stoffe einzeln benutzen, man kann sie aber auch miteinander vermischen. Lauwarme Schaf- oder Ziegenmilch mit Honig hilft ebenfalls, in gleicher Weise auch Rosenhonig und in gleicher Weise das Mittel *dia moron*, das wir in der Weise zuzubereiten pflegen, dass wir 2 Teile Maulbeersaft mit 1 Teil Honig vermischen. Andere benutzen statt des Safts von Maulbeeren solchen von Brombeeren und stellen so mit Honig ein ähnliches Mittel her. Wieder andere benutzen in gleicher Weise Saft von Quitten oder von sauren Granatäpfeln, manche zerstoßen die Granatäpfel, kochen sie in Passum und zerreiben sie.

omnia supra dicta non similis speciei esse possunt, virtus attamen una omnibus, idem est et beneficium.
sucos ptisanae accipiant et ceteros cibos qui magis sorberi quam massari videantur.

51. si his adhibitis faucibus adhuc perseveraverit molestia, ut vulnerare partes attemptet, quae etiam synanchicos minentur efficere, tunc nos fortioribus oportet occurrere cataplasmatibus partibus eforis vel gutturi adhibitis, ex hordei vel lini seminibus paregoricis, mixto quipiam nitri vel salis, quo Hippocratis nostri praecepta custodientes sic curemus ut ab interioribus evocare sollicitudines valeamus. praebeant inter ea cataplasmatum beneficia etiam et fomenta chalastica ex seminibus supra dictis et ibisco confecta.

52. vulneratio vero si faucibus apparuerit, sic a nobis sollicite curanda erit, fimus canum albus tritus cum melle et umores reprimit et vulnera delicate permundat, et hirundinum combustarum cinis cum melle tritus similiter proderit.

aliud. omnibus vulneribus tumentibus et sordidis utilissimum adiutorium multorum auctorum veterum auctoritate probatum hoc est quod conficitur sic. tus masculum, irin Illyricam, ervum et radices aristolochiae, omnia aequis ponderibus tunduntur et melli miscentur vel melicrato, et sine molestia medetur aliquando pinna molli liniendo aliquando per gargarismatium.

item anthera quae omnibus nota est. iris Illyricae, sandaracae Cyperi uncias binas, aluminis scissi murrae croci crocomagmatis

Alle diese genannten Mittel sind zwar nicht von der gleichen Art, aber sie haben die gleiche Wirkung und helfen in gleicher Weise. An Nahrung lasse man die Kranken flüssigen Gerstenschleim und andere Speisen nehmen, die offenkundig mehr geschlürft als gekaut werden müssen.

51. Wenn trotz der Anwendung der genannten Mittel die Beschwerden für den Rachen andauern, die erkrankten Teile wund werden und hierdurch die Entstehung einer Diphtherie (s. o. 1.6) droht, dann muss man äußerlich auf die Kehle stärker wirkende Umschläge machen, die man mit der lindernd wirkenden Gerste oder Leinsamen unter Zusatz von etwas Soda oder Salz bereitet. Diese von Hippokrates empfohlene Behandlung wenden wir an, um dadurch die Beschwerden aus den inneren Teilen hervorzulocken. Außer diesen Umschlägen wirken auch lindernde Erwärmungen, die man mit den genannten Mitteln oder mit Eibisch bereitet.

52. Wenn sich nun aber im Rachen eine Verwundung zeigt, muss man diese auf folgende Weise sorgfältig behandeln: Hundekot, mit Honig verrieben, beseitigt die Absonderung und reinigt vorzüglich die Wunden. In gleicher Weise wirkt auch die Asche verbrannter Schwalben, mit Honig verrieben.

Ein anderes Mittel: Bei allen mit Schwellung verbundenen, schmutzigen Verwundungen ist nach dem Rat vieler alter Autoren ein probates Mittel das folgende. Man zerstößt Tropfweihrauch, illyrische Schwertlilie, Wicken und Wurzeln von Hohlwurz sämtlich zu gleichen Gewichtsteilen und mischt sie mit Honig oder Wassermet. Ohne Beschwerden heilt es die Erkrankung, wenn man dieses Mittel manchmal mit einer weichen Feder einstreicht und manchmal als Gurgelwasser verwendet.

Ebenso wirkt die allen bekannte *anthera*: illyrische Schwertlilie, Sandarach und Zypergras je 2 Unzen, Spaltalaun, Myrrhenharz, Safran und Safranabfall je 1 Unze. Man zerstoße alle zusammen,

semuncias singulas, in uno omnia tunsa et cribellata <commiscebis et in pyxide> habebis, et cum necessitas coegerit, aut pulvere aut cum melle uteris liniendo, nam et Musae trociscus omnibus diffamatus cum suco rus Syriaci et melle vel melicrato adhibendus est.

53. si vero uva demissior fuerit et faucibus indignatis reumatizaverit, gargarismatio ex speciebus stypticis confecto tepido imminebimus, ut ex aqua vel melicrato ubi dactyli decocti fuerint aut rus Syriacus aut vitium turiones mollissimi aut sorba aut mespila vel certe gallae aut similis virtutis cetera.

raucos vero sic corriges, tragacanthum mundum sub lingua teneant et quod emaduerit glutiant. ova recentia incocta frequenter accipiant, aut arteriaca utantur, crocum tus masculum murra tragacanthum ex aequo cum passo miscentur et teruntur, et pro ecligmatio adhibentur, ego etiam sucum glycyrizae ex aequo semper admiscui.

in tumore vero posita cum amplius reumatizaverit, sales triti cum melle multum prosunt adhibiti, et dactylorum ossa, et si nuces virides inmaturas comburas et ex his pulverem facias et admisceas similiter aut modicum despumati mellis aut melicratum, et alumen umectum in vase fictili coques, et post ex pulvere facto uvam tangas, et continuo desiccatur, sic de pulvere radicum caulium combustarum, sic etiam de aneti similiter.

54. si afflatio oris fuerit, quod aptham appellamus, nimia ustione intercedente, rosam siccam cum melle tritam locis impone, et

siebe es durch, <mische es und bewahre es in einer Büchse> auf. Im Gebrauchsfall benutze man es einfach als Pulver oder streiche es, mit Honig vermischt, auf. Auch kann die weithin berühmte Pastille des Musa mit syrischem Sumachsaft und Honig oder Wassermet verwendet werden.

53. Wenn aber die Uvula herabhängt und infolge der Erkrankung des Rachens eine Absonderung eintritt, muss man ein lauwarmes Gurgelwasser mit zusammenziehend wirkenden Stoffen anwenden, etwa mit Wasser oder Wassermet, in dem man Datteln abgekocht hat oder syrischen Sumach oder ganz zarte Weinrebenschößlinge oder Speierlinge oder Mispeln oder gar Galläpfel oder ähnlich wirkende Dinge.
Heiserkeit aber behandelt man wie folgt: Man nehme reinen Traganth unter die Zunge und schlucke das, was sich verflüssigt, herunter. Auch sollen die Kranken oft ungekochte frische Eier zu sich nehmen. Auch gebrauche man die folgende *arteriaca* (ein Luftröhrenmittel): Man mische Safran, Tropfweihrauch, Myrrhenharz und Traganthgummi zu gleichen Teilen mit Passum, verreibe es und benutze es wie eine Latwerge. Ich selbst mische immer Süßholzsaft zu gleichen Teilen bei.
Wenn sich aber eine Geschwulst bildet und der Schleimfluss stärker wird, nützt Salz, mit Honig verrieben, sehr. So verbrenne man auch Dattelkerne oder unreife grüne Nüsse, pulverisiere sie und mische in gleicher Weise etwas abgeschäumten Honig oder Wassermet bei. So koche man auch flüssigen Alaun in einem Keramikgefäß, bereite daraus ein Pulver und betupfe damit die Uvula; dann hört die Absonderung sogleich auf. In gleicher Weise kann man mit dem Pulver verbrannter Wurzeln von Kohl oder Dill vornehmen.

54. Wenn im Mund eine Affektion entsteht, die wir *aptha* nennen und die mit sehr starker Entzündung einhergeht, bestreiche man die Stellen mit einer Salbe aus trockenen Rosenblättern, die

portulacam in melle similiter infundimus, et massandum damus, et olivae folia viridia in vino decocta, ex quo tepido os frequenter colluendum est. nam et avellana cum despumato melle contrita pro electario semper adhibenda est, ut oris ustio depurgetur.

XVIII. de minutis papulis in facie vel ubique nascentibus quas ionthus dicimus

55. ionthos appellatur qui in facie quam maxime veluti brevissimus tumor innascitur repentinus, qui umorem aliquando pinguem aliquando aquatiorem emittit, pruritus et vulnerationes procurat, hic oxymeli ex acri aceto et melle aequis ponderibus confecto frequenti confricatione curatur, et amygdala amara cum aceto acri contrita similiter operantur. nam et trocisci ex hoc confecti et in aceto resoluti medentur, post vero saponata lavare linimenta conveniet.

56. si vero veluti exanthemata quas scabias dicimus, in facie vel genis ex umorum acredine vel plenitudine apparuerint, hederae agrestis folia cum melle contrita pro linimento adhibenda erunt, aut certe alium cum salibus tritum mixto oleo roseo similiter adhibetur, sic galbanum oleo resolutum, sic faex vini et iris Illyrica, utraque contusa et cum oleo roseo commixta medetur, et cedria cum resina et cera aequa ponderatione commixta, et adipes anserini similiter cum resina et oleo et melle operantur, nitrum quoque cum porcinis adipibus, nam et murra cum tripla ponderatione alii melli mixta continuo id praestat. et spuma argenti cum

man mit Honig verrieben hat. In gleicher Weise gießen wir auch Portulak in Honig ein und geben ihn zum Einreiben, auch grüne Olivenblätter, in Wein abgekocht, womit, solange die Flüssigkeit lauwarm ist, den Mund häufig auszuspülen ist. Auch kann man Haselnüsse mit Honig verreiben und dies als Latwerge verwenden; hierdurch werden die Geschwüre im Mund purgiert.

XVIII. Kleine Papeln, die sich im Gesicht oder überall bilden und die wir *ionthoi* nennen

55. Als *ionthoi* bezeichnet man die Gebilde, die – meist im Gesicht – in der Form ganz kleiner Schwellungen plötzlich entstehen, eine bald zähe, bald flüssige Absonderung geben und Jucken und Wundsein erzeugen. Man heilt sie durch kräftiges Abreiben mit Oxymel, das man aus scharfem Essig und Honig zu gleichen Teilen bereitet. Auch bittere Mandeln, mit scharfem Essig verrieben, wirken in gleicher Weise. Ebenso helfen Pastillen, aus bitteren Mandeln bereitet und in Essig aufgelöst. Nachher aber ist es angebracht, mit Seifenbädern nachzuwaschen.

56. Ausschläge, die wir *scabies* (Krätze) nennen, entstehen im Gesicht oder an den Augenlidern infolge der Schärfe oder der Fülle der Säfte. Man muss dann mit Honig verriebene Blätter des wilden Efeus als Creme anwenden oder gar Knoblauch, mit Salz verrieben, mit Rosenöl gemischt und in gleicher Weise benutzt. Auch Galbanharz, in Öl gelöst, oder Weinbodensatz und illyrische Schwertlilie, zusammen zerstoßen und mit Rosenöl vermischt, helfen, ebenso Zedernöl, mit Harz und Wachs zu gleichen Teilen gemischt. Auch Gänsefett mit Harz, Öl und Honig wirken in gleicher Weise heilsam, ebenfalls Soda mit Schweinefett. Auch Myrrhenharz, mit dem dreifachen Gewicht an Knoblauch und mit Honig vermischt, leistet dies sogleich. Auch Silberglätte, mit

foliis rutae viridibus et acri aceto commixta papulas suprascriptas et scabias totius faciei percurat.

si vero tumor remanserit post curationem, sales fossiles triti cum aceto adhibentur, aut taurinum gluten cum sinopide et aceto.

57. si impetigo ex hoc faciem vel cetera membra occupaverit, per initia triticum in lammina candentis ferri superimponito, et veluti suco qui exhinc emanaverit adhuc tepido loca pinna perungues frequentius.
aliud. gutta Ammoniaci cum aceto contrita perungue. hoc et murra similiter facit, sic cummi et tus masculum, sic lapathum contusum cum salibus et aceto, sic gluten taurinum in aceto resolutum, cui mannae turis admiscendus est, pulvis, similiter adhibendum.

aliud. sulphur vivum cum aceto et pice commisce et utere.

si plures innatae fuerint, aceto tepido primo lomenta, postea nitro cum aqua soluto.

58. si autem longi temporis fuerint aut agrestes, plumbi rasuram, sulphur vivum, gluten taurinum in aceto viscido coctum et solutum unguamus.
aliud. lilii agrestis lacrima loca perungue. aut lapathi radicis corticem cum aceto conterimus et cataplasma adhibemus, ante tamen nitri pulvere loca defricabo.

aliud. malvae agrestis semen inmaturum colliges et ex hoc sucum elicies, quo cum frequenter linieris, et antiquas et agrestes impetigines percurabis.

grünen Rautenblättern und scharfem Essig vermischt, bringt die eben beschriebenen Papeln und heilt die Krätze des ganzen Gesichts vollständig.
Wenn aber nach der Behandlung Knötchen zurückbleiben, verwendet man zerriebenes Steinsalz mit Essig oder Stierleim mit Eisenocker und Essig.

57. Wenn Hautausschlag (*impetigo*) das Gesicht oder andere Körperteile befällt, muss man im Anfangsstadium Weizen auf eine heiße Eisenplatte legen und mit dem noch lauwarmen Saft, der aus dem Weizen herausquillt, die Stellen öfter mithilfe einer Feder bestreichen.
Ein anderes Mittel: Ammoniakharztropfen verreibe man mit Essig und betupfe damit die Stellen. Das bewirkt Myrrhenarz in gleicher Weise, ebenso Gummi und Tropfweihrauch, ebenso Sauerampfer, mit Salz und Essig zerstoßen. Auch Stierleim, in Essig gelöst, dem man pulverisierte Weihrauchtropfen beimischt, ist in gleicher Weise anzuwenden.
Ein anderes Mittel: gediegener Schwefel, mit Essig und Pech vermischt.
Wenn der Ausschlag gehäuft auftritt, wasche man ihn zuerst mit lauwarmem Essig, nachher verwende man Soda, in Wasser gelöst.

58. Wenn die Erkrankung aber für eine lange Zeit besteht oder hartnäckig ist: Bleichschabsel, gediegenem Schwefel und Stierleim, in Essig bis zur Lösung dick eingekocht, tragen wir auf.
Ein anderes Mittel: Man bestreiche die Stellen gründlich mit dem Saft der Feldlilie. So verreiben wir auch die Wurzelrinde des Sauerampfers mit Essig und machen damit Umschläge. Vorher aber frottiere ich die Stellen mit pulverisierter Soda.
Ein anderes Mittel: Man sammle die unreifen Samen der wilden Malve und presse aus ihnen den Saft heraus. Wenn man hiermit die Stellen häufiger einreibt, wird man alte und hartnäckige Hautausschläge heilen.

aliqui ex diversis supra scriptis speciebus trociscos ad maiores has causas hoc modo composuerunt alcyonii combusti semuncia, chamaeleontis nigrae radicis unc I, asfodeli radicis unc I, sulphuris vivi, turis masculi, pyrethri, afronitri semunciae singulae, glutinis taurini unc I, omnia cum aceto coquuntur et fiunt, et operantur, cum vero mundatae fuerint et percuratae, asini adipibus loca perungue, et post serniae maculas colorem restitues naturalem.

haec omnia quo fieri possint, catholicis primo purgationibus relevandi sunt.

XVIIII. de ustione calidae vel ignis

59. ustiones antequam flyctidas hoc est vesicas erigant, muria olivarum frequenter infunde, aut easdem olivas salsas contritas imponito, et lactucae tritae cum salibus pro cataplasmate impositae continuo curant, et fel taurinum cum aqua pluviali adhibeto, alumen scissum cum aceto contritum omnes ustioues unguendo percurat, nam et tus masculum cum aqua tritum similiter operatur, et sales cum oleo roseo triti inlinientur, et betae elixae contritae imponentur, et pollines tritici cum ovis crudis mixti superimponuntur, sic etiam hederae agrestis folia in vino cocta curant.

60. si vero post easdem ustiones vesiculis fuerint inquietati, murram cum vino tere et impone, aut calcis vivae pulverem cum cerotario tempera et linteolo inlinitum impones. si etiam vulnera fuerint, porrum tritum locis imponito, aut malvarum folia elixa

Manche haben als Mittel gegen schlimmere Fälle der Krankheit aus den genannten Stoffen in folgender Weise Pastillen bereitet: verbrannter Meerkork ½ Unze, Wurzeln der schwarzen Mastixdistel 1 Unze, Affodillwurzel 1 Unze, dann gediegener Schwefel, Tropfweihrauch, Bertramswurz und Schaumsalpeter je ½ Unze sowie Stierleim 1 Unze. Alles dies koche man in Essig und verwende es. Wenn die Stellen gereinigt und geheilt sind, reibe man sie mit Eselfett ein. Hierdurch erhalten die geschwürigen Stellen ihre natürliche Farbe wieder.

Neben der Anwendung aller dieser Mittel muss man die Kranken zunächst mit allgemein wirkenden Purgiermitteln erleichtern.

XVIIII. Verbrennung mit heißem Wasser oder Feuer

59. Die verbrannten Stellen befeuchte man, bevor sich Blasen bilden, häufig mit Salzwasser, in dem man Oliven abgekocht hat. So zerreibe man auch gesalzene Oliven und lege sie auf. Auch mit Salz verriebener Lattich hilft, als Umschlag aufgelegt, sogleich. Ebenso kann man Stiergalle mit Regenwasser verwenden. Auch das Bestreichen der Stellen mit Spaltalaun und Essig hilft. Ferner wirkt Tropfweihrauch, in Wasser verrieben, in gleicher Weise, oder auch das Bestreichen mit Salz, mit Rosenöl verrieben. Auch kann man gesottene und verriebene Bete auflegen oder eine Mischung von Weizenmehl mit rohen Eiern. Ebenso helfen in Wein gekochte Blätter von wildem Efeu.

60. Wenn sich aber nach der Verbrennung schmerzhafte Blasen bilden, verreibe man Myrrhenharz mit Wein und lege es auf. So mache man auch zerstoßenen ungelöschten Kalk mit Wachssalbe zurecht, streiche dies auf ein Leintuch und lege es auf. Wenn aber auch wunde Stellen entstehen, lege man zerriebenen Lauch auf oder gesottene und mit Öl verriebene Malvenblätter, oder man bestreiche die Stellen mit

et cum oleo trita superimpone, aut lenticulae pulverem cum melle commixtum induces, sic et columborum stercore combusto cum oleo contrito in linteolo adhibito omnes vulnerationes ex ustione venientes facilius percurabimus, sic etiam stercus ovium curat incensum similiter cum cerotario mixtum, et canis capitis ossa incensa et aspersa idem operantur, sic coclearum incensarum cinis <aspersus combusta sanat nec cicatrices parere facit>. liquamine suino post ustionem frequenter loca usta lavare conveniet et cancrorum fluminalium incensorum cinis cum oleo curat, sic et tostae cucurbitae cinis cum oleo adhibetur, et lenticulae semito coctae ex aqua bene contritae pro cataplasmate competentius adhibentur.

XX. de carbunculis

61. generaliter his omnibus per initia flebotomo subveniendum est. specialiter vero locis superimponendum est cataplasma de arnoglosso et pane mundo et lenticula cocta ex aqua. vulneribus vero acria et calidiora medicamenta ordinamus, ut est Andronius trociscus aut Polyidu, soluti qui cum dulci vino et pingui <sub confectione temperate> infuso motario pro cataplasmate imponuntur.

aliqui vero e nostris his probatis adiutoriis carbunculos curaverunt, mollium sarmentorum combustorum cinis adhibitus iuvat. rutae viridis folia cum aceto trita, ervi pulvis cum vino tritus, stercus ovium tritum vulneribus imponitur, fici siccae in vino coctae et contritae imponuntur, ut ex altitudine vocari possint, nuces vetustae contritae imponuntur, haec adhibita bene novimus operata.

einer Mischung von feingestoßenen Linsen und Honig. Auch wenn man Taubenkot verbrennt, mit Öl verreibt, in ein Leintuch füllt und dieses auflegt, kann man damit alle von Verbrennungen herrührenden Wunden recht einfach zur Heilung bringen. In gleicher Weise wirkt verbrannter und mit Wachssalbe vermischter Schafkot. Ebenso auch das Bestreuen der Stellen mit verbrannten Schädelknochen vom Hund. Es wirkt auch die Asche <von verbrannten Muscheln, aufgestreut, heilsam und verhütet die Ausbildung von Narben>. Nützlich ist es, die verbrannten Stellen häufig mit Schweinebrühe zu waschen. Auch die Asche verbrannter Flusskrebse mit Öl hilft. Ebenso kann man die Asche von verbrannten Kürbissen, mit Öl vermengt, anwenden. Schließlich benutzt man in geeigneter Weise auch in Wasser halbgar gekochte und zerdrückte Linsen als Umschlag.

XX. Karbunkel

61. In allen Fällen von Karbunkeln muss man im Anfangsstadium den Kranken zur Ader lassen. Auf die erkrankten Stellen aber ist ein Umschlag zu legen aus Wegerich, Feinbrot und Linsen, in Wasser gekocht. Wenn sich aber Wunden bilden, verordnen wir scharfe und recht heiß machende Medikamente, etwa die Pastille des Andron oder die des Polyidos. Diese löst man in süßen Wein, streicht sie unter eine fette, <unterhalb der Zubereitung mild> aufgetragene Charpie und legt diese als Umschlag auf.

Einige der Unsrigen haben aber auch mit folgenden erprobten Mitteln die Karbunkel zur Heilung gebracht: So hilft die Asche von verbrannten zarten Weinreben. So legt man auch mit Essig verriebene grüne Rautenblätter auf die Wunden, oder Wickenpulver, mit Wein verrieben, oder zerriebenen Schafkot. Auch kann man in Wein gekochte und verriebene trockene Feigen anwenden. Um die Geschwulst aus der Tiefe hervorzulocken, legt man zerriebene reife Nüsse auf. Die Nützlichkeit dieser Mittel kennen wir als gut wirksam.

62. si vero, amice carissime, his adhibitis, vulneris radix occupaverit altiora, cauteres admoveo eodem loco, si nullum occurrerit praeiudicium ut loca vitalia periclitentur, quae sunt in musculis aut nervis aut tenontibus, quae ignis non poterunt sustinere tormenta, frigido rectius cautere hoc utimur, qui frequenter a nobis adhibitus profuit, qui hoc modo fieri debet aqua in qua calcem vivam extinguimus, miscemus faeculam nitrum et saponem sub aequa ponderatione, et ex hinc linimus loca quae comburi mitius placet, super tamen cataplasmate loca tegenda sunt, quamdiu escharae cadant quae altius inhaerebant.

sunt et alia quae veluti clavos possint evellere, ut uva passa enucleata sola contrita facere solet aut fici siccae in vino decoctae et tritae, sic lupini in vino similiter cocti et purgati teruntur et imponuntur, sic stercora columborum cum melle contrita, sic menta cum aqua contrita. sic nitrum cum ruta viridi et aceto tritum, sic sapone cum uva passa et porcinis adipibus, admixta etiam pice liquida, omnibus sub aequa mensura temperatis et adhibitis velocius semper loca periclitantia a carbunculis liberata sunt.

62. Wenn nun aber, mein liebster Freund, trotz Anwendung der genannten Mittel die Wurzel der Verwundung in der Tiefe liegt, behandle ich die Stellen mit dem Brenneisen, wenn dies nicht etwa dadurch gegenangezeigt ist, dass lebenswichtige Teile gefährdet werden, die in den Muskeln, Sehnen oder Flechsen verborgen sind. Wenn aber die Kranken die Qualen des Brenneisens nicht ertragen können, hat sich richtiger folgendes kaltes Brennmittel als nützlich erwiesen, das wir oft erprobt haben und das auf folgende Art bereitet wird: Wir mischen in Wasser, in dem wir ungelöschten Kalk gelöscht haben, Weinbodensatz, Soda und Seife zu gleichen Teilen. Hiermit bestreichen wir die Stellen, die wir auf milde Weise ätzen wollen. Man muss die Stellen aber mit einem Umschlag bedecken, bis der Schorf abfällt, der tiefer festzusitzen pflegt.

Es gibt eine andere Art von Karbunkeln, die man gleichsam wie Nägel ausziehen kann. Dies erreicht man einfach durch eine zerdrückte, entkernte und getrocknete Weintraube, ebenso durch trockene Feigen, die man in Wein kocht und zerrührt. So kann man in gleicher Weise auch Lupinensamen in Wein kochen, durchseihen, zerreiben und auf die Stellen auflegen, ebenso auch Taubenkot, mit Honig verrieben, oder auch Minze, mit Wasser verrieben, oder Soda, mit grünen Rautenblättern und Essig verrieben. So nimmt man auch Seife mit getrockneten Trauben und Schweinefett, dem man auch flüssiges Pech beimengt, alles in gleicher Gewichtsmenge, macht alles zurecht und wendet es an. Hierdurch kann man immer recht schnell die gefährdeten Stellen von Karbunkeln befreien.

XXI. de vulneribus variis causis inflictis corporibus

63. seu telo seu morsu canum aliarumve ferarum seu ex quolibet casu nervo vulnerato, quos neurotrotos appellamus, impactis vulneribus generaliter omnibus continuo hoc adhibendum erit quod glutinare et curare membra valeat vulnerata.

murrae pulverem aspergo, quod permanere faciam sine aliquo umore, continuo etenim et glutinat et colligat. et rubus elixa et trita hoc facit, et iris Illyrica tunsa et melli mixta similiter, in panno lineo imposita, et aristolochiae pulvis cum aqua mixtus hoc idem facit, nam et ossa saepius colligavit, et omfacium tritum cum vino sic curat per initia adhibitum, sic turis masculi, nam et murrae pulvis cum vino et melle coctus et temperatus continuo medetur.

sane sub his adiutoriis quae semper futuris obstant fervoribus, utilis est sub uno schemate etiam patientia vulneratis, a lavacris vero, a foci vel solis calore vel aeris frigore, clamore, vinolentia, usu Venerio, iracundia custodiantur, necubi quod iam aut collectum aut glutinatum est os, his occasionibus resolvatur.

64. haec etiam requirenda praetermittere non debui, amice carissime, per omne corpus recentibus vulneribus frequenti approbatione laudata, quae te adhibere suadeo, alii combusti pulverem vulneri asperge, sic etiam scillam tritam imponito, et

XXI. Verwundungen, die dem Körper aus verschiedenen Ursachen zugefügt werden

63. Wenn durch ein Geschoss, den Biss eines Hundes oder anderer Tiere oder aus irgendeinem anderen Anlass eine Sehne verwundet ist – wir sprechen von *neurotrotoi* –, überhaupt bei allen schwereren Verwundungen, muss man ganz allgemein sogleich Mittel anwenden, welche die Wunde zu verschließen und die verwundeten Teile zu heilen geeignet sind.
Ich streue pulverisiertes Myrrhenharz auf und lasse dies liegen, ohne es irgendwie zu befeuchten; dann klebt es nämlich sogleich die Wunde zusammen und vereinigt sie. Ebenso wirken gesottene und zerriebene Brombeerblätter oder zerstoßene und mit Honig vermischte illyrische Schwertlilie in gleicher Weise, wenn man diese Masse in einem Leintuch auflegt. Hohlwurz-Pulver, mit Wasser gemischt, wirkt ebenso; ja es bringt sogar Knochenwunden zum Heilen. Auch Öl aus unreifen Oliven, mit Wein vermengt, wirkt heilend, wenn es gleich im Anfangsstadium verwendet wird. Auch Pulver vom Tropfweihrauch oder Myrrhenharz, mit Wein und Honig gekocht und zurechtgemacht, heilt sogleich.
Neben diesen Mitteln, die meist eine Entzündung für die Zukunft verhindern, ist auch geduldiges Stillliegen für die Verwundete von Bedeutung. Diese müssen sich vor Bädern, vor der Hitze des Herds oder der Sonne, vor dem kalten Wind, vor Geschrei, Trunkenheit, Geschlechtsverkehr und Jähzorn hüten, damit nicht die Wundöffnung, wenn sie bereits vereinigt und zusammengeklebt ist, durch solche Begebenheiten wieder getrennt werde.

64. Ich möchte aber auch nicht unterlassen, dir, mein liebster Freund, die Beachtung der folgenden Vorschriften, die ich bei frischen Wunden am ganzen Körper durch häufige Erprobung empfehlenswert gefunden habe, dringend anzuraten: Streue Pulver von verbranntem Knoblauch auf die Wunde. So kannst du

sub utrisque adiutoriis quattuor continuis diebus penitus vulnus maneat in quiete, quo continuo percurari possit, nam et murra et lanarum sucidarum combustarum cinis vulneri aspersus similiter operabitur.

item aliud. mali granati folia cum melle contrita mixto vino imponito, desuper linteolum infusum resina terebinthina superaddito, id lanis operiatur vino et oleo diligenter infusis.

aliud. fabae Syriacae radicem siccam contundes et cribellabis et loco eius pulverem asperges.
aliud. olivarum amurcam coques primo igni fortiori ad primam undationem, secundo et tertio molli vapore parcius ferveat quo pinguescere possit, cum vero coagulaverit, repones in vas mundum, et cum frigescere coeperit, linteola infusa loco percusso apponimus, operabitur vero fortius virtus medicamenti, si gallarum pulverem admisceamus, aliqui eandem amurcam cum eodem pulvere coquunt et ita utuntur, et sulphur vivum cum origani pulvere aequa mensura vulneri aspergunt.

65. qui vero ferro altum vulnus suscipiunt, fel bovis unc II et ficus nigrae lacrimam unc I et adipes caprinos unc III in unum commiscebis et temperabis, et hoc medicamento curabimus.
aliud. bacas lauri cum resina tunsas locis imponimus, glutinantia vero adiutoria haec sunt, resinae siccae pulvis, capilli hominum aequa ponderatione cum ture masculo combusti et cribellati, sed cum pulverem aspergere coeperis, perunguendum est vulnus pice solutiore.

aliud. particulam utris vinarii, resinam ex aequo combures et uteris pulvere colletico et qui frequenter sanguinis fluxum valeat

auch zerriebene Meerzwiebel auf die Wunde auflegen. Aber bei beiden Mitteln muss die Wunde 4 Tage lang ganz und gar in Ruhe bleiben, damit sie sogleich geheilt werde. Auch das Bestreuen der Wunde mit Myrrhenharz und der Asche von verbrannter, frisch geschorener Wolle hilft in gleicher Weise.
Ebenso ein anderes Mittel: Man zerreibe Granatapfelblätter mit Honig, mische dies mit Wein und lege es auf die Wunde; darüber lege man ein mit Terpentinharz bestrichenes Leintuch und bedecke es mit Binden, die gründlich mit Wein und Öl getränkt sind.
Ein anderes Mittel: Man zerstoße die Wurzel der syrischen Bohne, siebe sie durch und bestreue mit diesem Pulver die Wunde.
Ein anderes Mittel: Man koche Ölschaum zunächst auf starkem Feuer bis zum Sieden, sodann bei sanfter Dampfhitze so lange, bis er dicklich wird. Wenn er aber geronnen ist, bringe man ihn in ein sauberes Gefäß, und wenn er beginnt, sich abzukühlen, streiche man die Masse auf ein Leintuch und lege dieses auf die Wundstelle auf. Die Heilkraft dieses Medikaments wird aber noch vermehrt, wenn man ihm zerstoßene Galläpfel beimischt. Manche kochen auch den Ölschaum mit dem Pulver und benutzen dies so. Wieder andere streuen gediegenen Schwefel mit Origanumpulver, zu gleichen Teilen gemischt, auf die Wunde.

65. Wenn jemand durch ein Eisen eine tiefe Wunde erhält: Ochsengalle 2 Unzen, Saft der schwarzen Feige 1 Unze, Ziegenfett 2 Unzen mischt man und macht es zurecht; mit diesem Medikament heilen wir.
Ein anderes Mittel: Man legt Lorbeerfrüchte, die man zusammen mit Harz zerstößt, auf die Stellen. Verklebende Mittel aber sind folgende: Pulver von trockenem Harz, Menschenhaare, mit der gleichen Gewichtsmenge Tropfweihrauch verbrannt und durchgesiebt. Nachdem man aber die Wunde hiermit bestreut hat, muss man sie mit ziemlich flüssigem Pech bestreichen.
Ein anderes Mittel: Man verbrenne ein Stückchen von einem Weinschlauch und die gleiche Menge Harz und benutze dieses Pulver.

prohibere, et mandragorae foliis tritis cum vino et aqua altiores percussus cataplasmabimus, quae compendiosius percurabunt.

aliud. mali granati grana dulcia cocta in vino diligentius terimus et in vicem cataplasmatis adhibemus, adiutorium probatum, nam et betarum surculos exceptis foliis elixos et tritos imponimus similiter profuturos.

66. si canis morsu quis fuerit vulneratus, continuo spongia aqua frigida infusa aut oxymeli imponenda est, quae frequenter exhinc irriganda erit, primo vero eiusdem vulnerati lotio vulnus secundum fysicos fomentandum est. et porri cum melle triti et impositi eodem modo medentur, et lacrima arboris ficus continuo si unguas, hoc idem praestat, et spongiae rudis combustae cinis cum liquamine ficus mixtus par beneficium facit.

aliud. sales triti in linteolo ligati in aceto infunduntur, et ex hoc vulnus tamdiu baptizandum est vel infundendum quamdiu ex eodem vulnere sanguinem eliciat, postea vero transactis primis diebus quibus fervor observari consuevit, cum saniare coeperit, ervum tritum cum melle vulneri impone, aut lentis pulverem cum melle despumato similiter, quae vero in fervore fuerint, spuma argenti cum melle trita et imposita continuo mitigat, praefomentanda sunt interea vulnera aqua gelida.

etiam qui humanos morsus patiuntur, similibus adiutoriis supradictis percurabuntur.

Es wirkt verklebend und vermag häufig, die Blutung zum Stehen zu bringen. Bei tiefen Wunden macht man auch Umschläge mit Alraunblättern, die man mit Wein und Wasser verreibt. Dieses Mittel hat eine umfassende Heilwirkung.
Ein anderes Mittel: In Wein gekochte reife Granatapfelkerne zerreiben wir sorgfältig und wenden sie in der Form von Umschlägen an. Dies ist ein probates Hilfsmittel, wie wir etwa auch junge Triebe der Bete, die wir von den Blättern befreit, gesotten und zerrieben haben, auflegen und dies in gleicher Weise hilfreich sein wird.

66. Wenn jemand durch einen Hundebiss verwundet ist, lege man sogleich einen in kaltes Wasser oder Oxymel getauchten Schwamm auf die Wunde und befeuchte diese häufiger. Zunächst aber muss man eine derartige Wunde nach der Angabe der *fysici* (s. o. S. 10) mit Urin erwärmen. Auch das Auflegen von Lauch, mit Honig verrieben, heilt in gleicher Weise. Dasselbe leistet Saft vom Feigenbaum, wenn man damit sogleich die Wunde oft bestreicht. Die gleiche Wirkung hat auch die Asche von verbrannten rohen Schwämmen, mit Feigensaft gemischt.
Ein anderes Mittel: Gemahlenes Salz bindet man in ein Leintuch und taucht dieses in Essig; hiermit muss man die Wunde so lange benetzen und befeuchten, wie aus derselben Blut herausgezogen wird. Wenn aber die ersten Tage vorübergegangen sind, in denen gewöhnlich die Entzündung aufzutreten pflegt, und wenn die Wunde zu heilen beginnt, dann lege man mit Honig zerriebene Wicken auf die Wunde oder in gleicher Weise mit abgeschäumtem Honig gemischtes Pulver von Linsen. Bei Wunden aber, die entzündet sind, hilft das Bestreichen mit zerriebener Silberglätte und Honig sogleich. Freilich muss man vorher die Wunden mit eiskaltem Wasser pflegen.
Auch diejenigen, die am Biss eines Menschen leiden, werden durch Hilfsmittel wie die eben genannten gänzlich geheilt.

67. si vero his accidentibus vulneribus etiam nervus forte fuerit vulneratus, in quo grave periculum frequenter evenit, cutis eiusdem vulneris patefactio prius diutius custodienda est, ad umoris ex vulnere venientis digestionem, cum ex hoc impetus et dolores averti possint, frequenter etiam ferro hanc anastomosin procurare debemus, convenit interea prae omnibus etiam bis flebotomum adhibere, convenit etiam eos ventris purgatione iuvari. aquarum sane calidarum fomenta fugienda sunt, quae putredines et indignationes saepe procuraverunt, sed oleo Sabinensi vel dulci tepido aut certe vetusto frequenter vulnera ipsa fovenda sunt, viride vero oleum vel gremiale penitus vitandum est. utor attamen post fomentationem olei calidi supradicti sola terebinthina resina linteolis infusis et appositis, utilius si terebinthinae etiam euforbii quippiam pulveris admisceamus, feminis vero vel pueris delicatiora corpora habentibus etiam solius terebinthinae sufficiet beneficium, ceteris vero ut superius comprehendi terebinthina cum euforbio.

et oleum admiscendum est, addenda etiam cera propolis, addendum sagapenum. solius vel etiam lasaris aut opopanacis adiuncti rite beneficium attestamur.

68. aliud quod de experimentis ad nervorum vulnerationes adhibemus, vivae calcis pulverem diebus canicularibus ex aqua marina lavamus, quam custodimus, huic medicamento mixturi euforbium sulphur vivum pulverem calcis lotae diligenter in unciis singulis, terebinthinam ceram picem in unciis ternis, interea per initia curae vulnerationis cataplasmate tali uti nos convenit,

67. Wenn aber durch derartige Wunden etwa auch eine Sehne verwundet worden ist, woraus häufig eine schwere Gefahr entsteht, muss man vor allem darauf bedacht sein, die Verwundung der Haut längere Zeit hindurch offen zu halten, damit die aus der Wunde kommenden Säfte abfließen können. Hierdurch kann man nämlich eine schmerzhafte Erkrankung abwenden. Häufig muss man auch mit dem Messer die Offenhaltung der Wunde bewirken. In allen diesen Fällen aber ist es angebracht, den Kranken zweimal zur Ader zu lassen und für Entleerung des Unterleibs zu sorgen. Erwärmungen mit heißem Wasser muss man vermeiden, da sie häufig Vereiterung und andere Schädigungen hervorrufen. Dagegen pflege man die Wunden häufig mit lauwarmem Sabineröl oder mit mildem oder gar altem Öl. Frisches oder unreifes Öl sind aber ganz und gar zu vermeiden. Nach der Erwärmung mit dem heißen Öl aber lege ich auf die Wunde Leintücher, die entweder nur mit Terpentinharz getränkt sind, oder besser mit Terpentinharz, dem man ein wenig pulverisierte Wolfsmilch zusetzt. Bei Frauen und Kindern, die einen empfindlicheren Körper haben, genügt jedoch die Anwendung des Terpentinharzes allein. Bei allen anderen Kranken aber nehme man, wie gesagt, Terpentinharz mit Wolfsmilch.
Man kann aber auch Öl beimischen und auch Propolis (Vorwachs), ebenso Sagapengummi. Für dies allein – oder auch mit Asant oder Opopanax vermischt – wird mit Recht eine günstige Wirkung bezeugt.

68. Ein anderes selbst erprobtes Mittel, das wir bei Verwundungen von Sehnen anwenden, ist folgendes: Wir benetzen zur Zeit der Hundstage (im Hochsommer) ungelöschten Kalk mit Meerwasser und bewahren dies auf. Zur Zubereitung des Medikaments mischen wir Wolfsmilch, gediegenen Schwefel, pulverisierten gelöschten Kalk je 1 Unze, Terpentinharz, Wachs und Pech je 3 Unzen sorgfältig miteinander. Zu Beginn der Behandlung der Verwundung muss man nun im Anfangsstadium folgenden Umschlag verwenden, wie man

ex melle aceto oleo roseo modice admixto cum fabae pollinibus coctis et temperatis, post cataplasmatis vero beneficium hoc est aptissimum adiutorium. euforbium cera resina in singulis libris, oleum in duabus, sed euforbium cum aqua prius terimus et superioribus solutis ut moris est admiscemus, superaddimus interea etiam de salibus quippiam, ut os patulum custodientes umoris noxii digestionibus procuremus, nam et melanchlorus trociscus semper his utilissimus fuit cum aceto tritus et liquido cerotario temperatus.

sunt etiam alia adiutoria his causis aptissima sub una virtute varie composita, sed paucis magis et probatis uti nos convenit et quorum perseverantia effectum facillimum poterit procurare.

XXII. de vulneribus ex se sponte nascentibus

69. vulnera varia aut ex umorum acredine vel plenitudine generantur, aut praeeuntibus levibus vulneribus <quae> diversis ictibus acquiruntur, quae imperitia medicorum frequenter aut adiutoriorum inopia, procurata vetustate Chironia fiunt.

igitur cum vulnera recentia et cava fuerint, sic curanda vel replenda erunt, mel et resinam aequa ponderatione in cacabo facies solvi, item addes butyri tantundem et ex hoc infusis linteolis uteris.

aliud. resinae pulverem ceram a et adipes porcinos vel hircinos aequa ponderatione commiscebis et similiter adhibebis.

übereingekommen ist: Man mischt Honig, Essig und Rosenöl maßvoll mit Bohnenmehl, kocht es und macht es zurecht. Nachdem man diesen Umschlag angewendet hat, ist folgendes ein sehr geeignetes Mittel: Wolfsmilch, Wachs und Harz je 1 Pfund, Öl 2 Pfund. Die Wolfsmilch verreiben wir vorher mit Wasser, die anderen Stoffe lösen wir, wie üblich, auf und fügen sie dann bei. Wir geben auch ein wenig Salz zur Offenhaltung der Wunde, um für den Abfluss der schädlichen Säfte zu sorgen. Aber auch die *melanchlorus* (schwarzfarbene) Pastille, mit Essig verrieben und mit flüssiger Wachssalbe zurechtgemacht, ist bei diesen Verletzungen immer von großem Nutzen.
Es gibt noch andere bei diesen Fällen sehr geeignete Mittel, die zwar eine verschiedene Zusammensetzung, aber die gleiche Wirkung haben. Aber es ist empfehlenswert, lieber nur wenige und erprobte zu benutzen, deren beharrliche Anwendung sehr einfach den gewünschten Erfolg herbeizuführen vermag.

XXII. Sich von selbst bildende Wunden (Geschwüre)

69. Wunden (Geschwüre) verschiedener Art bilden sich entweder durch Schärfe oder Vollheit der Säfte oder durch vorhergehende leichte Verwundungen, <die> durch verschiedene äußere Einwirkungen hervorgerufen sind. Infolge der Unerfahrenheit der Ärzte oder der Unzulänglichkeit der Mittel werden diese Geschwüre oft durch langes Hinziehen der Heilung chironisch (tief sitzend).
Wenn nun die Wunden noch frisch sind und eine Aushöhlung zeigen, muss man sie auf folgende Weise behandeln und ausfüllen: Man lasse Honig und Harz zu gleichen Gewichtsteilen sich in einem Kochtopf auflösen, füge ebenso viel Butter hinzu und tränke damit ein Leintuch.
Ein anderes Mittel: Man verwende Harzpulver, Wachs und Schweine- oder Ziegenbockfett, zu gleichen Gewichtsteilen gemischt, in gleicher Weise.

cum vero haec vulnera aequalia in superficie fuerint, hoc insequenti rectius uteris medicamento, spumae argenti unc VI, cerae unc III, resinae unc II, olei unc VIIII. conficies ut moris est ad emplastri temperamentum, quo cicatrices utiles valeas procurare.

si vero transcendens vulneris planitiem plus excreverit caro corruptior, difrygem lapidem tundes et eius pulverem asperges. aliud. aeris purgamentum tunsum similiter adhibendum est.

70. si cacoethes temptaverit cum umore inportuno permanente et ex hoc diu vulnus a sanitate prohibeatur, hoc adiutorio curandum est. plumbi purgamenta, aeruginem in unciis singulis, aloes et calcis vivae uncias binas tundes et cribellabis et vulneri asperges.

aliud. etiam solum aeris purgamentum tunsum similiter adhibendum est.
si cicatricem fieri volueris, hoc emplastrum facies. cerae unc II, resinae unc II S, turis et aeruginis uncias singulas, olei Cyprini unc VIII. conficies ut moris est et impones, emplastrum probatissimum.
si nimis antiqua vulnera fuerint, ceram in sole liquefacito. cui miscendus erit pulvis floris aeraminis, ut ad temperamentum emplastri perveniat, utere, ne frequenter solvas, quod etiam fasciola custodiri debebit, nam et Chironiis vulneribus hoc emplastrum facies, approbavimus, lepidos chalcu, cerae uncias singulas, aluminis scissi semunciam. his commixtis et temperatis utimur.

71. sunt et alia vulnerum genera, quae sui naturali morbo semper veluti madefaciendo serpunt loca vicina, quae his adiutoriis per-

Wenn sich aber die Oberfläche dieser Wunden ausgeglichen hat, benutzt man zweckmäßigerweise folgendes Medikament: Silberglätte 6 Unzen, Wachs 3 Unzen, Harz 2 Unzen, Öl 9 Unzen. Daraus mache man, wie üblich, ein Pflaster zurecht. Durch dieses Mittel kann man eine günstige Narbenbildung erzielen.
Wenn aber verderbtes Fleisch wächst und sich über die Wunden erhebt, zerstoße man Ofenbruch und streue dieses Pulver auf.
Ein anderes Mittel: Zerstoßener Kupferrost kann in gleicher Weise angewendet werden.

70. Wenn aber die Erkrankung bösartig mit dauernder Absonderung schädlicher Säfte auftritt und infolgedessen die Heilung der Wunde lange verzögert wird, muss man mit folgendem Mittel behandeln: gewaschenes Blei und Grünspan je 1 Unze, Aloe und ungelöschter Kalk je 2 Unzen. Man stoße und siebe dies und streue es auf die Wunde.
Ein anderes Mittel: Man kann auch nur gestoßenen Kupferrost in gleicher Weise verwenden.
Wenn man eine Narbe erzeugen will, bereite man folgendes Pflaster: Wachs 2 Unzen, Harz 2½ Unzen, Weihrauch und Grünspan je 1 Unze, Zyperöl 8 Unzen. Daraus bereite man, wie üblich, ein Pflaster und lege dies auf. Das Mittel ist sehr probat.
Wenn die Wunden sehr alt sind, lasse man Wachs in der Sonne flüssig werden, mische ihm so viel gepulverte Kupferblüte bei, dass man die Konsistenz eines Pflasters erreicht, und benutze es. Man darf dieses Pflaster nicht häufig ablösen und muss es durch Anlegen einer Binde befestigen. Bei chironischen (tief sitzenden) Wunden kann man auch folgendes Pflaster verwenden; das haben wir erprobt: Kupferhammerschlag und Wachs je 1 Unze, Faseralaun ½ Unze. Dies machen wir zurecht, verarbeiten und benutzen es.

71. Es gibt noch eine andere Art von Wunden, die ihrer Natur nach immer gleichsam nässen und sich hierdurch schleichend auf die be-

curantur, lenticula cocta melli commixta, et folia caulium cum melle similiter, et coriandrum viride cum melle, his etiam lini seminis ex pulvere cocti in vino et oleo cataplasmata semper adhibui, sic ex milii pollinibus similiter feci, sic etiam hederae folia in vino cocta et cum melle trita superimposui, fovi etiam de eadem coctione vulnera frequenter.

si callositas emerserit, qua semper est tarditas vulneribus ad sanationem, aeris florem coctum terimus, et ex eo pulvere vulnera sanabo, et tithymali lacrimam vino et melli mixtam in vicem cataplasmatis adhibebo, si madefactio permanserit, his adhibitis sales tritos cum melle imponam et desuper ficis tritis incoctis cataplasmabo, et amygdala amara sic curant locis adhibita cum melle contrita, sic porri in vino cocti eodem modo curant, sic ervi pulvis cum melle, et olivarum viridia folia in vino cocta et trita adhibentur, ex quo vino prius fomentari loca suadeo, similiter etiam ex aqua in aqua alumen scissum infundendum est.

XXIII. de igni sacro

72. de igni sacro tractandum est, cuius multiformis est cura et diligentia, aliter enim febricitantibus emergens curatur, aliter cui febres superveniunt visitatur, nam et omnibus partibus corporum generaliter adiutoria similiter adhiberi possunt, excepto tamen capite vel facie, quorum est quam maxime causa sollicita. vicinitatem enim appetendo ille ignis serpens oris aliquando vel

nachbarten Stellen ausbreiten. Diese behandelt man mit folgenden Mitteln: gekochte Linsen, mit Honig gemischt, in gleicher Weise Kohlblätter mit Honig, ebenso auch grüne Korianderblätter mit Honig. Ich habe bei diesen Geschwüren oft in gleicher Weise Umschläge mit Leinsamen, in Wein und Öl gekocht, verwendet. Ebenso habe ich auch Hirsemehl benutzt. Auch lege ich in Wein gekochte und mit Honig verriebene Efeublätter auf; auch erwärme ich mit dieser Abkochung die Wunden häufig.

Wenn die Wunden schwielig werden, was ein Zeichen für eine geringe Neigung zur Heilung ist, verreiben wir gekochte Kupferblüte und behandeln mit diesem Pulver die Wunden. Ich verwende auch Strandwolfsmilchtränen, mit Wein und Honig gemischt, als Umschläge. Wenn trotz Anwendung dieser Mittel das Nässen der Geschwüre bestehen bleibt, lege ich gestoßenes Salz mit Honig auf und mache darüber einen Umschlag von zerriebenen ungekochten Feigen. Auch das Auflegen von bitteren Mandeln, mit Honig verrieben, hilft, ebenso Lauch, in Wein gekocht, und Wickenpulver mit Honig. Man kann ferner grüne Olivenblätter, in Wein gekocht und verrieben, verwenden; ich empfehle aber, die Stellen in gleicher Weise vorher mit diesem Wein zu erwärmen oder mit Wasser, in dem man Faseralaun gelöst hat.

XXIII. Wundrose (»Heiliges Feuer«, Erysipel)

72. Es ist nunmehr vom »Heiligen Feuer« zu handeln, dessen sorgfältige Behandlung mannigfaltig ist. Die Behandlung muss nämlich eine andere sein, wenn die Erkrankung bei bestehendem Fieber ausbricht, als wenn das Fieber erst hinzutritt. Auch können zwar die Mittel gegen diese Krankheit am ganzen Körper in gleicher Weise verwendet werden, allerdings mit Ausnahme des Kopfs und des Gesichts, deren Erkrankung am Heiligen Feuer besonders Besorgnis erregend ist. Dieses Feuer hat nämlich das

linguae aut gutturis partes facilius pulsat vel sollicitat, et veluti superficiem derelinquens attemptat interiora molestius, in quibus vitae periculum formidandum est, nam et Hippocrates hac eos sententia visitavit, ignis sacer, ait, si interiora petierit molestum erit, si in cutibus perseveraverit curari potest.

ergo si cum febribus et in supra dictis partibus apparuerit, intra tertium diem flebotomandi sunt et purgandi et a cibis penitus abstinendi, si tamen virium non occurrerit futura debilitatio, in his ergo cataplasmata calida et fomenta umectantia fugienda sunt ignem causae et dolores augentia, sed levibus linimentis evocatorie curandi, quae sine gravedine possint afferre utilitatem, si flebotomus sane vel cathartica certa causa praetermittenda sunt, clysteribus assiduis imminebo, quibus ventris purgationes competenter procurando quod flebotomo negatum est possimus compensare, frigidi tactus et acres vitandi sunt, infrigidatae enim partes facilius commoventur.

73. declinantibus vero iam febribus hoc trocisco uti consuevi omnibus iam temporibus apto, spuma argenti cerussa sulphure vivo croco opio sub aequa ponderatione tunsis et cribellatis, et cum passo vel suco strychni temperato. nam et euporistorum sequentium semper beneficia profuerunt, butyrum cum strychni suco adhibetur, et acacia cum aceto vel aqua, et spuma argenti cum suco betarum vel porrorum et gutta Ammoniaci cum aqua, et

Bestreben, sich auf die Nachbarschaft auszudehnen; indem es sich weiterverbreitet, kann es manchmal recht einfach in gefährlicher Weise Teile des Munds, der Zunge und der Kehle befallen. Und indem es gleichsam die Oberfläche verlässt, ergreift es in recht beschwerlicher Weise die inneren Teile, wodurch eine Gefahr für das Leben drohen kann. Auch Hippokrates hat die gleiche Ansicht dazu geäußert: »Heiliges Feuer«, sagt er, »ist beschwerlich, wenn es innere Teile ergreift, dagegen heilbar, wenn es auf die Haut beschränkt bleibt.«

Wenn also die Erkrankung mit Fieber und in den genannten Teilen erscheint, muss man die Kranken innerhalb von 3 Tagen zur Ader lassen. Auch müssen sie abführen und sich des Essens ganz und gar enthalten, wenn nicht eine allzu große Schwächung der Kräfte zu befürchten ist. Man muss bei den Kranken außerdem alle heißen Umschläge und feuchten Erwärmungen vermeiden, da sie die Entzündung und die Schmerzen vermehren. Dagegen muss man sie mit weichen Salben vorsichtig behandeln, da diese, ohne Schaden stiften zu können, nur nützlich wirken. Wenn aber Aderlass und Purgiermittel aus bestimmten Gründen vermieden werden müssen, verwende ich häufigere Klistiere, durch die wir eine Entleerung des Unterleibs in geeigneter Weise erreichen können, weil ein Aderlass nicht möglich ist. Eine Berührung mit kalten und scharfen Stoffen ist zu vermeiden; die abgekühlten Stellen werden nämlich einfacher von der Erkrankung ergriffen.

73. Wenn aber das Fieber nachlässt, dann benutze ich gewöhnlich folgende in jedem Krankheitsstadium geeignete Pastille: Man zerstößt Silberglätte, Bleiweiß, gediegenen Schwefel, Safran und Opium zu gleichen Gewichtsmengen, siebt es durch und macht es mit Passum oder Nachtschattensaft zurecht. Jedoch hat sich auch die Anwendung folgender gut beschaffbarer Heilmittel (*euporista*) stets als nützlich erwiesen: Man nimmt Butter mit Nachtschattensaft oder Akaziensaft mit Essig oder Wasser oder Silberglätte mit dem

Cimolia cum allitis et strychni suco, et ova recentia incocta cum oleo, et bulborum combustorum cinis cum melle et oleo Cyprino commixto, et cerussa cum aceto, et tus masculum cum cerussa et aqua, et cerussa cum suco coriandri et aceto, et vasorum fictilium pulvis cum aceto.

si sub cuiuslibet horum adiutoriorum minus causa profecerit, etiam cataplasmatibus adiuvandi sunt ex coriandro, arnoglosso, porcillaca, intiborum foliis et caulium, cucurbita contrita, malvarum foliis sive betarum, omnibus aut singulis aut commixtis, aliquibus mixto pane, aliquibus ex aqua coctis et contritis, nam et folia olivae in vino cocta et trita et imposita saepe profuerunt igni sacro.

si etiam post haec ignis ille sacer adhuc insanierit et ruboris sollicitudo perseveraverit, iam cataplasmatibus de seminibus <lini et faeni Graeci vel hordei> cum melle coctis imminendum erit, adhibeo etiam loco scarifationem, adhibeo fomenta aptiora, et ex isdem desuper cataplasmatibus frequenter requiro beneficium, periculosum est et enim causa permanente adiutoriorum mutationibus variare.

XXIIII. de percussibus apum vel scorpionum aut ceterorum serpentum

74. apum percussus malvarum folia imposita continuo curant, et sesami folia vel ipsum tritum et appositum, et lauri folia molliora trita cum vino potui data saepe curaverunt.

scorpionum vero percussus sales fricti et cum oleo contriti loco appositi curaverunt, et cinis cum aceto mixtus et impositus simi-

Saft von Beten oder Lauch oder Ammoniakharztropfen mit Wasser oder kimolische Erde mit Graupen- und Nachtschattensaft oder ungekochte frische Eier mit Öl oder Asche von verbrannten Zwiebeln, mit Honig und zyprischem Öl gemischt, oder Bleiweiß mit Essig oder Tropfweihrauch mit Bleiweiß und Wasser oder Bleiweiß mit Koriandersaft und Essig oder Pulver von Keramikgefäßen mit Essig. Wenn eines dieser Mittel keine Wirkung hervorbringt, muss man mit Umschlägen nachhelfen aus Koriander, Wegerich, Portulak, Endivienblättern, Kohlblättern, zerriebenem Kürbis, Malven- oder Betenblättern, und zwar entweder alle diese Dinge zusammengemischt oder einzeln, sei es mit Brot gemischt oder in Wasser gekocht und verrührt. Auch Olivenblätter, in Wein gekocht und verrieben, haben sich, als Umschlag verwendet, oft bei Heiligem Feuer als nützlich erwiesen.

Wenn aber trotz dieser Mittel das Heilige Feuer immer noch nicht nachlässt und eine besorgniserregende Rötung bestehen bleibt, muss man mit Umschlägen vorgehen, die man aus den Samen <von Lein, Bockshornklee oder Gerste> mit Honig kocht. Ich nehme auch Skarifikationen der kranken Stellen vor, verwende geeignete Erwärmungen und versuche hinterher Umschläge mit den gleichen Mitteln. Die Erkrankung ist aber gefährlich, und es ist angebracht, wenn sie nicht weichen will, mit den Mitteln abzuwechseln.

XXIIII. Stiche von Bienen, Skorpionen oder Schlangen

74. Bienenstiche werden sofort geheilt durch Auflegen von Malvenblättern oder von zerriebenen Sesamblättern oder Sesamöl. Auch hilft oft, das Trinken von Wein, in dem man zarte Lorbeerblätter verrieben hat.

Skorpionstiche heilt man sogleich durch Auflegen einer Mischung von gemahlenem Salz mit Öl. Auch hat sich Asche, mit Essig

liter profuit, et alium cum oleo tritum, et origanum cum aceto coctum et de cantabro cum aceto cocto calidus saccellus continuo medetur, et porrum tritum impositum, et Sardinae tritae, et murtae folia mollia trita cum salibus et apposita, nam et scilla cruda trita imponitur, et statim curat.

nam et his semper potionibus liberantur, aristolochiam rotundam, gentianam, murram troglodytin, bacas lauri, omnibus tunsis ex aequo et cribellatis pulverem cum vino et calida identidem in tempore dabimus, hoc etiam contra ceteros serpentes usi sumus.
aliud. piperis et papaveris semuncias singulas, tundes et cribellabis, ex his unum cocleare cum aceto dabitur.

et baca lauri cum rutae foliis viridibus tunsa cum vino aut aceto semper datur, et iris Illyricae pulvis cum vino calido similiter, nam et fraxini folia cum vino trita dantur bene, et menta agrestis cum aceto trita et loco imposita continuo mitigat.

generaliter omnibus serpentibus antifarmacum quercus folia aut thymi aut chamaepityos, aut alium in vino calido <aut dictamnus aut dracontia>, vel quod praesens necessitas attulerit, opium et murram teres cum oleo roseo, et ex hoc percussum locum tanges vel nares cuiuscumque, et continuo non dolebit.

gemischt und in gleicher Weise aufgelegt, als nützlich erwiesen, ebenso Knoblauch, mit Öl verrieben, Origanum, mit Essig gekocht, und ein heißes Säckchen, das man mit in Essig gekochter Kleie füllt, auch das Auflegen von zerriebenem Lauch, von zerriebenen Sardinen (oder »sardinischem« Kraut?) und von zarten Myrtenblättern, die man mit Salz verreibt; das heilt sogleich.

Aber auch folgende Getränke helfen gewöhnlich: Man nimmt die runden Wurzelknollen der Hohlwurz, Enzian, troglodytische Myrrhe und Lorbeerfrüchte zu gleichen Teilen, zerstößt alles, siebt es durch, mischt es mit Wein und gibt es zur rechten Zeit heiß zu trinken. Dasselbe Mittel benutzen wir auch gegen Schlangenbisse.

Ein anderes Mittel: Man zerstoße je ½ Unze Pfeffer und Mohnsamen und siebe sie durch. Hiervon gebe man 1 Esslöffel mit Essig.

Auch verabreiche ich häufig Lorbeerfrüchte, mit grünen Rautenblättern zerstoßen, in Wein oder Essig, ebenso in gleicher Weise Pulver von der Wurzel der illyrischen Schwertlilie mit heißem Wein. Auch kann man mit Nutzen Eschenblätter, in Wein verrieben, geben; auch lindert das Auflegen von wilder Minze, mit Essig verrieben, sogleich.

Allgemein dienen als Gegenmittel gegen den Biss aller Schlangen Blätter von Eiche, Thymian, Günsel oder Knoblauch in heißem Wein <oder Diptam oder Drachenwurz> oder was man im Notfall sonst bei der Hand hat. Opium und Myrrhenharz verreibe man mit Rosenöl und bestreiche damit die Bissstelle oder die Nase des Kranken, und der Schmerz wird sogleich aufhören.

XXV. de stirpibus vel ossibus vel telis ictu vel alio quolibet casu receptis et celatis in corpore

75. tithymali maioris molles et virides ex cacumine cymas tolles et has calidis in cineribus subicies et postquam combustae fuerint, proiectis corticibus encardia sola contundes et eorum pulverem alfitis ex aequo commiscebis et vino commixto patefacto orificio vulneri impones, et continuo telum aut aliud quod forte diu latuerit excludetur.

aliud. aristolochiae pulvis patefacto vulneri similiter imponendus est, et velocius exiliet. sic etiam de dictamni foliis vel radicibus contusis velocius fieri consuevit secundum veterum dicta, hyoscyami semen contusum una cum chalcantho vulneri appositum similiter operatur, et lacertae caput contusum et impositum secundum fysicos hoc idem facit.

si vero in faucibus os aut aliquid inhaeserit, aquam et oleum calidum contineat in ore, et spontaneum exiliet sine mora.

sunt et alia fysicorum beneficia publicata, sed suo et loco et tempore conscribentur.

XXVI. de testium indignationibus vel vitiis

76. fervores testium vel indignationes cyminum cum melle et oleo tritum appositum curat, et semen lini frictum et cum vino similiter vice cataplasmatis temperatum adhibetur, sic faba in

XXV. Holzsplitter, Knochen oder Geschosse, die infolge eines Stoßes oder eines anderen Unfalls in den Körper eingedrungen und dort verborgen sind

75. Man nehme die zarten grünen Sprossen von der Spitze der großen Strandwolfsmilch und lege diese auf heiße Asche. Nachdem sie verkohlt sind, entferne man die Schale und zerstoße nur das Innere und mische dieses mit der gleichen Menge Graupenmehl, dann verrühre man das Ganze mit Wein, lege die Öffnung der Wunde frei und streiche es auf. Dann wird sogleich das Geschoss oder das, was sonst vielleicht schon lange verborgen gelegen hat, ausgestoßen.
Ein anderes Mittel: Man streut in gleicher Weise Pulver von der Wurzel der Hohlwurz in die geöffnete Wunde, und der Fremdkörper wird schnell ausgestoßen werden. Das gleiche soll nach dem Ausspruch der alten Ärzte auch geschehen, wenn man zerstoßene Blätter oder Wurzeln von Diptam auflegt. In gleicher Weise wirkt das Bestreuen der Wunde mit Bilsenkrautsamen, den man mit Schusterschwärze zerstößt. Die gleiche Wirkung hat nach der Angabe der *fysici* (s. o. S. 10) auch das Auflegen eines zerquetschten Eidechsenkopfs.
Wenn aber in der Kehle ein Knochen oder sonst etwas stecken geblieben ist, nehme man Wasser und heißes Öl in den Mund und der Fremdkörper wird unverzüglich von selbst herauskommen.
Es sind noch andere Wirkungen von *fysica* bekannt, aber diese sollen zur gegebenen Zeit und am gegebenen Ort beschrieben werden (s. u. *Fysica*).

XXVI. Erkrankungen und Fehler der Hoden

76. Entzündung oder Schmerzen der Hoden behandelt man mit Auflegen von Kümmel, mit Honig und Öl verrieben. Man kann man gemahlenen Leinsamen, in gleicher Weise mit Wein zu einem Umschlag zurechtgemacht, verwenden. Auch Bohnen, in Wasser-

melicrato aut in vino cocta et cum melle trita operatur, sic ex coriandro viridi cum faba in aqua cocto et simul trito cum melle cataplasmabimus.
sic etiam de hyoscyami foliis, similiter et uvam passam enucleatam ex aequo cum nitro sic adhibemus, et nasturcii sicci pulverem cum lini seminis ex aqua cataplasmabimus, sic rutae et lauri folia viridia in vino cocta cum allitis profuerunt, et cymini pulverem mixto butyro, et resinam, et pampinos molles tritos cum alfitis adhibemus.

XXVII. de veretri hoc est naturae causatione

77. veretri dolores fel taurinum cum nitro contritum curat, et butyrum cum terebinthina ex aequo commixtum similiter, et ex lini seminis pulvere et murra ex aequo, resinae quipiam superaddito, in aqua coctum cataplasma imposuimus.

quibus vero tumuerit, pampinorum folia molliora trita XXX turis et cerussae semunciis singulis commixta cataplasmabis. ante tamen ex aqua marina frigida fomentabis, nam et testes ex hoc tumentes Cimolia trita frequenter cum aqua perungues, post vero murtae siccae pulvere et murrae similiter aspergendi sunt.

78. vulneribus vero in eodem caule natis lepidos Cypriae pulverem confidenter aspergo, et afronitri solius triti pulvis eodem modo operatur, et alumen scissum contritum similiter, et murra cum passo trita similiter.

met oder Wein gekocht und mit Honig verrieben, helfen. Auch Umschläge aus grünem Koriander mit Bohnen, in Wasser gekocht und mit Honig verrieben, wenden wir an.
Das Gleiche kann man mit den Blättern des Bilsenkrauts machen. In gleicher Weise verwenden wir auch entkernte getrocknete Weintrauben mit der gleichen Menge Soda. So machen wir auch Umschläge mit gekochten Leinsamen, denen wir pulverisierte trockene Kressesamen beimischen. Auch grüne Rauten- und Lorbeerblätter, in Wein gekocht und mit Graupenmehl vermengt, haben sich als nützlich erwiesen. So verwenden wir auch Kümmelpulver, mit Butter gemischt, oder Harz oder zarte Weinranken, mit Graupenmehl verrieben.

XXVII. Erkrankungen des Penis

77. Die Schmerzen des Penis heilt Stiergalle, mit Soda verrieben, in gleicher Weise eine Mischung von Terpentinharz und Butter zu gleichen Teilen. So legen wir auch einen Umschlag auf, aus der gleichen Menge gepulverten Leinsamens mit Myrrhenharz bereitet, die wir unter Zusatz von etwas Harz in Wasser kochen.
Wenn der Penis geschwollen ist, vermische man 30 Unzen zerriebene zarte Weinranken und je ½ Unze Weihrauch und Bleiweiß und mache ein Pflaster daraus. Vorher aber pflege man ihn mit kaltem Meerwasser. Wenn auch die Hoden infolge der Erkrankung anschwellen, bestreiche man sie häufig mit angefeuchteter zerriebener kimolischer Erde; nachher aber bestreue man sie in gleicher Weise mit pulverisierten trockenen Myrtenblättern und Myrrhenharzpulver.

78. Wenn sich aber wunde Stellen am Penis bilden, streue ich zuversichtlich pulverisierte zyprische Kupferblüte auf. In gleicher Weise wirken auch Pulver von zerriebenem Schaumsalpeter oder verriebener Faseralaun, in gleicher Weise auch Myrrhenharz, mit Passum verrieben.

si veluti carbunculus innatus fuerit, lycium cum melle contritum suppono, frequenter per diem et spathomela temptante, fomentandum est interea ex aqua de stymmatibus, in qua coqui debent aut murtae viridis aut lentisci folia aut rubi aut olivae aut rus Syriaci cuius pulvis si post fomentum aspergatur continuo operabitur, desuper vero de herbis supradictis cataplasmate imminendum est cum melle commixtis, nam et vini, ut mellis, species praetermittenda non est. continentia vero ciborum et ventris purgatio frequenter provideri debet.

quibus vero sub operimento cutis veluti exochadium fuerit natum, elaterii pulvere tangendum erit, aliqui menidarum piscium capita trita imposuerunt.

XXVIII. de herniosis

79. hernias infantum frequentius emergentes sic curabimus. resinam pituinam siccam, nitrum, cyminum ex aequo cum melle miscemus et sub emplastri temperamento imponimus, superaddita ligatura quae contineat medicamentum. et uvam passam pinguem purgantes in unciis VI, nitri unc I, cymini unc II cum melle contrivimus, et ita usi sumus, vitent hi cursus et saltus et haustus ventositatis conatus et ciborum nimiam praesumptionem.

aliud probatissimum, caduci mali granati unc I, gallarum semunciam, asfodeli radicis unc I, narcissi radicis unc I. haec omnia in vino coquenda sunt et tundenda, et malaxata in panno adhibenda sunt, hoc hernias, perseveranti medicamento sub ligatura, etiam

Wenn sich aber ein Karbunkel bildet, streiche ich öfter am Tag mithilfe einer spatelförmigen Sonde mit Honig verriebenen Bocksdorn auf. Zwischendurch muss man Erwärmungen vornehmen mit Wasser, das zusammenziehende Stoffe enthält, also in dem man grüne Myrtenblätter, Mastix, Brombeer- oder Olivenblätter oder Blätter vom syrischen Sumach gekocht hat. Wenn man pulverisierte Sumachblätter nach der Erwärmung aufstreut, hilft dies sogleich. Außerdem aber kann man aus den genannten Kräutern mit Honig einen Umschlag bereiten. Ebenso darf man Wein wie auch Honig nicht von der Hand weisen. Für Zurückhaltung beim Essen und für die Entleerung des Unterleibs muss man häufig sorgen.
Wenn sich aber unter der Decke der Haut gleichsam Knoten wie ein *exochadium* (eine außen liegende Hämorrhoide) bilden, muss man sie mit Springgurkensaft einreiben. Manche legen auch die zerquetschten Köpfe von Maena-Fischen auf.

XXVIII. Leistenbrüche

79. Die bei Kindern recht häufig vorkommenden Leistenbrüche behandelt man wie folgt: Getrocknetes dickes Harz, Soda und Kümmel mischen wir zu gleichen Teilen mit Honig, macht daraus ein Pflaster zurecht und legen dies auf. Darüber wird eine Binde angelegt, die das Medikament festhält. So nehmen wir auch getrocknete fette Weintrauben 6 Unzen, Soda 1 Unze, Kümmel 2 Unzen, verreiben alles mit Honig und legen es auf. Die am Bruch Leidenden müssen Laufen, Springen, mit Anstrengung versuchtes und aufblähendes Luftholen und übermäßige Nahrungsaufnahme vermeiden.
Ein anderes sehr probates Mittel: reife Granatäpfel 1 Unze, Galläpfel ½ Unze, Affodillwurzel 1 Unze, Narzissenwurzel 1 Unze. Dies alles koche man in Wein, zerstoße es und benutze es als erweichende Umschlagmasse in einem Tuch. Hiermit kann man, wenn das Medikament unter einer Binde länger liegen bleibt, so-

veteres percuravit, et hydrocelas et sarcocelas et enterocelas similiter.

nam et emopoti emplastri expono maximum et probatissimum remedium, spumae argenti unc VI, aceti unc XVIII, olei unc XII. spumam argenti plane combures et de supradicto aceto restingues et teres diligenter, omnia simul mixta coques, agitabis spatula holosidera et ita ut. diachylon coques, et in linteolo adhibebis diebus continuis V involvendo, nam et hydrocelas et similes collectiones sine dilatione curabit, et pilae cypressi tunsae et cum axungia mixtae impositae similiter profuerunt.

ramicem vero quam appellamus sic curabis, cicer in pultario mittes, cum oleo viride et vino coques ut molliat et maturescat, hoc teres et in aluta induces, et uteris, prius tamen aqua frigida fove ut testes resiliant, et ita ut supra diximus utere.

XXVIIII. de umbilicis infantum eminentibus

80. carnes coclearum teres et his murtae pulverem miscebis et in linteolo inductum impones sub fascia ut facilius reprimatur, et anetum cum acacia tritum et ex aqua similiter temperatum supponendum est.

item aliud. cocleas de arboribus lauri collectas comburimus et tritas imponimus, ut umbilicum in naturam propriam revocemus.

gar alte Leistenbrüche heilen und in gleicher Weise die *hydrocele*, *sarcocele* und *enterocele* (Wasserhoden-, Fleisch- und Darmbruch), Ich empfehle auch das *emopotes*-Pflaster als ein sehr gutes und erprobtes Mittel: Silberglätte 6 Unzen, Essig 18 Unzen, Öl 12 Unzen. Die Silberglätte verbrennt man gänzlich, löscht sie mit dem Essig und verreibt sie sorgfältig. Dann kocht man die ganze Mischung und rührt sie mit einem ganz eisernen Spatel um. Man kocht sie bis zur Konsistenz eines *dia-chylon*-Pflasters, streicht sie auf ein Leintuch und lässt dieses 5 Tage lang liegen. Dieses Mittel heilt auch *hydrocele* und andere ähnliche Geschwülste. Auch ist das Auflegen von zerstoßenen und mit Achsenschmiere vermischten Zypressenfrüchten hat sich in gleicher Weise als nützlich erwiesen.
Den von uns sogenannten *ramix* (Hodenbruch) aber behandelt man wie folgt: Man tue Kichererbsen in ein Kochgeschirr und koche sie mit grünem Öl und Wein, bis sie vollkommen weich sind. Dann zerrühre man die Masse, fülle sie in einen Beutel aus Alaunleder und benutze diesen. Vorher aber pflege man die Hoden mit kaltem Wasser, damit sie sich zurückziehen. Dann erst wende man das Mittel an, das wir eben genannt haben.

XXVIIII. Nabelvorfall bei Kindern

80. Man zerreibe das Fleisch von Schnecken, mische Myrtenpulver hinzu, fülle es in ein Leintuch und befestige es mit einer Binde auf dem Nabel, um diesen einfacher einzudrücken. Auch kann man Dill mit Akaziensaft verreiben und mit Wasser in gleicher Weise zurechtmachen und auf den Nabel legen.
Ebenso ein anderes Mittel: Wir sammeln Schnecken von Lorbeerbäumen, verbrennen sie und verreiben das Pulver. Dieses legen wir auf, um den Nabel in seine natürliche Form zurückzubringen.

XXX. de diversis vitiis in ano nascentibus

81. difficiles in his locis causae evenire consuerunt pro accidentium qualitate, est enim loci natura delicatior, quae ad omnes acerbos quam maxime contactus facile commoveatur. nascitur in hoc saepissime indignatio vel fervor, fit ragadium, fit condyloma, erumpunt haemorroides, nascuntur adia, fiunt etiam syringes, frequenter etiam intestini effusio et cetera, quibus nunc omnibus suo ordine remedia designabo.

quando ergo indignatio vel fervor loca attemptaverit, pingues dactyli in passo vel melicrato infusi teruntur superaddito quipiam olei rosei, e quibus factum cataplasma tepidum adhibemus, superaddita tamen ligatura quae adiutorium continere debet, nam etiam de musteis similiter faciendum est, sed quae piper non habuerint, sic etiam de bulbis albis cum melle contritis loca frequenter commota curata sunt, et lycium Indicum tritum cum cerotario ex oleo roseo temperato adhibuimus, cui saepissime sulphuris vivi quippiam triti superadiecimus.

est et hoc genus adiutorii utilissimum, spuma argenti et cerussa unciis singulis, tus masculum et crocum semunciis singulis, cum vino et oleo tritum et commixtum adhibendum est. et ovi vitellum coctum et tritum cum melle et oleo roseo commixtum satis loca indignantia iuvat. sic butyrum cum medulla cervina, oesypocerotum et tus masculum, omnibus ex aequo commixtis et tritis, oleo et vino similiter temperatis curati sunt frequenter, huic medicamento etiam lycium Indicum admiscendum est.

XXX. Verschiedene Erkrankungen am After

81. An diesen Stellen kommen oft je nach der Art der Symptome schwere Erkrankungen vor. Die Stelle ist von Natur recht empfindlich, weshalb sie leicht in heftiger Weise in Mitleidenschaft gezogen wird. Sehr häufig entstehen am After Schmerzen und Hitze, es bilden sich Rhagaden, es bilden sich Feigwarzen, es brechen Hämorrhoiden hervor, es treten Adergeschwülste heraus, es kommen Fisteln und häufig auch Blutaustritte aus dem Gedärm vor und anderes mehr. Ich will nun für alle Erkrankungen des Afters der Reihe nach die Heilmittel angeben.
Wenn Schmerzen oder Hitze den After befallen, nimmt man fette Datteln in Passum oder Wassermet, verreibt sie, fügt etwas Rosenöl hinzu, bereitet daraus einen Umschlag und verwendet diesen lauwarm; man befestigt ihn mit einer Binde, um das Hilfsmittel zusammenzuhalten. Das kann man in gleicher Weise auch mit Mostäpfeln machen, aber nur mit solchen, die keine Schärfe haben. Man kann auch die Stellen mit weißen Zwiebeln bestreichen, die mit Honig verrieben sind, und auf diese Weise oft helfen. Ich wende ferner auch indischen Bocksdorn an, den ich mit aus Rosenöl zurechtgemachter Wachssalbe verreibe. Häufig füge ich auch noch ein wenig zerstoßenen gediegenen Schwefel hinzu.
Folgende Art von Hilfsmittel ist ebenfalls sehr wirksam: Silberglätte und Eiklar je 1 Unze, Tropfweihrauch und Safran je ½ Unze. Dies mischt und verreibt man mit Wein und Öl und verwendet es. Auch gekochtes Eigelb, mit Honig und Rosenöl vermengt und verrieben, beseitigt die Schmerzen am After, ebenso Butter mit Hirschmark, oder Wachssalbe aus dem Wollfett von Schafen und Tropfweihrauch. Dies alles nimmt man zu gleichen Teilen, mischt und verreibt es und macht es mit Öl und Wein in gleicher Weise zurecht wie das vorige. Diesem Medikament soll man außerdem noch indischen Bocksdorn beimischen.

82. si ragadium factum fuerit, hoc medicamento prius nos uti conveniet, ex oleo roseo trito solo in plumbeo vase et pistillo simili usque in pinguedinem mellis confecto. nam et caricarum pinguium combustarum cinis vino tepido praelavantibus impositus prodest sic rosae flos et pomfolyx simul trita similiter aspergitur, et molybdaena cum foliis rutae viridibus teritur et cum oleo murteo pingui temperatur, et similiter iuvat. et hyoscyami foliorum pulvis aspersus similiter loca curabit, sic etiam linteorum combustorum cinis cum amylo ex aequo suco foliorum olivae temperatur ut subpingue fiat linimentum.

83. quibus vero condylomata fiunt vel adia, hoc adhibendum est medicamentum, cerae libram I, picis unc VI, medullae cervinae unc II, adipis taurini unc VI, mellis unc IIII, vini unc IIII, guttae Ammoniaci unc I, turis masculi unc II, murrae unc II. sicca cum vino teruntur et solutis calentibus commiscentur.

alium pulverem de expertis, quo frequenter iuvati sunt homines, ita conficies et uteris post vini veteris styptici lavationem, masticen, fimi hominis sicci combusti cineres, cucurbitae combustae cineres, piperis grana XI, aloen, alumen scissum, etiam supra scriptas species aequis ponderibus commiscebis, et uteris.

aliud. calcis vivae unc III, nitri unc II. utraque teruntur et cum hominis urina miscentur, et ex eo pinguius facies linimentum,

82. Wenn sich Rhagaden bilden, muss man zunächst folgendes Medikament anwenden: Man reibt Rosenöl in einem bleiernen Gefäß mit einem bleiernen Stab so lange, bis es die Konsistenz von Honig angenommen hat. Auch ist es von Nutzen, die Stellen, nachdem man sie vorher mit lauwarmem Wein gewaschen hat, mit der Asche von verbrannten getrockneten fetten Feigen zu bestreuen. So streut man auch Rosenblüten und Zinkblume, zusammen verrieben, in gleicher Weise auf. So verreibt man auch Bleiwurz mit grünen Rautenblättern und macht es mit fettem Myrtenöl zurecht; dies hilft in gleicher Weise. In gleicher Weise bringt das Aufstreuen von pulverisierten Bilsenkrautblättern die Stellen zur Heilung. So macht man auch Asche von verbrannten Leintüchern mit Mehl zu gleichen Teilen mit dem Saft von Olivenblättern zu einer mäßig fetten Creme zurecht

83. Wenn sich aber Feigwarzen oder Adergeschwülste bilden, muss man folgendes Medikament anwenden: Wachs 1 Pfund, Pech 6 Unzen, Hirschmark 2 Unzen, Stierfett 6 Unzen, Honig 4 Unzen, Wein 4 Unzen, Ammoniakharz 1 Unze, Tropfweihrauch 2 Unzen, Myrrhenharz 2 Unzen. Alle diese Stoffe werden in trockenem Zustand mit Wein verrieben und, wenn sie sich gelöst haben, erwärmt und miteinander gemischt.

Ein anderes Mittel ist ein Pulver, das erprobt ist und schon häufig Menschen geholfen hat; man bereitet es wie folgt zu und wendet es an, nachdem man vorher mit altem herbem Wein die Stellen gewaschen hat: Man mische Mastix, Asche von verbranntem trockenem Menschenkot und Asche von verbranntem Kürbis, 11 Pfefferkörner, Aloe, Faseralaun und die bereits oben genannten Stoffe alle zu gleichen Teilen durcheinander und benutze sie so.

Ein anderes Mittel: ungelöschter Kalk 3 Unzen, Soda 2 Unzen. Man zerreibt beides, mischt es mit Menschenurin und bereitet daraus eine recht fette Creme. Wenn sie eingetrocknet ist, streiche

quod cum siccaverit, identidem superaddes, et eodemmodo perseverando facilius consumentur.
adia specialiter consumentur sic. chalcanthum teres et eius pulverem cum oleo dulci molli vapore coques, et pinguefacto frequenter loca tangantur, nam et alumen umectum in vase novo coctum et tostum pulverem facito, hoc adia spontanea frequentius ceciderunt.

84. haemorroides inpatientius erumpentes sic compescere vel temperare consuevimus, butyrum, crocum, cerussa, mel, ex aequo omnia commiscenda sunt et ovi albore temperanda et imponenda, sic et arnoglossus trita cum aceto facit, sic ceterae species sui virtute similiter stypticae cum aceto contritae operabuntur, fomentabis vero loca ex aqua ubi alumen scissum tritum mitti facies, aut aeris flos excoquatur in tertiam partem, et ex hoc fovendi sunt ante linimentum, nam ut etiam in tempore aliquid de fysicis adiuventur, in ea aqua coquendae sunt species supradictae, ubi etiam is aeger se cum haemorroides pateretur frequentius delavarit. et ad supradictas species in unciis senis aquae sextarios decem mittes.

si vero conclusas resolvere volueris, thapsiae sucum et absinthium similiter ex aequo conterimus, et loca contingimus quae solemni digestione sunt impedita.

man sie ebenso auf; wenn man dies häufiger fortsetzt, dann werden die Geschwülste einfach zum Schwinden gebracht.
Adergeschwülste im Besonderen beseitigt man auf folgende Weise: Man verreibt Schusterschwärze und kocht dieses Pulver mit süßem Öl bei sanfter Dampfhitze; wenn es dann dick geworden ist, bestreicht man die Stellen häufiger. So koche man auch flüssigen Alaun in einem neuen Gefäß und mache den Rückstand zu Pulver. Durch dieses Mittel sind Adergeschwülste öfter von selbst abgefallen.

84. Wenn sich Hämorrhoiden mit starken Beschwerden bilden, beseitigen oder machen wir sie gewöhnlich wie folgt zurecht: Butter, Safran, Bleiweiß, Honig alles zu gleichen Teilen miteinander, muss man mischen, mit Eiklar zurechtmachen und auflegen. Die gleiche Wirkung hat Wegerich, ebenso überhaupt alle übrigen Mittel, die in gleicher Weise eine zusammenziehende Wirkung haben, mit Essig verrieben. Man muss aber die Stellen mit Wasser erwärmen, in das man verriebenen Faseralaun geworfen hat. Man kann auch Kupferblüte zu einem Drittel mit Wasser kochen und damit die Stellen vor Aufstreichen der Creme pflegen. Damit zur rechten Zeit aber auch etwas von den *fysica* angewendet werden kann, koche man die oben genannten Stoffe in demselben Wasser, mit dem der Kranke, wenn er an Hämorrhoiden litt, sich öfter abgewaschen hat. Und zwar gieße man zu je 6 Unzen der genannten Stoffe 10 Krug Wasser.
Wenn man aber die geschlossenen Hämorrhoiden öffnen will, verreiben wir in gleicher Weise Thapsiasaft und Wermut zu gleichen Teilen und bestreichen damit die Stellen, die in der üblichen Funktion behindert sind.

XXXI. de syringis

85. eas hoc modo frequentius percuravimus, lasar cum aceto contritum imponendo frequenter usi sumus, nam et Musae trocisco omnibus approbato, in aqua in qua calcem vivam extinximus resoluto, imminuimus et profecimus, qui trociscus a nobis hoc modo conficitur, aluminis scissi uncias III, aloes – III, croci – S, crocomagmatis – S, chalcanthi – III, caduci mali granati – II. vino omnia contrita commiscemus ut trociscos faciamus.

etiam hic pulvis nobis frequenter experimentum dedit ad omnes syringas et purgando et glutinando, qui aequa hac ponderatione conficitur, iris Illyricae – II S, ervi – II S, mannae luris – II S, lepidos chalcu – II S, aristolochiae – II S. omnia tunduntur et cribellantur, et fit utilis pulvis cui nomen est cephalicum. qui miscetur eodem modo ad linimentum, ut etiam Musae trociscus supra dictus.

86. quibus vero intestinum exierit, murra viscidiore fomentatio adhiberi debet, et post acacia trita cum aceto linimentum facit, et cyclaminis sucus cum melle ex aequo mixtus et coctus usque in pinguedinem.

aliud. ellebori albi aliquid cum aceto coxerunt, nam et pulvis ipsius mixtus cerotario ex oleo roseo satis iuvat. et hyoscyamus in aceto tritus et similiter adhibitus intestinum effusum similiter reprimit.

XXXI. Fisteln

85. Fisteln haben wir öfter dadurch geheilt, dass wir mit Essig verriebenes Asant oft aufgelegt habe. Auch die allgemein erprobte Pastille des Musa habe ich mit Nutzen angewendet, wobei wir sie in Wasser gelöst haben, in dem wir zuvor Kalk gelöscht hatten. Diese Pastille wird von uns auf folgende Weise zubereitet: Faseralaun 3 Unzen, Aloe 3 Unzen, Safran ½ Unze, Safranabfall ½ Unze, Schusterschwärze 3 Unzen, reifer Granatapfel 2 Unzen. Dies alles verreiben und vermengen wir mit Wein und bereiten daraus eine Pastille.
Auch folgendes Pulver wirkt nach meiner Erfahrung häufig gegen alle Arten von Fisteln, indem es sie reinigt und zum Verkleben bringt: illyrische Schwertlilie 2½ Unzen, Wicke 2½ Unzen, Weihrauch 2½Unzen, Kupferhammerschlag 2½ Unzen, Hohlwurz 2½ Unzen. Von allen diesen Stoffen nehme man gleiche Gewichtsmengen, zerstoße und siebe sie; dies gibt ein nützliches Pulver, das man *cephalicum* nennt. Dieses mischt man in gleicher Weise zu einer Creme wie die eben genannte Pastille des Musa.

86. Wenn aber das Gedärm hervortritt, muss man Erwärmungen mit recht zähem Myrrhenharz vornehmen; und nachher macht man aus geriebenem Akaziengummi mit Essig eine Creme. So verwendet man auch den Saft von Alpenveilchen, den man zu gleichen Teilen mit Honig mischt und dick einkocht.
Ein anderes Mittel: Etwas von der weißen Nieswurz wird mit Essig gekocht. Auch das Pulver dieser Pflanze, mit Rosenöl-Wachssalbe gemischt, hilft recht gut. Bilsenkraut, in gleicher Weise mit Essig verrieben, treibt das ausgetretene Gedärm in gleicher Weise wieder zurück.

XXXII. de pernionibus prurientibus

87. pernionibus cum pruritu aquae marinae fotus satis prodest, similiter etiam si vino calido styptico foveantur, sic etiam decoctione betarum, sic aqua ubi alumen scissum infuderis, post quod fomentum cera liquefacta loca linire conveniet, nam et ex aluminis pulvere cum hordei farina et vino cataplasma adhibendum est. sic cerae et picis resolutae unctione curati sunt, et gluten solutum in aqua profuit liniendo, sic olivarum viridia folia trita pro cataplasmate adhibita profuerunt, sic gallae cum aceto contritae, sic vini faeces impositae curaverunt.

88. quibus vero iam vesicaverint, rafanos tundes et ex eorum suco pinnae proderunt linimenta, et lenticulae coctae et tritae cataplasma proderit, et caduca mali granati in calidis cineribus tepefacta et trita adhibita convenerunt, sic etiam scilla cocta similiter contrita continuo profuit.

quibus vero et crepuerint et vulnerati fuerint, his spuma argenti trita mixto adipe porcino pro emplastro apponi debet, sic adipes anserini cum cera ex oleo tepido adhibendi sunt, et coclea cum testa combusta et trita et in pulverem redacta si aspergatur continuo medetur, et ervum in vino coctum contritum cum cerotario similiter curat.

XXXII. Juckende Frostbeulen

87. Bei juckenden Frostbeulen sind Erwärmungen mit Meerwasser von hinreichendem Erfolg, in gleicher Weise auch, wenn sie mit heißem herben Wein oder mit einer Abkochung von Beten gepflegt werden, ebenso mit Wasser, in dem man Faseralaun gelöst hat. Nach dieser Erwärmung muss man die Stellen mit flüssig gemachtem Wachs bestreichen. Man kann auch einen aus pulverisiertem Alaun und Gerstenmehl mit Wein bereiteten Umschlag anwenden. Als nützlich erwiesen haben sich auch Einreibungen mit aufgelöstem Wachs und Pech, ebenso Einreibungen mit in Wasser gelöstem Leim. Auch haben sich Umschläge mit zerriebenen grünen Olivenblättern als nützlich erwiesen, ebenso Galläpfel, mit Essig verrieben, oder Weinbodensatz.

88. Wenn sich aber schon Blasen gebildet haben, zerstoße man Rettiche und bestreiche mit ihrem Saft mithilfe einer Feder die Stellen. Auch Umschläge mit gekochten und zerrührten Linsen helfen. Ebenso ist die Anwendung eines reifen, auf heißer Asche erwätmten nd dann zerriebenen Granatapfels zu empfehlen. In gleicher Weise hat sich eine Meerzwiebel, gekocht und dann zerrührt, als sogleich nützlich erwiesen.
Wenn aber die Frostbeulen bereits geplatzt sind und sich wunde Stellen gebildet haben, muss man ein Pflaster aus zerstoßener Silberglätte mit Schweinefett auflegen. So verwendet man auch Gänsefett mit Wachs, das man in lauwarmem Öl gelöst hat. Auch hilft es sogleich, wenn man eine Schnecke verbrennt, zu Pulver zerreibt und dieses aufstreut. In gleicher Weise heilt die Anwendung von Wicke, in Wein gekocht und mit Wachssalbe verrieben.

XXXII. de ragadiis pedum vel digitorum

89. omnes crepidines in calcaneis pix liquida inlinita percurat, et spuma argenti cum cerussa et alumen scissum ex aequo contusum et vino mixtum medebitur similiter.
quibus vero clavuli inhaerentes molestiam fecerint, ferro subtili loca ante purganda sunt et melanthium cum lotio pueri tritum apponendum, et gutta Ammoniaci cum aceto trita similiter adhibetur, et misy et aristolochia ex aequo contusa cum melle adhiberi debet, hoc et rasura cucurbitae trita faciet.

XXXIIII. de paronychiis

90. paronychia in initiis lana ex aqua infusa imposita curat, quae frigidiore aqua frequentius irriganda erit, his etiam alfita cum aqua trita adhibenda erunt, sic et turis masculi pulvis cum melle mixtus medebitur, sic etiam gallarum, sic auripigmenti, qui nisi percuraverit, non exiliet.

si saniem sane collegerit, locum punges, ad eius digestionem et lenticulam coctam cum melle contritam superimpones, et murtae folia viridia trita similiter cum melle adhibentur, sic etiam rosarum, sic olivae folia similiter, sic cadmiae pulvis aspersus curat, sic ervi, sic turis masculi.

quibus vero etiam ungues quassaverint, foliis murtae viridibus vel mali granati tunsis cataplasmandi sunt, quibus sane hi aliquo forte ictu nigrescant, farina tritici cum pice soluta admixta curantur,

XXXIII. Rhagaden der Füße und Zehen

89. Alle Risse an der Ferse werden durch Bestreichen mit flüssigem Pech geheilt. In gleicher Weise heilt auch Silberglätte mit Bleiweiß und Faseralaun, zu gleichen Teilen zerstoßen und mit Wein gemischt. Wenn schmerzhafte Hühneraugen Beschwerden bereiten, muss man zunächst mit einem scharfen Messer die Stellen von diesen befreien und darauf Schwarzkümmel aufstreichen, den man mit dem Urin eines Knaben verreibt. Auch kann man mit Essig verriebenes Ammoniakharz in gleicher Weise verwenden, oder Hohlwurz und Misy, zu gleichen Teilen mit Honig zerstoßen. In gleicher Weise wirken auch zerriebene Kürbisschabsel.

XXXIIII. Nagelbettentzündungen

90. Eine Nagelbettentzündung kann man im Anfangsstadium durch Auflegen von in Wasser getauchter Wolle heilen, die man öfter mit recht kaltem Wasser benetzt. Man kann auch mit Wasser verrührtes Graupenmehl verwenden. Ebenso heilsam wirkt auch pulverisierter Tropfweihrauch oder Pulver von Galläpfeln oder Auripigment, mit Honig vermischt. Wenn dieses Mittel auch nicht völlig heil, wird doch der Nagel nicht gänzlich verloren gehen.
Wenn sich aber eine Eiteransammlung bildet, muss man die Stelle aufstechen. Zur Verteilung des Eiters lege man gekochte und mit Honig verriebene Linsen auf. So verwendet man auch in gleicher Weise grüne Myrtenblätter, mit Honig verrieben, in gleicher Weise auch Rosen- oder in gleicher Weise Olivenblätter; so heilen auch aufgestreute Pulver von Galmei, Wicke oder Tropfweihrauch.
Wenn aber die Nägel gequetscht sind, mache man Umschläge mit zerstoßenen Blättern der grünen Myrte oder des Granatapfelbaums. Wenn aber die Nägel infolge einer schweren Verletzung schwarz werden, hilft Weizenmehl, mit flüssigem Pech ge-

et sulphur vivum hoc cum porcinis adipibus tunsum et commixtum praestat, et ne etiam ipsi ungues exiliant, lini seminis pulvis, similiter etiam nasturcii cum melle mixtus imponitur, et cera sola liquefacta superimposita ita medebitur, sed his omnibus adhibitis diutius perseverandum est. calefacti etenim perseverantia adiutorii ungues melius gubernantur.

91. scabiosos veluti elefantiosus si quis forte ungues habuerit, vini faex sicca trita cum cerotario imposita curat, et ficus sicca purgata et tunsa superimposita aeque medetur, et lapathi agrestis radix in aceto cocta et contrita, et sulphur vivum cum sandaraca ex aequo tritum et aspersum continuo curat, et nuclei pini purgati et triti impositi ungues <curant, et adipes leonis cum tithymalo et cantharide et murra trita commixti impositi ungues> mutant, post quorum casum ut meliores exeant, adipes hircorum cum lacte asinae triti imponuntur, interea sub his omnibus adiutoriis ungues ipsi primo ex pice liquefacta ungui debebunt, qua et superiora medicamenta, ut fasciola, muniri et gubernari oportet.

XXXV. de pruritu vel scabie totius corporis

92. si iuvenibus hoc bene valentibus obvenerit, flebotomo prius sub gemina detractione subveniendum est. item ventris purgationes frequenter insequenti adhibendae erunt, cibis sane sorbilibus et dulcibus nutriendi sunt, lavacris frequentibus uti conveniet,

mischt. Das Gleiche leistet gediegener Schwefel, mit Schweinefett gemischt und zerstoßen. Damit aber nicht die Nägel selbst ausfallen, legt man in gleicher Weise auch pulverisierte Lein- oder Kressesamen, mit Honig gemischt, auf. Auch geschmolzenes Wachs allein wirkt heilsam. Jedoch muss man mit der Anwendung aller dieser Mittel längere Zeit fortfahren; es helfen alle diese Mittel besser, wenn man sie in erhitztem Zustand aufträgt.

91. Wenn aber ein an Elephantiasis (s. u. 1.95) leidender Kranker gleichsam krätzige Nägel hat, hilft ihm das Auflegen von getrocknetem, mit Wachssalbe verriebenen Weinbodensatz. Ebenso wirkt das Auflegen einer gereinigten zerstoßenen Feige oder von Wurzeln des wilden Sauerampfers, in Essig gekocht und zerrieben. Auch gediegener Schwefel, zu gleichen Teilen mit Sandarach verrieben und aufgestreut, hilft sogleich. Gleichfalls werden die Nägel durch das Auflegen von gereinigten und verriebenen Pinienkernen <geheilt, ferner durch Löwenfett mit Strandwolfsmilch, Kanthariden (Spanischen Fliegen) und zerstoßenem Myrrhenharz gemischt und als Creme aufgetragen,> vewrwandelt. Damit aber nach dem Verlust der alten sich schöne neue Nägel bilden, streicht man mit Eselmilch verriebenes Ziegenbockfett auf. Neben allen den genannten Mitteln muss man freilich die Nägel zunächst mit flüssig gemachtem Pech bestreichen, mit dem man auch die genannten Medikamente wie mit einer Binde richtig auf dem Nagel befestigen muss.

XXXV. Jucken und Krätze am ganzen Körper

92. Wenn diese (Krankheit) junge Leute bei guter Gesundheit befällt, muss man zunächst durch einen Aderlass eine zweimalige Blutentziehung vornehmen. Auch muss man für häufige Entleerung des Unterleibs sorgen. Die Ernährung geschehe nur mit flüssigen und milden Speisen. Es ist angebracht, dass die Kranken

in quibus turis masculi, sulphuris vivi, nitri pulvere aspergendi erunt.
si hoc adhibito adiutorio aut pruritus aut scabies perseveraverint, lapathi agrestis radix trita et cum aceto commixta in balneis similiter adhibenda est. sic alumen umectum cum melle commixtum, quo linimento frequenter etiam in sole adhibito liberati sunt, his frequenter etiam frigida lavacra profuerunt, postea oleo roseo vel lentiscino aut murteo admixto vino se utilius perfuderunt.

93. scabias vero si vulneratas habuerint, myrobalanum et sulphur vivum ex aequo contusum cerotario ex oleo murteo liquidiori commisceo, ut levi unguento eorum in balneis vulnera pertractentur, his sane calidum lavacrum aquarum dulcium procurandum est, in quo supradicta linimenta adhibenda sunt, nam et turis masculi et puleii ex aequo pulvis ibidem in balneis commode adhibetur, commodius si etiam cum vino et oleo misceatur, sic nitrum cum vino, sic ptisanae sucus, qui frequenter etiam cum aceto mixtus plus profuit.

XXXVI. de maculis in corpore nascentibus

94. sunt quibus certis ex accidentibus maculae eorum in corporibus frequentius inhaeserunt. sunt enim nigrae, sunt albae veluti elefantiam aliquando annuntiantes, quibus hoc modo medendum erit.
murtae foliis viridibus in unciis duabus, nitro et alumine in singulis contritis in balneis fricandi erunt.

öfter Bäder nehmen und dabei mit Tropfweihrauch, gediegenem Schwefel und gepulverter Soda bestreut werden.

Wenn trotz der Anwendung dieses Mittels das Jucken oder die Krätze bestehen bleiben, muss man den Kranken beim Baden in gleicher Weise mit zerriebenen und mit Essig gemischten Wurzeln vom wilden Sauerampfer bestreuen. Ebenso wirkt auch flüssiger Alaun, mit Honig gemischt, und viele Kranke sind schon dadurch geheilt worden, dass man sie damit in der Sonne eingerieben hat. Auch kalte Bäder haben sich häufig als nützlich erwiesen. Hinterher aber müssen sich die Kranken vorteilhafterweise mit Wein übergießen, dem man Rosen-, Mastix- oder Myrtenöl beigemischt hat.

93. Wenn aber wund gekratzte Krätzestellen vorhanden sind, dann zerstoße ich Behennuss und gediegenen Schwefel zu gleichen Teilen und mische dies mit flüssiger Wachssalbe aus Myrtenöl. Mit dieser milden Salbe reibt man die wunden Stellen der Kranken im Bad gründlich ein. Man muss zu diesem Zweck ein recht heißes Bad aus süßem Wasser bereiten, in dem man die oben beschriebene Einreibung vornimmt. Ebenso wird mit Nutzen Pulver von Tropfweihrauch und Flohkraut zu gleichen Teilen im Bad verwendet; noch vorteilhafter ist es, wenn man es mit Wein und Öl vermischt. Ebenso hat sich auch Soda mit Wein als nützlich erwiesen, oder aber Gerstenschleim, den man häufig mit Essig vermischt.

XXXVI. Flecken, die sich am Körper bilden

94. Bei manchen bilden sich aus gewissen Unfällen öfter Flecken auf der Oberfläche des Körpers bilden. Manchmal sind diese schwarz, manchmal weiß, manchmal so, als wollten sie eine Elephantiasis (s. u. 1.95) ankündigen. Die Behandlung dieser Flecken ist folgende: Man verreibt 2 Unzen grüne Myrtenblätter, je 1 Unze Soda und Alaun zusammen und frottiert hiermit die Kranken beim Baden.

aliud. sulphuris, nitri, aristolochiae pulvis ex aequo contritorum in balneis adhibendus est. sic et gutta Ammoniaci trita cum oleo profuit, sic fici folia cum sulphure vivo et aceto medentur, nam et sub sole de hac confectione curantur, et cyminum cum aceto tritum saepe sic profuit, quinque diebus superaddendo linimenta non delavatis prioribus, sic Cimolia cum nitro et bacae lauri cum aceto commiscentur, et similiter ut priora medentur.

aliud. faeni Graeci pulvis, afronitrum in unciis binis, et alcyonium et cyminum in unciis singulis similiter cum aceto adhibenda sunt, et ex betarum foliis coctis et tritis cataplasma imponendum est. et piper cum muriae foliis viridibus tritum et sub sole in balneis adhibitum utrasque maculas permundabit.

saepe his perseverantibus maculis ad elefantiae vitium frequentius declinatum est, cui pro tempore nunc ordinabo remedia.

XXXVII. de elefantiosis

95. per initia huius passionis cum se necdum plene vitium publicaverit, flebotomandi sunt et purgandi frequentius. faciem vero in qua huius vitii plus exhorret imago, myrobalani cum aceto et oleo roseo vel murteo linimento fricare conveniet, aquis naturalibus frequenter utantur et marinis lavacris, continentia sane vini his quam maxime plurimum prodest, cibis digestibilibus et dulcioribus nutriantur. unde lactis hi frequenter iuvantur acceptione, quam maxime si aquam eius accipiant, quam medici oron

Ein anderes Mittel: Man verreibt Schwefel, Soda und Hohlwurz zu gleichen Teilen miteinander und verwendet dieses Pulver im Bad. Ebenso hat sich Ammoniakharz, mit Öl verrieben, als nützlich erwiesen, ebenso Feigenblätter mit gediegenem Schwefel und Essig. Auch Einreibungen mit diesen Mitteln in der Sonne helfen. Mit Essig verriebener Kümmel hat sich oft als nützlich erwiesen, wenn man ihn 5 Tage lang aufstreicht, ohne vorher den Körper zu waschen. Ebenso kann man kimolische Erde mit Soda oder Lorbeerfrüchten und Essig mischen; dieses hilft in gleicher Weise. Ein anderes Mittel: Pulver vom Bockshornklee und Schaumsalpeter je 2 Unzen, Meerkork und Kümmel je 1 Unze. Sie werden mit Essig in gleicher Weise angewendet. So legt man auch einen Umschlag aus gekochten und verriebenen Betenblättern auf. Ferner werden beide Arten von Flecken dadurch beseitigt, dass man mit grünen Myrtenblättern verriebenen Pfeffer in der Sonne beim Baden anwendet.

Wenn aber diese Flecken bestehen bleiben, ist öfter die Neigung vorhanden, dass sich Elephantiasis daraus entwickelt. Gegen diese Krankheit will ich nun Mittel je nach Krankheitsstadium angeben.

XXXVII. An Elephantiasis (Aussatz) Erkrankte

95. Im Anfangsstadium dieser Erkrankung, solange sich das Leiden noch nicht ganz klar zeigt, muss man den Kranken öfter zur Ader lassen und purgieren. Das Gesicht aber, wo diese Erkrankung am abschreckendsten zur Schau tritt, muss man mit einer Creme aus Behennuss mit Essig und Rosen- oder Myrtenöl frottieren. Die Kranken müssen häufig Waschungen mit natürlichem Quell- oder Meerwasser vornehmen. Zurückhaltung beim Wein ist den Kranken sehr nützlich. Auch sollen sie sich mit leicht verdaulichen, reizlosen Speisen ernähren. Sehr häufig hilft den Kranken das Trinken von Milch, besonders wenn sie nur das Wasser

appellant, nam et sucus nepetae herbae frequentissime hoc vitium relevavit, et haec eadem herba par beneficium praestitit saepe cibo data, et coagulum nebri, quem nos cervum lactantem dicimus, cum oxymeli ieiuno datum vel temperatum saepe profuit.

96. si his adhibitis morbus ille accrescens profecto fuerit publicatus, tunc neque flebotomo neque catharticis iam uti conveniet, fieri autem non potest ut ille umor corruptus insanians, qui omne corpus visu horrido funestarit, his adiutoriis purgationum adhibitis ad interiorem originem identidem revocatus ventris vel sanguinis geminatis effusionibus arceatur, sed vomant frequentius et lactis beneficio per cibos et potiones enutriantur et indulcentur.

locis vero contaminatione vulneratis omnia styptica adhibenda sunt, quibus illa caro corrupta et effeminata valeat durari vel stringi, his frequenter xeros trociscus profuit, qui conficitur ex sinopide alumine scisso aerugine et cummi sub aequa ponderatione cum aceto dispositis.

omnia linimenta vel fricamenta quae pruritui in superioribus, nec non etiam scabiei convenientia significavimus, etiam his apta esse et utilia asseveramus, aliqui vero etiam vipereas carnes in cibos ministraverunt, quaternos digitos in mensura tam a capite quam ex cauda praecidentes, oleo et sale conditas <in modum anguillarum edendas apposuerunt>, et profecerunt. <addes de Graeco quam plurima.>

(Der letzte Zusatz findet sich nur im Codex Bruxellensis.)

von ihr nehmen, das die Ärzte *oron* nennen (Molke). Auch der Saft der Katzenminze beseitigt oft das Leiden. Denselben Nutzen gewährt es, wenn man dieses Kraut häufig als Speise genießt. Ebenso hat sich das sogenannte Hirschlab, das wir *cervus lactans* nennen, mit Oxymel nüchtern verabreicht oder zurechtgemacht, oft als nützlich erwiesen.

96. Wenn trotz Anwendung dieser Mittel jene Erkrankung fortschreitet und deutlich zu Tage tritt, dann ist es jetzt nicht mehr angebracht, Aderlässe und Abführmittel anzuwenden. Es kann nämlich nicht bewerkstelligt werden, diesem verderbten und ungesunden Saft, der den ganzen Körper durch einen furchtbaren Anblick entstellt und der durch die genannten Abführmittel zu seinem inneren Entstehungsort zurückgerufen wird, selbst mit wiederholter Vornahme einer Entleerung des Unterleibs oder des Bluts beizukommen. Es sollen die Kranken vielmehr öfter erbrechen, sich durch die Wohltat der Milch bei ihren Speisen und Getränken ernähren und sich erholen.
Für die durch Ansteckung verwundeten Stellen aber müssen stopfende Mittel angewendet werden, um das verdorbene und weich gewordene Fleisch wieder hart und fest zu machen. Häufig hat sich die *xeros*-Pastille als nützlich erwiesen; diese bereitet man zu, indem man Eisenocker, Faseralaun, Grünspan und Gummi zu gleichen Gewichtsmengen in Essig verrührt.
Alle Cremes und Frottiermittel, die wir oben (1.92) als empfehlenswerte Mittel gegen den Juckreiz und auch gegen Krätze bezeichnet haben, sind nach meiner Erfahrung auch bei dieser Erkrankung geeignet und nützlich. Manche verabreichen auch das Essen von Schlangenfleisch, und zwar ziehen sie die Teile vor, die 4 Finger vom Kopf sowohl wie von der Schwanzspitze entfernt sind, und lassen sie in Öl und Salz eingemacht <nach Art der Aale verspeisen>. Und dies hat geholfen. <Recht viel magst du aus dem griechischen Werk noch hinzufügen.>

XXXVIII. de luxationibus vel electionibus articulorum quas medici exarthresis appellant

97. per initia ut moris est, primo locis exclusa revocanda sunt, item embroce uti necesse est ex ervaceis pollinibus vel certe cineribus oleo sapa et ovis commixtis, cum lanis mollibus infusis sucidis loca munienda sunt et pro locorum natura fasciolis continenda et constringenda, si sub hoc adiutorio loca naturaliter custodita quieverint, isdem usque ad perfectam sanitatem imminendum nobis erit, si vero locis avulsa aliqua adversitate locis propriis minime potuerint revocari, tunc adiutoriis catholicis doloribus crescentibus subveniendum erit, ut est flebotomus vel catharticum et cataplasmata paregorica. quibus perseverantibus si doloris declinaverit inquietudo, fomentis lavacris cerotariis vel certe emplastris chalasticis imminendum est. postea vero malagmatibus perseverandum est, quibus curata loca possint in perpetuum solidari.

XXXVIII. Verrenkungen oder Verzerrungen der Gelenke, die von den Ärzten exarthresis genannt werden

97. Im Anfangsstadium muss man, wie üblich, die verrenkten Gelenke wieder in ihre richtige Lage bringen. Sodann wendet man einen erweichenden Umschlag an, den man aus einer Mischung von Wickenmehl oder gar -asche mit Öl, eingekochtem Most und Eiern bereitet. Dann umhüllt man die Stellen mit weicher, frisch geschorener, feuchter Wolle und legt je nach der Natur der verletzten Stelle einen befestigenden und zusammenhaltenden Verband an. Wenn unter dieser sorgfältig und natürlicherweise ausgeführten Behandlung sich die Stelle beruhigt hat, muss man die gleiche Behandlung bis zur völligen Wiederherstellung beibehalten. Wenn es aber infolge eines Missgeschicks nicht gelingt, die verrenkten Teile wieder in ihre richtige Lage zu bringen, dann muss man den zunehmenden Schmerzen mit allgemeinen Mitteln entgegentreten, etwa mit einem Aderlass oder einem Abführmittel und lindernden Umschlägen. Wenn bei dieser Behandlung die quälenden Schmerzen nachlassen, muss man mit Erwärmungen, Bädern, Wachssalben oder gar lindernden Pflastern weiter behandeln. Darauf muss man mit erweichenden Umschlägen fortfahren, da man mit diesen die Heilung der Verrenkung dauerhaft sichern kann.

Liber II: Logicus

<praefatio>

nunc secundi operis partes adgrediar, quibus prodendae discutiendaeque rationis delegavimus functionem. quae quoniam oculis comprehendi non potest, quod officium liber superior occupavit, idcirco passiones interiora possidentes in hoc volumine aut accidentibus convincentur aut prodentur indiciis.

studio quippe veritatis, nec frustra, disputationes refugi, cum in utroque opere certis deprehensisque morbis remedia constitui vel curis medendo facilibus vel tuendo materiam vitiorum, quoniam in logico opere obscurisque periculis non opus est assertore sed iudice.

I. de febribus

2. omnes acutae febres vel aegritudines, de quibus nunc dicere instituI, aliquando passiones praeveniunt, aliquotiens consequuntur, quas certa produnt insignia, quibus morborum possit comprehendi materia, de chronicis vero secundis partibus promissi sermonis expediam.

Buch II: Innere Krankheiten

<Vorwort>

Nun gehe ich die Teile des zweiten Buchs an, denen wir die Aufgabe zugeteilt haben, die *ratio* offenzulegen und zu besprechen. Weil Krankheiten, die das Innere beeinträchtigen, nicht mit den Augen erfasst werden können – diese Dienstleistung hat ja (für äußere Krankheiten) das obige Buch geboten –, werden deshalb die inneren Krankheiten in diesem Band entweder anhand ihrer Symptome erwiesen oder anhand von Indizien offengelegt.
Im Bemühen um die Wahrheit habe ich freilich gelehrte Diskussionen vermieden – nicht vergebens, da ich in beiden Büchern die Heilmittel für bestimmte und (wie vor Gericht als schuldig) überführte Krankheiten festgelegt habe, entweder indem ich sie mit recht einfach anzuwendenden Maßnahmen heile oder die Ursache der Erkrankung behandle. In einem logischen (methodischen) Werk und bei verborgenen Gefahren bedarf es ja weder eines Anwalts noch eines Richters.

Erster Teil: Akute Krankheiten

I. Fieber

2. Alle akuten Fieber oder sonstigen Erkrankungen, von denen wir jetzt reden wollen, gehen manchmal anderen Leiden voran, manchmal folgen sie auf diese. Gewisse Anzeichen geben uns die Möglichkeit, die Art dieser Erkrankungen zu erkennen. Die chronischen Leiden will ich im zweiten Teil abhandeln.

haec est itaque sub omnium veterum auctoritate febrium definitio, quibus etiam nos adsensum libentissime commodamus, est nobis calor ingenitus, qui cum se in altioribus praecordiorum locis repentina aliqua necessitate commoverit et veluti advena tempestate loca vitalia naturaliter quieta turbaverit, vaporem acriorem procurat et ex altitudine stomachi febrium serit originem, quae quam maxime, omnibus corporum incommoditatibus in omnibus aetatibus, omnibus locis vel climatibus, certa ex necessitate morbis aut imminentibus aut praeeuntibus sociantur.

3. febricitantibus itaque generaliter omnibus unum magnum remedium, cunctorum cautum auctoritate, praecipue servire temporibus, ut pro condicione causarum aegri omnes adiutoriis competentibus releventur, similiter etiam cibis congruis nutriantur. conveniens est profecto in utrisque aliquando incongrua bono tempore posse minus obticere, quam ea quae utilia indicantur si incompetenti tempore suggerantur.

docuit enim natura omnium gubernatrix in initiis omnium commotionum sub quacumque sorte causarum advenientium, cum praesentis admonitionis tempestate naturalis ille vapor turbatus recessus interiores petierit et cum exteriora articulorum frigus vel tremor quassabilis occupaverit, tunc nihil penitus a medicis temptari vel adhiberi debere, at vero imminente declinatione, transactis augmentis, cum paulatim vapor ex altitudine aspirans omnia illa exteriora membra perfuderit, tunc adiutoriis cibi et potus competentius serviemus.

Die Definition des Fiebers ist nach der Meinung der alten Ärzte, der wir uns sehr gerne anschließen, folgende: Wir haben eine uns angeborene Wärme. Wenn diese sich in den tiefen Teilen des Oberbauchs durch irgendeinen plötzlichen Zwang in Bewegung setzt und gleichsam, wie wenn ein Unwetter hereinbricht, die natürlicherweise in Ruhe befindlichen lebenswichtigen Teile in Aufruhr versetzt, bringt sie eine scharfe Dampfhitze hervor und erzeugt aus der Tiefe des Magens den Ursprung der Fieber. Und diese verbinden sich besonders gerne bei allen Schädlichkeiten, die den Körper in jedem Alter, an allen Orten und unter jeder Himmelsregion treffen nach bestimmter Gesetzmäßigkeit, entweder mit den drohenden oder den bereits bestehenden Erkrankungen.

3. Deshalb gibt es für alle, die an Fieber leiden, ganz allgemein ein großes Heilmittel, das für alle Fälle Geltung hat, nämlich sich in erster Linie nach dem Krankheitsstadium zu richten, damit man jeden Kranken je nach den Umständen mit den geeigneten Mitteln behandele und in gleicher Weise seine Ernährung dem einzelnen Fall anpasse. Es ist nun in der Tat einleuchtend, dass bezüglich dieser beiden Punkte ungeeignete Mittel zu günstiger Zeit weniger schaden können als die für nützlich gehaltenen Mittel, wenn sie zur ungeeigneten Zeit dargereicht werden.
Die Natur, die Lenkerin aller Dinge, hat ja gelehrt, dass im Anfangsstadium jeder Art von Störungen, gleichgültig durch welche Ursachen sie hervorgerufen werden, die durch die Wucht des akuten Anfalls in Aufruhr gebrachte natürliche Dampfhitze sich in die inneren Schlupfwinkel des Körpers zurückgezogen hat und äußerlich die Glieder von Kälte oder von Schüttelfrost ergriffen sind –, dass also dann nichts vom Arzt versucht oder vorgenommen werden darf. Wenn nach Ablauf der Steigerung der Rückgang direkt bevorsteht und wenn allmählich jene Dampfhitze aus der Tiefe hervordringt und sich über alle äußeren Teile verbreitet, dann ist es angebracht, die Kranken mit unterstützenden Speisen und Getränken geeignet zu behandeln.

4. ergo quoniam aliquando sub certis accidentibus manifesta declarantur nomina passionum, aliquando simplex febrium imago visitatur, quae ventris semper constrictionem procuret, capitis dolorem, linguae asperitatem, aliquando insomnietates cum levibus mentis erroribus, haec etenim ex eadem febrium origine, vapore naturaliter superiora appetente, praecipue capite sollicitato contingunt. quae accidentia licet etiam in ceteris passionibus cum aliis signis plurimis misceantur, tamen cum per se sola fuerint his febribus sociata, febrium magis simplicium et infiguratarum speciem designare noscuntur.

5. ergo cum simplicium febrium causa constiterit, per initia commotionum cum adhuc articulos possidet frigus, manibus calidis vel vaporibus ceteris omnia membra calefacta contineo, tunc etiam somnos inhibeo nihilque aliud adhiberi permittam, cum vero ex altitudine vapor exiliens corpus omne calefecerit et emergens inflammatio inpatiens viscera universa siccaverit, tunc post clysteris simplicis beneficium etiam enemate quod ex suco lini seminis et oleo roseo vel chamaemelino temperatur in unciis tribus, illis igneis ardoribus succurrendum est. at vero quinta transacta die et primis iam temporibus aegritudinis refrenatis, cum sub quadam maturitate qualitas causae humanior apparuerit, tunc post augmenta commotionis praesentis pannis duplicibus vel triplicibus infusis oleo roseo et calido media eorum infundenda sunt et iuvanda, vel certe ex lini semine et hordei pollinibus cum aqua et oleo, ut moris est, adhibendum est cataplasma [ex quo praecordiorum loca iuvanda sunt], ex quo aut ignis illius comminationes temperemus aut sudorem oportuno tempore procuremus.

4. Während nun manche Leiden unter bestimmten Symptomen offenkundig werden, nach denen man sie durch klare Benennungen erkennbar macht, erscheinen andere unter dem einfachen Bild des Fiebers, das gewöhnlich einen zusammengezogenen Unterleib, Kopfschmerz, raue Zunge, manchmal auch Schlaflosigkeit mit leichten Sinnestäuschungen zeigt. Diese Symptome entstehen nämlich infolge des Fiebers, indem natürlicherweise die Dampfhitze nach den höher gelegenen Teilen strebt, und sie betreffen deshalb hauptsächlich den Kopf. Mögen sich diese Symptome nun auch bei anderen Leiden mit einer großen Anzahl anderer Zeichen vermischen, so stellen sie doch offenbar, wenn sie allein dem Fieber beigesellt sind, mehr eine Art einfaches und unkompliziertes Fieber dar.

5. Wenn ich also festgestellt habe, dass es sich in einem Fall um einfaches Fieber handelt, behandle ich im Anfangsstadium des Anfalls, solange noch Kälte die Glieder beherrscht, halt ich alle Körperteile mit heißen Händen oder sonstigen Dampfhitzemitteln erhitzt. Auch versuche ich, den Kranken zum Schlafen zu bringen, lasse aber keinerlei sonstige Maßnahme zu. Wenn aber die Hitze aus dem Inneren hervordringt, wenn sie den ganzen Körper heiß gemacht und wenn die ausbrechende Entzündung alle Eingeweide ausgetrocknet hat, dann muss man durch Verabreichung eines einfachen Klistiers oder eines Einlaufs, den man aus je 3 Unzen Saft von Leinsamen und Rosen- oder Kamillenöl zurechtmacht, jene brennende Hitze bekämpfen. Nach Ablauf von 5 Tagen, wenn das erste Krankheitsstadium gezügelt ist, die Krankheitserscheinungen sich nach einer Art Reifungsprozess gemildert zeigen und auch die Zunahme des augenblicklichen Anfalls vorüber ist, muss man den Kranken die Mitte des Körpers mit einem doppelt und dreifach gefalteten, in heißes Rosenöl getauchten Lappen umwickeln oder muss gar einen aus Leinsamen und Gerstenmehl mit Wasser oder Öl wie üblich bereiteten Umschlag anwenden [mit dem der Oberbauch zu pflegen ist]. Durch diese Mittel mäßigen wir entweder die gefährliche Brandhitze oder erzeugen wir zu einer günstigen Zeit Schweiß.

6. monitum te interea volo profecto ex urinarum inspectione supradictae aegritudinis maturitatem sic considerare debere, advertendum est itaque ex urinis naturalibus et consuetis, quantum in contrariam partem natura deviaverit, ut ex hoc quid aut praesens status aut futurus aegritudinis exitus allaturus sit instruaris, est autem urina naturaliter quae corporis quietem et sanitatem manifestet, rubra mediocriter, subpinguis et tactu calida, habens naturaliter nebulas summa quam maxime appetentes, quantitatem vero ex accepto nos potu advertere conveniet. haec itaque cum inspexeris, de maturitate aegritudinis bene confidens adiutoriis competentibus visitabis.

7. superveniente igitur declinatione temporalis commotionis et iam prioribus adiutoriis procurata, tunc et linguae curationi et ceteris quae cibos praeire consuerunt serviendum erit, aliquando etiam lexipyreta tempore cataplasmatis adhibita quam maxime profuerunt, quae infundere et nutrire qua infrigidare corpora ardentia videantur, quae conficere hoc modo consuevimus, spumae argenti uncias III, mellis unc III, suci lini seminis unc VIII, cerae unc III, olei rosei vel chamaemelini libras II. conficies ut moris est, et uteris in vicem cataplasmatis, commotiones competenti tempore iuvaturus. his igitur adhibitis simplices has aegritudines sic visitare consuevimus usque in plenam declinationem, quo etiam lavacris adhibitis et reparare sanitatem et reparatam custodire possimus.

6. Ich will aber außerdem daran erinnern, dass man sich mit Hilfe der Betrachtung des Urins in folgender Weise ein Urteil über den Reifungszustand der in Frage stehenden Erkrankung bilden muss: Unter Berücksichtigung der natürlichen und gewohnten Beschaffenheit des Urins muss man einen Rückschluss darüber gewinnen, wie weit der Zustand des Kranken von dem normalen abweicht, um sich dann daraus weiter über den augenblicklichen Zustand und den voraussichtlichen Verlauf der Krankheit ins Klare zu kommen. Der Urin aber, der natürlicherweise der Ausdruck einer ungestörten Gesundheit ist, soll von mäßig rötlicher Farbe, von mittelmäßiger Konsistenz und heiß anzufühlen sein, dabei natürlicherweise Flöckchen enthalten, die zur Oberfläche emporstreben. Die Menge müssen wir mit Rücksicht auf die genossene Flüssigkeit schätzen. Durch die Beachtung dieser Dinge kann man mit den richtigen Mitteln das Reifungsstadium der Krankheit mit geeigneten Hilfsmitteln erkennen.

7. Wenn nun das Krankheitsstadium des ersten Anfalls zurückgeht und schon mit den oben genannten Mitteln versorgt ist, dann muss man auch für eine Behandlung der Zunge und der übrigen Körperteile, an denen die Speisen vorbeikommen, Sorge tragen. In manchen Krankheitsstadien haben sich auch Fieber vertreibende Mittel in Form von Umschlägen zur rechten Zeit als äußerst nützlich erwiesen, indem sie den Körper durchdringen und kräftigen und seine Hitze abkühlen. Diese Umschläge werden wie folgt bereitet: Silberglätte 3 Unzen, Honig 3 Unzen, Leinsamensaft 8 Unzen, Wachs 3 Unzen, Rosen- oder Kamillenöl 2 Pfund. Dies mische man, wie es üblich ist, und benutze es als Umschlag. Hiermit wird man im geeigneten Stadium den Anfall heilen. Mit der Anwendung dieser Mittel behandeln wir gewöhnlich diese einfachen Erkrankungen bis zum völligen Rückgang, denn hierdurch können wir bei gleichzeitiger Anwendung von Bädern die Gesundheit wiederherstellen und nach der Wiederherstellung bewahren.

8. igitur quoniam huius aegritudinis species, quae solis febribus cum propriis accidentibus designatur, hac pagina compendiose composui, insequenti ordine acutas omnes passiones propriis cum nominibus et accidentibus designabo, sumimus itaque initium de freniticis febrium acutarum necessitate fluctuantibus adiungentes adiutoria competentia.

II. de freniticis

9. freniticorum causam certa accidentia manifeste designant, sunt enim acutae febres cum terribili mentis alienatione, sunt iuges insomnietates ex meningae tensione vel indignatione venientes, et quod speciale accidens his tantummodo manifestum est, de parietibus aut straminibus veluti paleas vel floccos intentius legunt.

10. ante omnia, ut superius praemonuimus, commotionum temporibus serviendum est.
docet natura nihil asperum, nulla penitus adiutoria admovenda, quae inportunis temporibus quam maxime adhibita nocere probata sunt, per initia itaque huiusce passionis lucidum et temperatum primo cubiculum providendum est. ciborum observanda continentia, et si supradicta accidentia quibus passio publicata est intra tertium diem apparuerint evidentia, et si nulla nos aut aetatis aut temporis ratio removerit, flebotomo

8. Nachdem ich nun in diesem Kapitel die Krankheitsform, die allein durch Fieber mit je eigenen Symptomen sich äußert, in kurzer Zusammenfassung dargestellt habe, will ich jetzt der Reihe nach sämtliche akuten Erkrankungen mit ihren besonderen Bezeichnungen und Symptomen schildern. Den Anfang machen wir mit der Beschreibung der Tobsucht, deren Erscheinungen mit denen des akuten Fiebers zusammenhängen. Im Anschluss daran werden wir die geeigneten Mittel dagegen anführen.

II. An Tobsucht Erkrankte

9. Eine Erkrankung an der Tobsucht lassen bestimmte Symptome offenkundig werden. Diese bestehen in akutem Fieber mit heftiger Geistesverwirrung und in beständiger Schlaflosigkeit. Alle diese Erscheinungen rühren von einer Spannung oder Erkrankung der Hirnhaut her. Ein spezifisches Symptom der Krankheit aber ist darin offenkundig, dass die von ihr Befallenen mit gespannter Aufmerksamkeit aus den Wänden oder der Bettdecke gleichsam Spreu oder Flocken lesen.

10. Vor allem muss man, wie wir schon oben erwähnten, während des Krankheitsstadiums der Anfälle achtsam sein.
Die Natur lehrt, dass man nichts Eingreifendes, überhaupt ganz und gar kein Mittel anwenden soll, von dem man ja weiß, dass es, zu ungeeigneten Zeiten benutzt, nur durchaus schädlich wirken kann. Im Anfangsstadium der in Frage stehenden Krankheit sorge man zuerst für ein helles und wohltemperiertes Zimmer. Es ist Zurückhaltung beim Essen zu beachten. Wenn dann die oben genannten Symptome, welche die Art des Leidens erkennen lassen, im Verlauf von 3 Tagen deutlich hervortreten, und wenn uns keine *ratio* des Alters oder des Krankheitsstadiums daran hindert, kann man mit einem Aderlass helfen. Freilich versäumt man sel-

subveniemus, licet ad detractionem sanguinis cunctatio raro peccaverit, cum enim sanguinis commodissimo elemento corpora laborantia etiam alia possunt invenire remedia, detracto vel amisso difficile reparantur.

ventris item si constrictum fuerit officium, per clysterem simplicissimum procurabo, melicratum calido oleo tantummodo admiscens, nil asperum neque pyroticae qualitatis adiciens. certum est enim febricitantibus omnes iniectiones meningae sociari, vini vel aceti penitus in his odor fugiendus est. cibos umectos et leviores aptis temporibus ministrabo.

11. moneo attamen primis temporibus caput oleo roseo infundendum. et si his adiutoriis contemptis passio augmenta perceperit, ut extensioribus vigiliis et febribus et alienationibus adhuc molestissimis terreamur, oleo chamaemelino vel anetino calido, ubi papaver vel lactucae semina vel mentae vel hederae sucos coxeris atque miscueris, eorum capita frequentius rigabis, si vero inpatientius se iactando quassaverint, ut est omnibus vigilantibus accidens speciale, mollibus ligaturis fasciarum alligatos quiescere faciemus, minus etenim incommodi accidere poterit ex vigiliis quietis quam si inter iactationes nimias interceptis viribus fatigentur, vultus eorum ante cibos aqua calida, ubi agreste papaver aut lactucae semen et illa cetera quae significavimus decoxeris, fomententur, similiter etiam articuli eorum, lingua quoque, ex melle et oleo mixto rosaceo aut certe ex suco lini seminis irrigentur, febribus etenim perseverantibus aegri plus siccitate linguae quatiuntur.

ten etwas dadurch, dass man die Vornahme einer Blutentziehung hinausschiebt. Mit Rücksicht darauf, dass das Blut ein so wichtiges Element ist, kann man nämlich für den erkrankten Körper auch andere Heilmittel finden, zumal diesem durch Entziehung oder Verlust von Blut die Heilung erschwert wird.
Ebenso wende ich, wenn der Unterleib verstopft ist, ein ganz einfaches Klistier aus heißem Öl an, dem ich nur Wassermet zusetze. Alles heftig wirkende und erhitzende vermeide ich. Es ist nämlich sicher, dass bei Fiebernden alle Einspritzungen (Klistiere) auf die Hirnhaut wirken. Wein und Essig muss man bei den Kranken gänzlich vermeiden. Dagegen verabreiche ich flüssige und leichte Speisen, passend zu den Krankheitsstadien.

11. Ich empfehle außerdem, dass man im ersten Krankheitsstadium den Kopf mit Rosenöl einsalbt. Wenn man diese Mittel versucht hat und sich das Leiden trotzdem noch verschlimmert, so dass wir durch eine Zunahme der bereits schweren Schlaflosigkeit, des Fiebers und der beschwerlichsten Geistesverwirrung erschreckt werden, benetze man den Kopf der Kranken öfter mit heißem Kamillen- oder Dillöl, das man zusammen mit Mohn- oder Lattichsamen, Minzen- oder Efeusaft gekocht hat. Wenn die Kranken sich aber infolge des unaufhörlichen Hin- und Herwerfens beschädigen – was bei Schlaflosigkeit regelmäßig der Fall zu sein pflegt –, muss man sie dadurch zur Ruhe bringen, dass man sie vorsichtig mit Binden fesselt. Die Schlaflosigkeit schadet nämlich den Kranken weniger, wenn sie ruhig sind, als wenn ihre Kräfte durch das übermäßige Hin- und Herwerfen erschöpft werden. Bevor man den Kranken Speise reicht, muss man ihr Gesicht mit heißem Wasser erwärmen, in dem man Feldmohn oder Lattichsamen oder die anderen Stoffe gekocht hat, die wir oben genannt haben. Auch benetze man in gleicher Weise die Glieder und die Zunge der Kranken mit einer Mischung von Honig und Rosenöl oder gar mit Leinsamensaft. Wenn das Fieber dennoch bestehen bleibt, werden die Kranken stärker durch die Trockenheit der Zunge erschüttert.

12. lectus eorum suspendendus est et ad vicem gestationis agitandus, frequenter enim ex illa lecti motione velut intentis oculis et mentibus occupatis somnos, his dulcissimos procuravimus, media eorum consideratis temporibus oleo dulci calido fomentanda sunt, aliquando mixta aqua calida ptygmatibus infundenda, similiter etiam inguina eorum proprius huic quam maxime familiariter compatientia aegritudini, frequenter etiam seminum cataplasmatibus media eorum iuvanda erunt, iuvat interea multum detonsio capillorum et si raso capite admotis cucurbitis sanguinis detractio adhibeatur, ex hoc enim adiutorio, quantum saepe probatum est, ad plenam causae perducti sunt digestionem.

haec est, amice, simplex freniticorum medicina, quae naturae beneficiis et adiutoriis ita ordinatis competenti tempore adhibitis continetur, his etenim rite custoditis facilius potest aegritudo victa subcumbere.

III. de lethargicis

13. lethargicis et freniticis capitis est vel meningae simile sub extensione vel constrictione periculum, utrique acutis febribus agitantur, his tamen accidentibus differunt quod frenitici manentibus insomnietatibus et alienationibus eriguntur, lethargici vero sub simili incommoditate vigiliarum gravedine molestissima et falso veluti somno molestius deprimuntur.

sunt hae differentiae sub simili sorte passionis in utrisque, ut magis plus lethargici periclitentur. nam frenitici plus gravati le-

12. Man hänge das Bett auf und schaukle die Kranken wie auf einer Trage. Man kann nämlich durch jene Bewegung des Betts infolge der Anstrengung der Augen und der Beschäftigung der Sinne oft erquickenden Schlaf hervorrufen. Die mittleren Köperteile der Kranken muss man unter Beachtung des Krankheitsstadiums mit süßem heißen Öl erwärmen, auch kann man *ptygmata* (doppelt gefaltete Umschläge) mit heißem Wasser und Öl auflegen, in gleicher Weise auch auf die Leistengegend, die bei dieser Erkrankung besonders oft in Mitleidenschaft gezogen ist. Oft kann man auch mit Umschlägen aus Leinsamen helfen, die man auf die Leibmitte legt. Sehr nützlich ist auch das Abscheren der Haare, ebenso eine Blutentziehung, die man durch Ansetzen von Schröpfköpfen an den rasierten Kopf erzielt. Mit diesem Mittel hat man, wie oft nachgewiesen ist, eine vollständige Zerteilung der Krankheit erzielt.
Dies, mein Freund, ist die einfache Behandlung der Tobsucht, wie sie im geeigneten Krankheitsstadium der von der Natur gebotenen Heilmittel besteht. Wenn man die obigen Vorschriften beachtet, kann man die Krankheit einfacher bezwingen.

III. An Schlafsucht Erkrankte

13. Die Schlafsucht und die Tobsucht sind infolge der Erschlaffung oder Spannung des Kopfs oder der Hirnhaut für die Kranken gleich gefährliche Zustände. Auch leiden diese bei beiden Krankheiten an heftigem Fieber. Der Unterschied zwischen beiden Symptomen besteht jedoch darin, dass die an Tobsucht Leidenden sich bei anhaltender Schlaflosigkeit und Geistesverwirrung aufgeregt zeigen, während die an Schlafsucht Erkrankten bei ähnlich lästiger Schlaflosigkeit durch beschwerlichstes Benommensein und scheinbaren Schlaf recht beschwerlich niedergedrückt werden.
Der Unterschied bei den im übrigen sich ähnelnden Erkrankungsformen besteht also darin, dass die an Schlafsucht Leidenden eher

thargicos faciunt, lethargici vero relevati in freniticos revocantur, una est ergo et aequalis utrisque causa vitiorum, eademque etiam visitandi diligentia esse debebit, sed freniticis quies et patientia indicenda est, lethargicis vigiliae procurandae sunt.

14. his igitur lethargicis fotus capitis simplex adhibendus est, ut freniticis, exceptis herbis illis vel seminibus soporiferis. utrisque media praecordiorum similiter adiuvanda sunt, linguae siccitas eodem modo riganda erit, aeque ventris officium procurandum, caput quoque sic detractione sanguinis relevari debebit, uno eodemque modo vel tempore etiam ciborum qualitate nutriendi sunt, unum tamen praecipue, quod frequentibus sternutamentis pinnae interim admonitione tantummodo relevandi erunt, acutis dumtaxat adhuc febribus permanentibus.

15. desistentibus vero caloribus, et illis gravationibus perseverantibus, tunc acerbis adiutoriis ptarmicorum imminere nos conveniet, in lucido sane et temperato cubiculo. articulos vero eorum unguo frequenter oleo veteri vel cucumeracio, mixto quipiam nitri aut piperis aut castorei, et uncta solidius defricabo, et si frigidi adhuc fuerint, etiam sinapis pulverem admisceo, nam aliqui etiam sanguisugas fronti eorum vel temporibus recte adhibuerunt.

perseveranti vero gravedine et sensus occupatione demersis expedit accipere in modum coclearis unius cum melicrato castorei pulverem, expedit etiam apoflegmatizare in oxymeli ysopi aut ori-

gefährdet sind. Wenn sich nämlich eine Tobsucht verschlimmert, wird daraus eine Schlafsucht; wenn eine Schlafsucht sich bessert, geht sie in Tobsucht über. Beide Leiden beruhen also auf ein und derselben Ursache; deshalb muss man beiden auch die gleiche sorgfältige Behandlung zukommen lassen. Allerdings ist bei der Tobsucht Ruhe und Geduld angezeigt, während man bei Schlafsucht für Aufmunterung zu sorgen hat.

14. Bei Schlafsucht muss man also einfache Erwärmungen des Kopfs anwenden, wie bei Tobsucht, mit Ausnahme der oben genannten Kräuter oder Samen, die Schlaf erzeugend wirken. Bei beiden muss man den mittleren Oberbauch in gleicher Weise behandeln. Die trockene Zunge muss man bei beiden benetzen, ebenso für Stuhlgang sorgen. Auch muss der Kopf durch Blutentziehung erleichtert werden. Die Ernährung ist auf die gleiche Weise, zur gleichen Zeit und mit den gleichen Speisen zu regeln. Eins ist vor allem zu beachten, dass man nämlich, solange akutes Fieber besteht, häufig durch Kitzeln mit einer Feder Niesen erzeugt und dadurch dem Kranken Erleichterung verschafft.

15. Wenn das Fieber nachlässt, die übrigen Beschwerden aber bestehen bleiben, müssen wir zu scharfen Niesmitteln greifen und den Kranken in einem hellen, wohltemperierten Zimmer haben. Auch salbe ich gerne die Glieder der Kranken mit altem Öl oder mit Gurkenkernöl, dem ich etwas Soda, Pfeffer oder Bibergeil zusetze. Die eingesalbten Stellen frottiere ich dann kräftig. Wenn die Glieder aber noch kalt bleiben, mische ich dem Öl noch Senfpulver bei. Manche wenden auch mit Erfolg Blutegel an der Stirn oder den Schläfen der Kranken an.

Wenn trotzdem die Schwere und Benommenheit der Sinne nicht weichen, ist es förderlich, den Kranken 1 Esslöffel Wassermet mit pulverisiertem Bibergeil zu verabreichen. Auch ist es förderlich, ein Schleim abführendes Mittel zu geben, nämlich eine Abkochung

gani aut thymi aut puleii aut rutae decoctione, et si adhuc illa sub veluti depressione capitis deponantur, etiam sinapismus adhibendus erit, unguenta vero ex castoreo et oleo Sicyonio.

iam tunc etiam odores naribus admovendi ex castoreo puleio origano thymo et baca lauri, hoc et ex cornu cervino et galbano fieri commodum approbavimus.

haec igitur gravatis lethargicis adhibenda sunt, ubi febrium acutarum intervenerit necessitas, quae nos omnia freniticorum similia adiutoria adhibere compellit.

IIII. de pleuriticis

16. pleuriticorum haec est certissima definitio, dolore insustentabili et perseveranti circa interiora lateris afficiuntur, febribus aeque acutis minime desistentibus, tussi molestissima et sputi varia affluentia, super quod latus iacere se tolerabilius asseverant, compresso etenim loco dolente ad saniores partes demigrans pressa materia in tempore locis languentibus moderatur.

17. febrium itaque temporibus servientes adiutoria et cibos congruos adhibemus, cubiculum procurabo calidum et lucidum, melicratum ex initio ex despumato melle suggeram omni aegritudinis tempore ministrandum, interea si minacia nos augmenta terruerint, retractantes aegrotantis aetatem temporis qualitatem provinciarum naturam, intra tertium diem flebotomo

von Ysop, Origanum, Thymian, Flohkraut oder Raute in Oxymel. Und wenn die Kranken gleichsam unter dem Kopfdruck darniederliegen, muss man sogar ein Senfpflaster und Einreibungen aus Bibergeil und sikyonischem Öl anwenden.
Auch wirke man auf die Nase ein durch den Geruch von Bibergeil, Flohkraut, Origanum, Thymian und Lorbeerfrüchten. Zudem haben wir gefunden, dass man die gleiche Wirkung mit Hirschhorn und Galbanharz erzielt.
Man muss also bei schwerer Schlafsucht, gleichermaßen, wenn akutes Fieber einen dazu zwingt, alle die Mittel anwenden, die wir bei der Tobsucht anwenden müssen.

IIII. An Rippenfellentzündung Erkrankte

16. Die genaue Definition der Rippenfellentzündung ist folgende: Die Kranken empfinden andauernd heftige Schmerzen im Inneren der Brustseite. Dabei fehlt niemals akutes Fieber. Es bestehen beschwerlichster Husten und Auswurf verschiedener Art. Die Kranken geben an, dass ihnen das Liegen auf der kranken Seite erträglicher sei. Durch den auf die schmerzende Stelle ausgeübten Druck wandert nämlich der Krankheitsstoff zu den gesunden Teilen hin und erleichtert auf diese Weise zur rechten Zeit die leidenden Teile.

17. Solange Fieber besteht, wenden wir gegen dieses die geeigneten Mittel und eine passende Diät an. Ich sorge für ein heißes und helles Zimmer, verordne vom Anfangsstadium an Wassermet aus abgeschäumtem Honig und lasse dies während der ganzen Dauer der Krankheit verabreichen. Wenn aber eine Besorgnis erregende Verschlimmerung eintritt, ist es angebracht, unter Berücksichtigung des Alters des Erkrankten, des Krankheitsstadiums und des regionalen Klimas innerhalb von 3 Tagen mit einem Aderlass zu

nos subvenire convenit, item ventris officium procurandum est aut balano supponendo aut clystere simpliciore, lateri vero dolenti ex oleo samsucino calido fomentum adhibeo, et eiusdem samsuci pulvere vel rutae siccae loca affatim aspergo dolentia, post vero sucidas aut sulphuratas calefactas lanas appono, variis et frequentibus ceteris vaporibus loca mitigabo, ut aliquando saccellis ex cantabro aliquando ex milio vel salibus calefactis, aliquando oleo supradicto samsucino vel rutato adiecto in vesicam, vaporemus, adhibemus etiam ventosarum suis temporibus aptissimum adiutorium. perseverantibus vero doloribus etiam cataplasmata chalastica cum melle de seminibus superaddo, detrahens speciem faeni Graeci, quod, ut expertus sum, febrientibus caput semper dolore et inflatione sollicitat.

18. cibos vero usque ad aegritudinis digestionem commodis temporibus matutinis quam maxime sorbiles ministrabo et calidos, tunc enim perseverantibus febribus tempus sive adiutoriorum sive ciborum veteres fysici aptissimum asseveraverunt, semper etenim naturae certa ratione vespertinae horae crassioris aeris accessu aegros animos ad tristitias quasdam adducunt et veluti initia cogunt renasci commotionum. addo interea quod facilius aegritudinem refrenabis, si per dies singulos semel tantum modo cibos adhibeas.

sub hac igitur visitatione si necdum aegritudinis augmenta recesserint, diebus pluribus melicrato aut ysopum aut rutam viridem decoquam et ex hoc frequenter eos potabo, locis vero inpatienter dolentibus etiam escae ustiones impono, ita etenim frequenter

Hilfe zu kommen. Ebenso muss man durch Verabreichung eines Analzäpfchens oder eines einfachen Klistiers für Stuhlgang sorgen. Auf die schmerzende Seite aber appliziere ich Erwärmungen mit heißem Majoranöl und bestreue die schmerzenden Stellen reichlich mit Pulver von Majoran oder getrockneten Rautenblättern. Darauf aber lege ich frisch geschorene oder mit Schwefel versetzte, erhitzte Wolle und pflege die Stellen mit unterschiedlicher und häufiger Dampfhitze, indem ich etwa manchmal erhitze Säckchen mit Kleie, Hirse oder Salz verwende, manchmal eine Blase mit dem oben genannten Majoran- oder Rautenöl; damit erhitzen wir. So wenden wir auch unblutige Schröpfköpfe zur geeigneten Zeit als geeignetes Mittel an. Wenn die Schmerzen nicht nachlassen, kann man auch lindernde Umschläge aus Honig mit Samenkörnern auflegen, mit Ausnahme von Samen des Bockshornklees, weil dies nach meiner Erfahrung bei fiebernden Kranken regelmäßig lästige Schmerzen und Aufblähungen im Kopf hervorruft.

18. An Speisen aber verabreiche ich bis zur Lösung der Krankheit möglichst flüssige und heiße, am geeignetsten frühmorgens. Diese Zeit haben die alten *fysici* (s. o. S. 10) nämlich, solange das Fieber besteht, als die passendste zur Darreichung der Heilmittel und der Nahrung erklärt. Nach einer bestimmten *ratio* der Natur verursachen nämlich die Abendstunden infolge des Dickerwerdens der Luft bei den Kranken eine gewisse trübe Gemütsstimmung und begünstigen gleichsam das Wiederauftreten neuer Anfälle. Ich füge schließlich noch hinzu, dass man die Krankheit einfacher zügelt, wenn man den Kranken täglich nur einmal Speise zu sich nehmen lässt.
Wenn aber unter dieser Behandlung kein Nachlassen der Krankheit eintritt, muss man Ysop oder grüne Rautenblätter in Wassermet kochen und hiervon dem Kranken mehrere Tage häufig zu trinken geben. An den unerträglich schmerzenden Stellen aber nehme ich auch Ätzungen mit dem Feuerschwamm vor. Auf diese

ad peripleumonicorum non permittetur aeger vicina pervenire pericula.

19. dolentes vero latus sine febribus, et ceteris accidentibus supradictis pleuriticorum remotis, quos iam non pleuriticos sed latus dolentes proprius appellabo, ex subiectis alia diligentia visitamus, piper vel cyminum vel castoreum aut rutam siccam terentes melicrato miscentes potui dabimus, oxyporia quoque adhibenda erunt, item acopo calido commixto opobalsamo aut gleucino aut laurino latus ipsum est perunguendum et fricandum, quibus adhibitis si necdum dolor quieverit, super illam decoctionem quam superius ordinavimus, flogmi radicem aut capparis admiscebo, dabo interea etiam antidota apta frequenter pleuriticis, superaddens samsuci pulverem isdem semper adiutorium commodissimum, nam et emplastra vel malagmata his saepissime profuerunt ex rutae foliis viridibus contritis et axungia, et cetera quam plurima quae sibi quisque in tempore causae probata et utilia esse cognoverit.

V. de peripleumonicis

20. peripleumonicos haec accidentia manifestant, febres acutae, thoracis pondus quod etiam laterum sollicitet vicinitatem. iacere se supinos non facile patiuntur, sed magis sedendo relevari potius attestantur, infectas veluti quodam rubore genas habent, anhelitum tardum et suspirium patiuntur, tussiunt frequenter, sputa sanguinea et sordida egerunt pulmonis periculum designantia.

Weise kann man häufig den Kranken vor der nahe liegenden Gefahr einer Lungenentzündung (s. u. 2.20) behüten.

19. Wenn aber nur Schmerzen in der Brustseite vorhanden sind, und die übrigen oben genannten Symptome der Rippenfellentzündung fehlen – weshalb ich diesen Zustand auch nicht als Rippenfellentzündung, sondern nur als Seitenschmerzen bezeichne –, so muss man eine andere Behandlung in folgender Weise anwenden: Man verreibt Pfeffer, Kümmel, Bibergeil oder trockene Rautenblätter, mischt das Pulver in Wassermet und gibt es zu trinken. Auch muss man verdauungsfördernde Mittel anwenden. Außerdem muss man die Seite selbst mit heißer Linderungssalbe aus Balsam, Most- oder Lorbeeröl gemischt, einsalben und frottieren. Wenn durch diese Mittel der Schmerz nicht beseitigt wird, mische ich der oben verordneten Abkochung Wollkraut oder Kapernwurzel bei. Als sehr nützliche Mittel gebe ich bei Rippenfellentzündung oft auch geeignete Antidote, denen ich Majoranpulver beigebe. Auch Pflaster oder erweichende Umschläge aus zerriebenen grünen Rautenblättern und Achsenschmiere haben sich sehr oft als nützlich erwiesen, zudem eine ganze Anzahl von anderen Mitteln, die jeder im jeweiligen Krankheitsstadium für sich erprobt und wirksam befunden hat.

V. An Lungenentzündung Erkrankte

20. An Lungenentzündung Erkrankte sind durch folgende Symptome offenkundig: akutes Fieber, Schwere in der Brust, die sich auch der anliegenden Seite mitteilt; die Kranken können nicht einfach auf dem Rücken liegen, sondern geben an, beim Sitzen eine größere Erleichterung zu spüren. Die Wangen zeigen rote Flecken. Die Kranken leiden an Erschwerung des Ein- und Ausatmens, husten häufig und entleeren blutige und schmutzige Spucke, die eine gefährliche Erkrankung der Lunge anzeigen.

21. his ergo primum lucidum et calidum cubiculum providendum est. his febrium temporibus serviens adiutoria et cibos moderatius ministrabo, sucos ptisanae aut alicae mellis quippiam habentes despumati, melicratum faciendum est, sicuti etiam in pleuriticis ordinatum est, cui concoqui debet ruta viridis ysopum vel origanum, aut iris Illyrica. quae quam maxime perseveranti tussiculae facilius mederi consuevit, si vero digestio sputuum tarda et difficilis fuerit ut veluti eorum viscosa quadam pinguedine praecludantur, in modum unius coclearis ieiunos recentis butyri frequenter eos acceptione iuvamus. ventris officium assidue procurabo, thoraci eorum, hoc est pectori, adiutoria omnia pleuriticorum adhibeo tam in fomentis quam in cataplasmatibus vel ceteris vaporibus constituta, cerotaria quoque ex oleo Cyprino habenti sinapis pulverem adhibenda sunt, quibus ad exteriores cutes pulmonis laborantis causa interior provocetur, nam et ventosae impositae par beneficium etiam mitigando praestiterunt, in declinatione vero huiuscemodi aegritudinis emplastris et malagmatibus amycticis uti nos convenit, cibis pro tempore aptis et humanioribus lavacris et ceteris quibus post tantam aegritudinem reparare membra lassiora et roborare facilius valeamus.

VI. de synanchicis

22. duplex est synanchicorum species, una quae cum tumore nimio vel indignatione gutturis et uvae et faucium et vicinarum partium efficitur, altera sine tumore, isdem tamen inhaerentibus

21. Für die von dieser Krankheit Ergriffenen stelle man zuerst ein helles und heißes Zimmer bereit. Solange Fieber besteht, verabreiche ich nur wenige Mittel und Speisen, und zwar flüssigen Gersten- oder Graupenschleim mit ein wenig abgeschäumtem Honig. Auch gibt man Wassermet – wie ich ihn auch bei Rippenfellentzündung (s. o. 2.12) verordne –, dem man grüne Rautenblätter, Ysop, Origanum oder illyrische Schwertlilie beikochen muss. Dieses Mittel hilft erfahrungsgemäß auch recht einfach bei dem hartnäckigsten Husten. Wenn aber die Lösung des Auswurfs nur langsam und schwierig vor sich geht, indem er gleichsam durch seine zähe und klebrige Beschaffenheit festgehalten wird, hilft man häufig durch Darreichung von 1 Esslöffel frischer Butter früh am Morgen. Auch für Stuhlgang muss man ständig sorgen. Auf die Brust der Kranken appliziere man die gleichen Mittel wie bei den an Rippenfellentzündung Leidenden, sowohl in Form von Erwärmungen als von Umschlägen oder anderen erhitzenden Dingen. Außerdem kann man eine Wachssalbe, die Zyperöl und etwas Senfpulver enthält, anwenden, denn durch dieses Mittel wird der innen in der Lunge sitzende Krankheitsstoff auf die äußere Haut abgeleitet. Auch unblutige Schröpfköpfe wirken in der gleichen Weise mildernd. Wenn die Krankheit aber im Rückgang ist, dann ist es angezeigt, reizende Pflaster und Umschläge zu benutzen. Außerdem muss man die dem Zeitpunkt angepasste Diät verordnen, sowie vorsichtige Bäder und andere derartige Mittel, durch die wir imstande sind, die nach einer so schweren Erkrankung erschlafften Glieder auch einfacher zu stärken und zu kräftigen.

VI. An Diphtherie Erkrankte

22. Es gibt zwei Arten von Diphtherie: Bei der einen treten eine sehr starke Schwellung und Schmerzhaftigkeit der Kehle, der Uvula, des Rachens und der benachbarten Teile auf, bei der anderen

signis vel accidentibus, quae plus periculi facere consuevit, meatus utrisque transvorandi difficilis fiet et de conclusione locorum vel suspirio, etiam nausiando, periclitantur.

23. hi hoc modo curandi erunt, cubiculum maius calidum procurandum est. clystere acriore officium ventris cogimus, et si aetas eorum adhuc calidior fuerit, flebotomo liberantur ex venis sub lingua apparentibus, eo sane tempore quo necessitas coegerit. ubi enim febrium timor defuerit, etiam post tertium diem sanguinis detractio non negatur, gargarismatio vero has causas faucium solitas frequentissime tali novimus relevari, melicrato in quo aut cantabrum coquendum est aut fici siccae aut gallae. quassatae aut rosa sicca aut lenticula aut omfacium. aliqua ex his aut certe omnia ut superius contexuimus concoquenda sunt, nam et Andronius trociscus omnibus medicis approbatus si cum passo vel caroeno teratur et molli pinna his locis adhibeatur, satis iuvat. sic etiam de flore rosarum et alumine scisso et difryge lapide simul combusto confectus pulvis similiter temperatus commodius adhibetur, et cetera medicamenta, ut anthera et his similia anteriorum compositione probata, interea saccellis vel fotibus, cataplasmatibus aeque chalasticis et paregoricis, locis faucium periclitantibus et pectoris vicinis partibus imminebo, cibis vero, temporibus competentibus, umidis calidis et tenuioribus nutriendi sunt, acutae enim aegritudines aliter utilius gubernari non poterunt.

Form zwar keine Schwellung, aber im übrigen dieselben Symptome. Diese letztere Form pflegt die gefährlichere zu sein. Bei beiden Formen bestehen Beschwerden beim Schlucken, und die Kranken sind infolge der Verengung der Teile sowohl beim Atmen als auch beim Erbrechen gefährdet.

23. Die von dieser Krankheit Befallenen muss man wie folgt behandeln: Man sorge für ein recht großes heißes Zimmer. Durch ein kräftiges Klistier erzwingen wir Stuhlgang. Wenn das Alter der Kranken noch recht hitzig ist, nimmt man einen Aderlass an den Adern vor, die unterhalb der Zunge sichtbar sind, aber nur dann, wenn es dringend notwendig ist. Wenn nämlich keine Furcht vor einem Fieber besteht, ist von einer Blutentziehung, auch wenn schon 3 Tage seit Beginn der Erkrankung vergangen sind, nicht abzuraten. Nach unseren Erfahrungen kann man sehr oft diese gewöhnliche Erkrankung des Rachens durch Gurgeln mit folgenden Mitteln beseitigen: Man koche in Wassermet Kleie oder trockene Feigen oder zerstoßene Galläpfel oder getrocknete Rosenblätter oder Linsen oder Öl aus unreifen Oliven. Eines dieser Mittel oder gar alle koche man, wie wir sie eben zusammengestellt haben, miteinander. Auch die bei allen Ärzten erprobte Pastille des Andron hilft gut, wenn man sie mit Passum oder eingekochtem Wein verreibt und die kranken Stellen mit einer weichen Feder bepinselt. Auch ein Pulver, das man aus Rosenblüten, Faseralaun und Ofenbruch zurechtmacht, die man zusammen verbrennt, wird mit Nutzen in gleicher Weise verwendet, ebenso andere Medikamente, wie beispielsweise *anthera* (s. o. 1.52) und ähnliches, was in Verbindung mit den genannten Mitteln erprobt ist. Gleichzeitig ordne ich Erwärmungen mit Säckchen und lindernde und mildernde Umschläge auf den Rachenbereich an, entsprechend den gefährdeten Teilen, und auf die benachbarten Teile der Brust. Die Kranken sind zu den geeigneten Kranheitsstadien mit flüssigen, heißen und dünnen Speisen zu ernähren. Akute Krankheiten kann man nämlich auf keine andere Weise zweckmäßig behandeln.

VII. de apoplecticis

24. apoplectici appellati sunt eo quod veluti ictu quodam repentino percutiantur vel quod cum totius corporis frigidissimi desperatione et gravedine iaceant sine sensu, etiam haec equidem passio acuta est et temporalis, numquam penitus sociata cum chronicis, nimium sollicita, sine febribus tamen.

25. de his igitur Hippocrates noster, huius professionis auctor, ita sic sua sententia iudicavit. apoplecticos inquit graviter occupatos nullo pacto penitus curari posse, leviores attamen, licet difficile, liberari, huic etiam ego oboediens hos sic suadeo visitari ut eos quos sine sensu penitus iacentes inspexeris et nimium frigidos, anhelantes tantummodo, plena sub desperatione pronunties, quos vero leviores, ut dixi, et aliqua sensum proprium continentes sono narium respirantes, pinna prolixiore interiora faucium attingendo, si fieri potest cibos aut flegmata per vomitum provocantes curare debebimus.

sternutamentis acrioribus eorum capita commovenda sunt, unguentis vel fricamentis acrioribus et calidis omnes eorum articulos mixto nitro et pipere infundi suadeo, extremitatem vero intestini taurino felle tangendam aut pulvere stafidis agriae, quam silvaticam uvam appellant, balanos supponimus acres et thermanticos. consueverunt etenim his adiutoriis coacti scybala vel urinas vel flegmata frequenter excludere, cognoscentibus vero et respondentibus intrepide flebotomum adhibebo, si tamen nimium senes

VII. An Schlaganfall Erkrankte

24. Der Name *apoplexia* (Schlaganfall) rührt daher, dass die davon Befallenen gleichsam von einem plötzlichen Schlag niedergestreckt werden und weil sie, am ganzen Körper sehr kalt, voll Verzweiflung schwer darniederliegen. Auch ist dieses Leiden stets ein akutes und zeitlich begrenzt; es ist niemals mit chronischen Zuständen verbunden. Es ist sehr Besorgnis erregend, verläuft aber immer ohne Fieber.

25. Hippokrates, der Meister unserer Profession, urteilt über das Leiden wie folgt: »Die von einem schweren Schlaganfall Betroffenen«, sagt er, »können mit keinem einzigen Mittel geheilt werden.« In leichteren Fällen dagegen könne man, wenn auch nur mit Schwierigkeiten, Heilung bringen. Indem ich mich dieser Ansicht vollkommen anschließe, empfehle ich, so vorzugehen, dass man diejenigen Fälle, in denen man den Kranken ganz und gar bewusstlos, ganz kalt und kaum noch atmend vorfindet, als vollkommen aussichtslos bezeichnet. In leichteren Fällen aber, wie gesagt, in denen der Kranke noch bei Besinnung ist und hörbar durch die Nase atmet, muss man versuchen, durch Kitzeln des inneren Rachens mithilfe einer langen Feder womöglich Erbrechen hervorzurufen und dadurch die Speisen oder den Schleim zu entleeren.
Dann muss man den Kopf des Kranken durch kräftige Niesmittel anregen. Außerdem empfehle ich, alle Glieder des Kranken mit scharfen und heißen Salben oder Einreibemitteln einzureiben, denen Soda und Pfeffer beigemischt ist. Den After des Kranken bestreiche man mit Stiergalle oder pulverisierter Schmerwurz, die man *silvatica uva* (»Waldtraube«) nennt. Wir verabreichen scharfe und erwärmende Analzäpfchen. Durch diese Mittel bewirkt man eine häufige Ausscheidung des Kots, des Urins und des Schleims. Wenn der Kranke bei Bewusstsein ist und Antworten gibt, nehme ich – vorausgesetzt, dass er nicht zu alt ist – un-

non fuerint, sucis eos ptisanae vel alicae cum oxymeli gubernabo, aquam calidam potui dabo, cum vero transacto periculo praesenti ad paralysin, ut frequenter contingit, causa fuerit derivata, servato tempore quo de paralysi tractaturi sumus, etiam eorum ordinabo remedia.

VIII. de hydrofobicis

26. hydrofobicorum causam aliqui ex morsu canis rabiosi aliqui ex serpentum evenire asseverant, sed has origines sollicite nos scrutari superfluum est. occupatos etenim hoc morbo molesto nil iuvat originem didicisse, igitur cum initia huius manifesta fuerint passionis, emergit primo quaedam veluti inrationabilis animi desperatio repentina et frequentes iracundiae, item pigrescunt ad omnia, insomnietates vel certe somnos terribiles patiuntur, his et stomachi gravedo cum corruptela ciborum emergit, lavacrorum inconsueta vitatio, aerem serenum veluti pluviosum perhorrescunt, vitare etiam bibendi consuetudinem temptant, tum etiam quicquid liquidum et umidum horrent, solliciti ne forte vel aqua ab aliquo nominetur, at vero cum hos passio plena possederit, quantum in desideranda potione his accesserit desiderium, tantum timor in accipiendo geminatur.

27. ad haec flebotomo prius occurrendum est, si nos nulla prohibuerint cetera praeiudicia et, ut superius dictum est, quo neces-

bedenklich einen Aderlass vor. Außerdem verabreiche ich flüssigen Gersten- oder Graupenschleim mit Oxymel und gebe heißes Wasser zu trinken. Wenn aber die gegenwärtige Gefahr vorüber ist und, wie dies oft geschieht, die Krankheit in den Zustand der Lähmung übergeht, verordne ich die gegen diese Krankheit wirksamen Mittel, die wir bei der Lähmung (s. u. 2.53) besprechen werden.

VIII. An Wasserscheu Erkrankte

26. Die Wasserscheu führen die einen auf den Biss eines tollwütigen Hundes, die anderen auf Schlangenbiss zurück. Für uns ist es aber überflüssig, die Ursachen genau zu untersuchen. Den von dieser beschwerlichen Krankheit Ergriffenen bringt es nämlich keinen Nutzen, ihren Ursprung zu kennen. Das Anfangsstadium der Erkrankung wird darin offenkundig, dass zunächst eine plötzliche, der *ratio* ganz entgegengesetzte Verzweiflung des Sinns und häufige Wutanfälle ausbrechen. Die Kranken reagieren träge auf alles und leiden dabei an Schlaflosigkeit oder gar unruhigem Schlaf. Auch zeigen sich bei ihnen ein Gefühl von Schwere im Magen wie nach verdorbenen Speisen, dazu eine ungewohnte Scheu vor dem Bad. Sie verabscheuen auch heiteres Wetter, als ob es Regenwetter sei. Sie sind bestrebt, die gewohnten Getränke zu meiden. Sie schaudern überhaupt vor allem Flüssigen und Feuchten und sind ängstlich besorgt, dass von jemandem Wasser auch nur erwähnt wird. Wenn dieses Leiden zum vollen Ausbruch gekommen ist, dann ist bei den Kranken die Furcht vor der Berührung mit Wasser ebenso groß wie ihr Verlangen wächst, Flüssigkeit zu sich zu nehmen.

27. Man muss den Kranken zunächst zur Ader lassen, wenn nicht die oben genannten Umstände es verbieten, und zwar zu dem Zeitpunkt, zu dem die Notwendigkeit es erfordert. Wenn nämlich

sitas coegerit tempore, ubi enim febrium timor defuerit, etiam post tertium diem detractio sanguinis non negatur, item dabo gentianae radicis pulverem, in melicrato cocleare unum, dabo theriacam, dabo coagulum leporis tritum similiter cum melicrato, dabo etiam canum catulorum coagulum, dabo etiam cancrorum fluminalium pulverem combustorum, vulnera autem eorum a plena sanatione ut possumus differemus, admovendo medicamenta quae debent umectare et sordida eadem vulnera faciant permanere, admoveo interea etiam sanguisugas, admoveo caustica, patentia enim diu loca paulatim venenosi minime umoris poterunt prohibere digestionem, pectus eorum vel stomachum seminum chalasticis cataplasmatibus adiuvabo.

iuvabo etiam cerotario ex aloe et mastice et nardino oleo temperato, caput eorum oleo anetino vel chamaemelino tepido infundo, vomitibus frequentibus et clysteribus relevandi erunt, stomacho ventosas impono frequenter cucurbitas, et unguentis ex samsuci herba vel absinthio confectis praecordia perfricabo, cogo interea et suadeo per intervalla ad balneas ire debere, et solii fomento calido eos posse iuvari asseverabo, procurabo cibos cum soporiferis speciebus. si in tempore non deerit, etiam sagapenum aut lasar admisceo.

VIIII. de ileo, colicis, strofo

28. ileorum colicorum et strofu similis est omnibus doloris molestia, diversis attamen accidentibus separantur.

keine Befürchtung besteht, dass Fieber eintritt, ist von einer Blutentziehung, auch wenn schon 3 Tage seit Beginn der Erkrankung vergangen sind, nicht abzuraten. Sodann gibt man pulverisierte Enzianwurzel in 1 Esslöffel Wassermet. Auch Theriak gebe ich, in gleicher Weise auch zerriebenes Hasenlab in Wassermet, ebenso das Lab von jungen Hunden oder auch zu Pulver zerstoßene verbrannte Flusskrebse. Die Bisswunden der Kranken hindern wir möglichst an der Zuheilung, indem wir Medikamente anwenden, die eine Absonderung erzeugen und die schmutzigen Wunden offen halten. Gleichzeitig wende ich Blutegel und kaustische Mittel an. Dadurch nämlich, dass die Wunden lange Zeit nicht zur Heilung kommen, wird eine nur allmähliche Aufnahme des Giftstoffes ermöglicht. Auf die Brust und den Magen der Kranken lege ich mildernde Umschläge.

Auch helfe ich mit Wachssalbe, die mit Aloe, Mastix und Nardenöl zurechtgemacht ist. Den Kopf der Kranken reibe ich mit lauwarmem Dill- oder Kamillenöl ein. Ferner erleichtere ich ihn häufiger durch Brechmittel und Klistiere. Auf die Magenregion appliziere ich häufig unblutige Schröpfköpfe und massiere den Oberbauch mit Salbe, die aus Majoran oder Wermut bereitet ist. Ferner zwinge ich die Kranken, in Abständen ein Bad zu nehmen, indem ich ihnen die Versicherung gebe, dass ihnen durch die Wirkung des heißen Bades geholfen werden könne. Außerdem verabreiche ich Speisen, denen ich Schlaf herbeiführende Stoffe zusetze. Wenn die Erkrankung nicht zur rechten Zeit nachlässt, mische ich auch Sagapengummi oder Asant bei.

VIIII. Darmverschluss, Darmkolik, Unterleibschmerzen

28. Darmverschluss, Darmkolik und Unterleibschmerzen (»Krümmen«, Leibschneiden) gleichen einander in den schmerzhaften Beschwerden; sie unterscheiden sich aber durch verschiedene Symptome.

strofos est levis ventris tantummodo dolor, et levi adiutorio aut vaporum aut ventris expositione aut lavacrorum fomentatione compescitur.

colicorum vero intestini unius querella gravissima est, et frequenter lege chronica, statutis et praelinitis veluti temporibus commoventur, ut iam temporis magis molestiam quam vitae periculum reformident.

ileorum autem passio, de qua nunc nobis tractatus interponitur, acuta est et sub angusto tempore periculosa, primo quod ventris totius et stomachi ventositate tenduntur, vesicae inguinum coxarum et omnium vicinarum partium doloribus opprimuntur, scybalorum interclusione nimia conligantur. usque adeo ut etiam clystere frequenter adhibito non fimum sed ventositatem solam inutilem egerere videantur, salivarum frequenti profluvio perseveranti coguntur in nausias, ut non solum flegmata vel umores sed etiam, horribile visu, stercora cogantur excludere.

29. ad haec igitur accidentia quantis possumus adiutoriis hoc ordine succurendum est. vaporibus frequentibus et cataplasmatibus de cymini pulvere et sinonis semine temperatis immineo, iniectionibus quoque ex supradictarum specierum decoctione confectis, admiscens sucos faeni Graeci, quibus ruta viridis decoquenda erit, item etiam ex oleo roseo mixtis anserinis adipibus, aut castorei pulvere cum oleo vetustissimo, utilius si ex laurino vel Cyprino vel gleucino temperetur, utimur ventosis cucurbitis ignitioribus violentius evellentibus, et si adhuc doloris molestia perseveraverit, flebotomum adhibebo perseverando tamen fricatio-

Unterleibschmerzen (*strofi*) bestehen nur in leichten Schmerzen im Unterleib. Sie werden deshalb auch durch leichte Mittel, die den Stuhl und die Blähungen entleeren, oder durch feuchtwarme Erwärmungen beseitigt.
Darmkoliken (*colici*) aber bestehen in sehr heftigen Beschwerden dieses einen Teils der Eingeweide. Sehr häufig verlaufen sie in chronischer Weise, indem die Dauer der Erkrankung gleichsam vorher bestimmt ist, so dass sie mehr durch die lange Zeit beschwerlich als für das Leben gefährlich werden.
Darmverschlüsse (*ilei*) aber, von denen ich jetzt handeln will, sind akut und infolge des engen Zeitrahmens (für die Behandlung) gefährlich. Dies gilt, weil dabei der ganze Unterleib und der Magen durch Aufblähungen aufgetrieben wird, die Blase, Leistengegend, Hüften und alle benachbarten Teile schmerzhaft beteiligt sind und die Kotentleerung äußerst behindert ist. Dies reicht so weit, dass die Kranken trotz Anwendung von Klistieren nicht Kot, sondern unnützerweise nur Aufblähungen entleeren. Durch den häufig bestehenden fortwährenden Speichelfluss wird Übelkeit hervorgerufen, so dass die Kranken nicht nur Schleim und andere Flüssigkeiten, sondern auch – schrecklich anzusehen – Kot zu erbrechen gezwungen sind.

29. Gegen diese Symptome müssen wir mit allen zur Verfügung stehenden Mitteln auf folgende Weise vorgehen. Ich ordne häufige Erhitzungen und Umschläge aus pulverisiertem Kümmel an, mit Sinonsamen zurechtgemacht. Auch machen wir Einläufe mit einer Abkochung der genannten Stoffe, denen man Saft vom Bockshornklee beimischt, in dem man vorher grüne Rautenblätter aufgekocht hat. So nehme man auch zu dem Klistier Rosenöl, mit Gänsefett gemischt, oder Bibergeil, in ganz altem Öl zurechtgemacht, am besten in Lorbeer-, zyprischem oder Mostöl. Auch verwenden wir recht glühendheiße, durch Luftdruck wirkende Schröpfköpfe, die kräftig greifen. Wenn trotzdem die schmerzhaften Beschwerden bestehen bleiben, nehme ich einen Aderlass vor, während ich gleichzeitig mit

nibus, manibus vel sabanis calidis, scybalorum vero egerendorum causa primo eos chalastico clystere compello, qui si contemptus fuerit, in secundis acrioribus imminebo, colocynthida decoquens suco betarum et similibus ceteris aspere provocantibus.

si vero ex suspicione potionis venenosae perceptae hoc evenisse cognoveris, theriacam cum vino dare conveniet, ventrem provocabis ex lacte decocto quod schiston aliqui appellaverunt, in quo coqui facies vel dissolvi aut aloen aut scamoniam. <addes etiam adiutoria de Graeco euporiston compendiosa.>

(Der letzte Zusatz findet sich nicht in allen Codices.)

X. de spasmis

30. spasmus appellatus est ex tensione vel protractione nervorum et vicinorum musculorum cervicis quam maxime inpatienti dolore compatientis, ut etiam ad respondendum os facile aperire non possint, nam sub hoc titulo spasmi variae sunt huius passionis figurae, spasmus per omne corpus extensionem rigidam temporalem quidem habet, sub qua ita tenduntur ut sub uno schemate iacentes tensione molesta et inflexibili leneantur. quos vero pronos contractio habet, emprosthotonicos dicimus, quos autem ad posteriora reclinatos, opisthotonicos appellamus.

haec accidentia corporibus frequenter sine febribus evenire consuerunt, quae quibus supervenerint causam solvunt, supervenientes vero febribus vitae semper periculum minitantur.

der Hand oder mit heißen, groben Tüchern Frottierungen ausführe. Um aber den Kot zu entleeren, verabreiche ich dem Kranken zunächst ein linderndes Klistier. Wenn dieses aber unwirksam bleibt, dann gebe ich ein schärfer wirkendes, indem ich Koloquinten mit Betesaft und ähnlichen kräftigen Abführmitteln koche.
Wenn man aber den Verdacht hegt, dass die Erkrankung auf die Einnahme einer giftigen Flüssigkeit zurückzuführen sei, ist es angebracht, Theriak mit Wein zu geben. Auch entleere man den Unterleib durch Darreichen von abgekochter Milch, die manche *schiston* nennen und in der man Aloe oder Purgierwindensaft bis zur Lösung gekocht hat. <Man kann auch wirksame Mittel aus dem griechischen *Euporiston* hinzufügen.>

X. Krämpfe

30. Unter Krampf versteht man die Spannung und den Zug der Sehnen und der benachbarten Muskeln des Nackens, der dabei mit unerträglichen Schmerzen in Mitleidenschaft gezogen wird, so dass die Kranken den Mund nicht einfach zum Antworten öffnen können. Unter den Erscheinungen des Krampfes kommen verschiedene Formen dieses Leidens vor: Der Krampf kann zeitweilig eine über den ganzen Körper ausgedehnte Starrheit erzeugen, wodurch die Kranken so gestreckt werden, dass sie unter beschwerlicher und unaufhebbarer Spannung in ein und derselben Lage gehalten werden. Wenn die Lage infolge der Zusammenziehung eine nach vorwärts geneigte ist, bezeichnen wir sie als *emprosthotonici*. Ist die Lage aber nach rückwärts geneigt, nennen wir sie *opisthotonici*.
Diese Symptome befallen den Körper oft ohne Fieber. Wenn Fieber aber hinzutritt, wird hierdurch die Krankheit überwunden. Wenn aber umgekehrt der Krampf zum Fieber hinzutritt, ist stets das Leben gefährdet.

31. sed haec supradictae discretiones una eademque medicinae diligentia visitantur, primis diebus commodius flebotomo succurrendum est, si tamen post omnia adiutoria competentia minime praetermittas, fricamentis vel unguentis omnia loca diligentius mitiganda sunt vino et oleo temperatis, cubiculo calido et lucido procurato, nervis vero tensis et inflexibilibus fomenta vel solia ex oleo chalastico calidissimo procurabo, cucurbitas cum detractione sanguinis competenti tempore adhibebo, ventrem procurabo ex clystere simpliciore, cibis congruis et digestibilibus nutrio, ut sunt ova thermapala. buccellae candidae in aqua calida maturatae, frequenter etiam melicrato infusae inferendae erunt.

et si adiutoriis supradictis relevati etiam oris coeperint impedimento carere, malvas discoctas et minutos pisciculos anetino iuscello decoctos plena iam confidentia subministrabo, frequenter etiam cum embammate ex oenomeli temperato, lactis his copia neganda non erit, omnibus vero tensionibus post fomenta chalastica ex oleo Sicyonio inunctionem adhibebo et acopa calidiora, et cataplasmate chalastico loca diutius mitigabo, post clysterem vero chalasticum, expositis scybalis, enemate uti nos conveniet ex rutato oleo commixto castoreo, conveniet etiam locis de salibus calidis adhibere saccellos, nam et carbonibus proxime calentibus lectos et stramina calidiora procurabo, cerotaria vel acopa ex oleo Cyprino his frequenter adhibenda sunt, et adipes leonum galbano commixti par beneficium procurarunt, dabo etiam interea potiones huiusmodi, castorei pulverem cum melicrato, aliquotiens piperis quippiam intermiscens, dabo

31. Jedoch werden diese verschiedenen genannten Formen durch ein und dieselbe sorgfältige Medizin behandelt: An den ersten Tagen muss man recht vorsichtig den Aderlass anwenden, ohne ihn freilich bei allen geeigneten Mittel nachher zu vernachlässigen. Mit Frottiermitteln und Salben, mit Wein und Öl zurechtgemacht, muss man alle Stellen sorgfältig und milde einreiben. Man sorge für ein heißes und helles Zimmer. Wenn jedoch die Sehnen gespannt und unbeweglich sind, verordne ich Erwärmungen oder Bäder, mit sehr heißem linderndem Öl. Auch wende ich Schröpfköpfe mit Blutentziehung zur geeigneten Zeit an und reinige den Unterleib mit einem einfachen Klistier. Ferner verabreiche ich geeignete, leicht verdauliche Speisen, etwa weichgekochte warme Eier. Auch sollen die Kranken in heißem Wasser eingeweichte oder in Wassermet getauchte weiße Brötchen genießen. Wenn aber dank der oben genannten Mittel eine Besserung eintritt und das Hindernis in der Bewegung des Munds aufgehoben wird, verabreiche ich voller Zuversicht sehr weich gekochtes Malvengemüse und in Dillbrühe gekochte kleine Fischchen, häufig auch mit einer aus Weinmet zurechtgemachten Soße. Reichlicher Genuss von Milch ist dem Kranken zu empfehlen. Bei allen Krampfzuständen aber wende ich nach Vornahme mildernder Erwärmungen Einreibungen mit sikyonischem Öl und recht heißer Linderungssalbe an und behandle die Stellen außerdem längere Zeit in mildernder Weise mit lindernden Umschlägen. Ist sodann durch ein mildes Klistier der Kot entleert worden, ist es angebracht, noch einen Einlauf mit Rautenöl unter Zusatz von Bibergeil anzuwenden. Es ist ferner zu empfehlen, Säckchen mit heißem Salz auf die Stellen zu legen. Auch sorge ich dafür, dass das Lager und die Bettdecke durch fast glühende Kohlen recht heiß werden. Man wende häufig Wachssalben oder Linderungssalben aus Zyperöl an. Löwenfett, mit Galbanharz vermischt, wirkt ebenfalls günstig. Dabei lasse ich Getränke folgender Art reichen: Wassermet mit pulverisiertem Bibergeil und Zusatz von ein wenig Pfeffer oder in gleicher Weise Asant mit Wassermet

silfium cum pipere et melicrato similiter, dabo etiam diureticas potiones, dabo somniferas, procurabo etiam aquarum naturalium beneficia calidarum, per quae post declinationem aegritudinis his multum naturae eorum venire beneficii consuevit.

XI. de satyriasi vel impedimento usus

32. satyriasis gonorroea vel priapismus, quibus similis est sub inmoderata patratione molestia, his accidentibus disterminantur. gonorroea sine veretri extensione vel usus desiderio, spermatis affluentissima sub effusione, corpora debilitat, et per chronica tempora producitur, satyriasis vero ex certa corporis incommoditate, quae etiam mulieribus aliquando contingit, quam metromaniam aliqui appellaverunt, et desiderium insatiabile et tensionem particulae cum assidua patratione avidissimam facit, et licet sine febribus attamen inter acutas et temporales aegritudines numeratur, hanc passionem priapismon aliqui appellaverunt.

33. sic itaque curandi erunt qui sub utriusque cognomentis aegrotant, fricatione palaestrae per initia omne eorum corpus exerceo, post identidem penitus quiescendum est. vapores stypticos frequentius supponimus sub tegmine vel munimine totius corporis bene disposito, unguo sub vapore calefactum ex acacia vel hypocystide cicutae herbae suco contrita et resoluta, tunc ipsis parti-

und Pfeffer. Ferner gebe ich diuretisch wirkende Getränke, ebenso Schlaf erzeugende. Außerdem empfehle ich auch die Anwendung von natürlichen heißen Wässern, denn durch diese kann man gewöhnlich für die Erkrankten nach Rückgang der Krankheit viel Nutzen zur Herstellung des natürlichen Zustands erzielen.

XI. Satyriasis oder Behinderung des Geschlechtsverkehrs

32. Die Satyriasis, die Gonorrhoe oder auch Priapismus, die sich in der Beschwerde eines unmäßigen Zwangs zur Ausübung des Geschlechtsverkehrs ähneln, unterscheiden sich durch folgende Symptome: Die Gonorrhoe tritt ohne Ausdehnung des Geschlechtsgliedes und ohne Verlangen nach Geschlechtsverkehr auf, dagegen mit einem außerordentlichen Samenfluss; sie schwächt den Körper und zieht sich in chronischer Weise hin. Die Satyriasis aber entsteht aus einer bestimmten Schädigung des Körpers und befällt auch manchmal die Frauen; in diesem Fall nennen einige Ärzte sie *metromania*. Sie zeigt sich in einem unstillbaren Verlangen, einer Spannung in den Geschlechtsteilen und heftiger Begierde bei fortwährender Ausübung des Geschlechtsverkehrs. Die Erkrankung verläuft zwar ohne Fieber, wird aber dennoch zu den akuten und vorübergehenden Erkrankungen gerechnet. Von manchen wird das Leiden auch Priapismus genannt.

33. Die Kranken, die unter diesen beiden Arten von Symptomen leiden, müssen nun wie folgt behandelt werden: Im Anfangsstadium setze ich den ganzen Körper der Kranken durch Frottierungen in der Palästra in Bewegung. Danach lasse ich ihn sich ganz und gar ausruhen. Sodann lassen wir auf den sorgfältig zugedeckten und geschützten Körper öfter Dampf von zusammenziehend wirkenden Mitteln einwirken. Den unter dem Dampf erhitzten Körper reibe ich dann mit Akazien- oder Zistrosenwürgersaft ein, im

bus durarum superaddimus fricationem manuum vel sabanorum paulo asperiorum, cibos stypticos omnes cum aceto ministrabo, vitans calidos et qui inflationem possint concitare corporibus, hi etenim frequenter usum erigere Venerium consuerunt, sic etiam potus subministrandus erit, sed tamen omnia haec mediocriter et rarius exhibenda sunt, ut ex hoc veluti famem vel sitim procurare possimus.

si vero passionis huius molestia diutius perseveraverit, ut et tensio et desiderium inpatientissime protendatur, lamminam plumbi renibus et partibus vicinis appono, nam et ventosis cucurbitis assiduis eadem loca fatiganda sunt, dropaces quoque imponendi erunt, ab omnibus carnosis cibis et mullum nutrientibus abstinendi sunt, ab odoribus bonis vel thymiamatibus, ab aspectu vel communione pulcrarum penitus figurarum, ut neque tangendi neque visendi eis copia praebeatur.

34. quibus vero aut aetatis vergentis defectione aut morbis locis residentibus veluti partes frigantes usus Venerii officium pernegarint, tunc ita contrario his adiutoriis famulabor. convenit exercitio uti mediocri, convenit in modum palaestrae manibus fricari femineis, molli et delicata virtute innitentibus. fricationibus inquam quam maxime locorum inferiorum inguinum et femorum unguentis calidioribus et mordentibus nitri vel piperis vel euforbii vel similium specierum, quae erigendo vaporem desi-

Saft des Wasserschierlings verrieben und gelöst. Darauf frottieren wir die Teile selbst kräftig mit der Hand oder ziemlich groben Tüchern. Ich verarbreiche ausschließlich zusammenziehende Speisen mit Essig, verbiete heiße Speisen und solche, die eine Aufblähung des Körpers hervorbringen könnten, denn diese pflegen häufig auch den Geschlechtstrieb anzuregen. In gleicher Weise ist auch die Getränkeaufnahme zu regeln; alles ist jedoch in mittelmäßiger Menge und nicht zu häufig zu anzuwenden, damit wir damit gleichsam Hunger und Durst erzeugen können.

Wenn aber diese leidvolle Beschwerde längere Zeit andauert, so dass die Spannung und die Begierde in ganz unerträglicher Weise wächst, dann lege ich eine Bleiplatte auf die Nierenregion und die benachbarten Stellen. Zugleich muss man die Stellen anhaltend mit durch Luftdruck wirkenden Schröpfköpfen behandeln. Auch lege man Pechpflaster auf. Die Kranken müssen sich ferner aller Fleischspeisen und aller stark nährenden Speisen enthalten, ebenso müssen sie alle Wohlgerüche und Räucherwerk meiden, ferner ganz und gar auch den Anblick und die Gegenwart schöner Bildwerke, so dass ihnen keine Gelegenheit gegeben wird, sie zu berühren und zu betrachten.

34. Wenn aber durch Nachlassen der Kräfte bei zunehmendem Alter oder infolge von Krankheitsresten an den Stellen die Geschlechtsteile gleichsam schlaff sind und ihren Dienst zum Geschlechtsverkehr versagen, dann muss man die den vorigen entgegengesetzten Mittel einsetzen. Es ist dann angebracht, mittelmäßige körperliche Übungen vorzunehmen und in der in den Palästren üblichen Weise Frottierungen mit weicher Hand ausführen zu lassen unter Anwendung zarter und weicher Kraft; Frottierungen hauptsächlich an der unteren Leistengegend und an den Oberschenkeln, und zwar mit recht heißen und beißenden Salben aus Soda, Pfeffer, Wolfsmilch oder ähnlichen Stoffen, die Dampfhitze erzeugen und geneigt sind, das Verlangen nach

derium vel usum Venerium valeant ministrare, etiam ex his dropaces adhibebo renibus vel inguinibus, et eosdem balanos, cibis calidioribus utar inflantibus vel erigentibus membra frigentia, ut est vinum boni odoris vel oenomeli alica amylum, pinus nuclei, porri erucae bulbi, ova recentia etiam et similia quae per potiones accepta virile semper officium reparaverunt, reparatum est et pipere, satyrio et scinco et erucae semine, etiam ceteris adiutoriis par beneficium ministrantibus, quae quam maxime in libro fysicorum commodius disponimus.

interea eos quiscere convenit non solum noctis spatio verum etiam diei, uti plumis et mollioribus opertoriis vel straminibus convenit, interea puellarum speciosarum vel puerorum simile servitium procurandum est. uti sane lectionibus animum ad delicias pertrahentibus, ut sunt Amphipolitae Philippi aut Herodiani aut certe Syrii Iamblichi, vel ceteris suaviter amatorias fabulas describentibus.

XII. de cardiacis qui etiam diaforetici

35. licet quam plurimorum sententiae ita definierint, sicuti haec eadem professio nominis attestatur, cordis vitio is hanc aegritudinem fieri, eis ego attamen non facile adcommodabo consensum, numquam etenim claruit indicium manifestum quod attemptari in aliquo naturam cordis intellegeremus. est autem totius corporis et virium plena resolutio quam cardiacam diaforesin appellamus, quam sudor viscosus et frigidus perseverans interemptis viribus

Geschlechtsverkehr hervorzurufen. Pechpflaster aus den gleichen Stoffen lege ich auf die Nieren- oder die Leistengegend und verwende auch Analzäpfchen aus denselben. Ferner verabreiche ich recht heiße Speisen, die Hitze erzeugen und die schlaffen Glieder aufrichten, etwa wohlriechenden Wein, Weinmet, Graupenmehl, Pinienkerne, Lauch, Rauken, Zwiebeln, auch frische Eier und ähnliche Dinge, die, als Getränk genossen, die männliche Kraft wieder herzustellen vermögen. Hierzu dienen auch Pfeffer, Saturei, Skink, Raukensamen und eine Anzahl anderer in gleicher Weise wirkender Stoffe, die wir aber besser im Buch über *Fysica* anführen wollen.

Dabei nützt es, die Kranken nicht nur in der Nacht, sondern auch am Tag ruhen und dazu ein Federbett mit weichen Kissen benutzen zu lassen; auch sorge man für Bedienung der Kranken durch wohlgestaltete Mädchen oder Knaben. Auch sollen die Kranken sich mit Lektüre beschäftigen, die ihr Gemüt zum Vergnügen hinlenkt, darunter die des Philippus Amphipolita, des Herodianus oder gar des Iamblichus von Syrien, oder mit anderen Autoren, die in angenehmer Weise Liebesgeschichten schreiben.

XII. Am Herzen Erkrankte, auch *diaforetici* genannt

35. Die meisten Autoren definieren diese Krankheit so, wie es die obige Bezeichnung bezeugt, nämlich dass sie aus einem Fehler des Herzens entstehe. Ich kann ihnen nicht einfach in meiner Meinung beistimmen. Es besteht ja nirgends ein offenkundiges Anzeichen, aus dem man erkennen könnte, dass der normale Zustand des Herzens bei dieser Krankheit irgendwie angegriffen sei. Bei der Krankheit, die wir *cardiaca diaforesis* nennen, handelt es sich vielmehr um eine völlige Erschöpfung der Körperkräfte. Auch wird neben der Schwächung der Kräfte eine anhaltende Absonderung kalten klebrigen Schweißes offenkundig. Diesen Erscheinungen

manifestat, praeeuntibus attamen acutis febribus et flammarum interiorum ardoribus, quem aliqui causon appellaverunt. haec igitur passio frequentius iuvenibus quam ceteris aetatibus evenire consuevit, in augmento aegritudinis hoc est circa diem sextum et quam maxime eo tempore quo aestas calidior incanduerit.

36. licet ergo in omnibus generaliter praemonuerimus ad malarum aegritudinum necessitates gubernandas temporibus serviri debere, attamen magna vi et periculo interposito dum sudoris illius emerserit iniquitas cum virium defectu et ex eo praesens vitae periculum, tunc confusis et praetermissis temporum rationibus adiutoriis circumvallantibus imminemus, et nunc cubiculum frigidum nunc lectum straminibus veteribus lineis dispositum, nunc flabella <ordinamus>. nunc quoque pannos nardo et vino infusos praecordiis eorum inordinate imponimus. cataplasmata vero frigida et styptica imponenda sunt eorum praecordiis strychnum aut aizoon aut rubos aut Thebaicos dactylos aut caducum mali granati vel oenanthes habentia, certissimum est etenim singularum specierum quemquam medicum bene merita cognoscentem etiam temperiem vel commixtionem adiutoriorum posse disponere.

faciem ergo eorum ex pusca frigida vel vino styptico fomentabo, pulveribus aspergo membra sudantia murtae vel rosarum foliis siccis contusis et cribellatis, gypsi Naxii, mannae turis, gallarum, omnibus singulis tunsis et commixtis cum vino styptico vel eius faecibus, simul mixtis odoribus bonis vel thymiamatibus vires labentes et membra deficientia reparabo, articulos eorum oleo cucumeracio vel nimis vetusto, mixto pulvere nitri vel piperis, pyrethri vel adarces, vel urticae seminis defricabo vel infundo, quo calorem ingenitum emorientem reparare quatenus valeamus,

gehen akutes Fieber und brennende innere Hitze voran, die von manchen Brennfieber (*causon*) genannt wird. Dieses Leiden tritt öfter im jugendlichen als im späteren Alter auf und im Stadium der Zunahme der Krankheit, das heißt um den 6. Tag und meist zu einer Zeit, in der die Fieberhitze steigt.

36. Wenn wir nun auch den allgemeinen Grundsatz aufgestellt haben, dass man bei der Behandlung schlimmer Krankheiten die Krankheitsstadien beachten müsse, so müssen wir doch beim Eintritt einer heftigen und großen Gefahr, wenn jener schlimme Schweiß ausbricht, Kräfteverfall eintritt und infolgedessen das Leben für den Augenblick gefährdet ist, die *rationes* der Krankheitsstadien durcheinander sein lassen, sie übergehen und die Krankheit energisch angreifen. Nun <verordnen> wir ein kaltes Zimmer, ein mit Decken aus altem Leinen bereitetes Lager und Fächer. Nun legen wir mit Nardenöl und Wein getränkte Lappen regellos auf den Oberbauch des Kranken. Außerdem sind auf den Oberbauch kalte und zusammenziehende Umschläge aufzulegen, die Nachtschatten, Hauslauch, Brombeeren, thebanische Datteln, reife Granatäpfel oder Bibernelle enthalten. Sicherlich kann jeder Arzt, da er die Wirkung jedes einzelnen dieser Stoffe kennt, auch die Zubereitung und Mischung der anzuwendenden Mittel angeben.
Ich pflege das Gesicht der Kranken mit kühler Pusca oder herbem Wein. Die schwitzenden Glieder bestreue ich mit Pulver von zerstoßenen und durchgesiebten Myrten- oder Rosenblättern, Gips aus Naxos, Weihrauch und Galläpfeln; alle diese Stoffe werden einzeln zerstoßen und sodann mit herbem Wein oder Weinbodensatz gemischt. Zugleich menge ich wohlriechende Stoffe und Räucherwerk hinzu, um die schwindenden Kräfte und die erschlafften Glieder anzuregen. Die Gelenke der Kranken reibe ich mit recht altem Gurkenkernöl ein, dem ich Pulver von Soda, Pfeffer, Bertramswurz, Adarkes oder Brennnesselsamen beimische; durch diese Mittel ist man imstande, die schwindende angeborene Wärme wie-

nutriam sucis modicis sed frequentioribus, frigidis tamen, quibus sudoris feralis nimietate vires emorientes exsuscitem, nutrio potando, ut potero, nutrio similiter per clysterem vel alicae vel ptisanae sucis, ut supra dixi, in quibus ungulas porcorum usque in plenam earum decoctionem concoqui suadeo, aquam frigidam similiter per intervalla subministrabo, et si aetatis adhuc vapor calidior coegerit, nivatas non aspernabor.

XIII. de cholera

37. cholera passio molesta sub angusto tempore sollicita omnibus acutis aegritudinibus velocior, nam haec sub unius diei spatio frequenter, ut experti sumus, vitae terminum fecit, dum subitanei vomitus, ventris quoque innumerae effusiones, sub dolore nimio praecordiorum vel totius corporis interiorem omnem saepe substantiam effuderunt. est etiam hoc simile in diarroea periculum, sed eo distat quod diarroici sola ventris molestia et sub longo tractu temporum aliquotiens fatigantur, cholera vero ex utrisque effusionibus saepe et sub angusto tempore homines pernecavit.

38. ergo cum interiora praecordiorum umorum minacium prius occupaverit conglobatio, ut thlipsis vel angustias, nimios quoque dolores efficiat, tunc nos aquam calidam in tempore porrigentes per vomitus eis procurabimus digestionem, at cum se tandem eorum impetus torrens et repentinus eruperit ut ex utrisque terribi-

derherzustellen. Ich verordne ferner eine häufige Aufnahme mäßiger Mengen flüssiger Nahrung. Sie muss kalt sein, um dadurch die infolge der übermäßigen Absonderung des verderblichen Schweißes schwindenden Kräfte anzufachen. Soweit es möglich ist, ernähre ich den Kranken durch Getränke, in gleicher Weise durch ein Klistier von Graupen- oder Gerstenschleim, in dem ich Schweinsklauen bis zur völligen Auflösung zu zerkochen empfehle. In Abständen lasse ich in gleicher Weise kaltes Wasser trinken, und wenn heftige Sommerhitze dazu zwingt, verschmähe ich Schneewasser nicht.

XIII. Brechdurchfall

37. Brechdurchfall (*cholera*) ist eine beschwerliche Erkrankung, die sich in kurzer Zeit ausbildet und schneller als alle anderen akuten Krankheiten verläuft, denn nach meiner Erfahrung setzt dieses Leiden häufig im Verlauf eines einzigen Tages dem Leben ein Ende, indem die Kranken infolge plötzlichen Erbrechens und unzähliger Entleerungen des Unterleibs bei gleichzeitigen heftigsten Schmerzen im Oberbauch oder im ganzen Körper oft dessen gesamten Inhalt von sich geben. Dieselbe beschwerliche Erscheinung kann auch bei dem einfachen Durchfall auftreten, doch besteht der Unterschied darin, dass beim Durchfall die Beschwerden allein am Unterleib auftreten und sich meist über eine längere Zeit hinziehen, während beim Brechdurchfall die Entleerungen in doppelter Weise erfolgen und die Kranken in kurzer Zeit töten.

38. Wenn nun also der innere Oberbauch von einer Anhäufung schädlicher Säfte ergriffen wird, so dass ein Gefühl von Druck und Enge und gleichzeitig sehr heftige Schmerzen entstehen, dann reichen wir zunächst zur rechten Zeit den Kranken heißes Wasser und bewirken durch Erbrechen eine Entleerung. Wenn aber ein Anfall der Krankheit heftig und plötzlich mit Schrecken

lis effundatur, sic si possumus ita praesens periculum removemus, oleo calido omne eorum corpus infundamus, articulos fasciolis adstringamus, nervos omnes et loca contrahentia lanis infusis eodem oleo calidissimo muniamus, utimur quoque etiam cerotrario ex nardino oleo vel Cyprino aut glaucino aut irino temperato, si vero interceptis viribus plena fuerit desperatio, odores vel thymiamata his propter reparationem adhibebimus, cibos dabimus competentes, sucos lentis cum aceto, ova sic apala, uvam fabriciam, buccellas mero infusas, ungulas porcorum vel iuscellum gallinarum, concoques strychnum vel aizoon aut rubum, dabo potum frigidum, dabo nivatam, columbos matri subductos, his etiam perdices eodem modo convenit ministrari, cataplasmata vero omnia adhibenda sunt quae diaforeticis ordinata sunt, febribus vero interpositis consideratis temporibus serviendum est. intentius tamen effusionum sollicitudini militabo, in quibus saepe etiam sanguinis supervenientis effusio vitae periculum procuravit.

erregenden Entleerungen beider Art (Erbrechen und Durchfall) ausbricht, dann beseitigen wir, wenn wir es überhaupt können, die vorhandene Lebensgefahr auf folgende Weise: Wir bestreichen den ganzen Körper der Kranken mit heißem Öl, umwickeln die Glieder fest mit Binden und hüllen alle Sehnen und anderen Stellen, die (krampfhaft) zusammengezogen sind, mit Wolle ein, die ebenfalls mit sehr heißem Öl getränkt ist. Wir nutzen auch eine aus Nardenöl, zyprischem, Most- oder Schwertlilienöl zurechtgemachte Wachssalbe. Wenn aber die Kräfte erschöpft sind, und der Zustand ganz verzweifelt ist, wenden wir zur Anregung wohlriechende Stoffe und Räucherwerk an. Dabei geben wir geeignete Nahrung: Linsenbrei mit Essig, weiche Eier, gleichfalls in Essig, in Rauch getrocknete Trauben, in reinem Wasser eingeweichte Brötchen, Schweinsklauen oder Hühnerbrühe. Man koche in dieselbe Nachtschatten oder Hauslauch oder Brombeeren hinein. Ich gebe außerdem kalte Getränke, ich gebe Schneewasser und ganz junge Tauben. Auch ist es geeignet, als Nahrung Rebhühner zu verabreichen. Ferner verwendet man alle die Umschläge, die ich bei den *diaforetici* (s. o. 2.35) verordnet habe. Wenn aber Fieber auftritt, muss man bei der Behandlung auf die Krankheitsstadien achten. Jedoch muss man mit noch mehr Sorgfalt die besorgniserregenden Ausleerungen behandeln, da häufig durch den damit verbundenen Blutabgang Lebensgefahr droht.

39. transactis acutis passionibus quae sub certa lege aegritudinum propriarum aliqua febribus comitantibus publicatae sunt, ad chronica descendimus, quibus aliquando febres supervenientes sub longo tractu passionum veluti temporales commotiones assimulant <quam medici epithesin appellaverunt>.

etiam in ipsis ordinem dispositum custodientes initium nunc de capitis querellis vel accidentibus sortiemur.

XIIII. de querellis capitis

40. querellae capitis variis frequenter ex accidentibus superveniunt, ut aliquando de vapore aliquando de frigore vel de ceteris rationibus accidere videantur.
igitur quando de vapore dolor insederit capiti, tunc accidente illo dolore cum vapore quodam et venarum inflatione concutitur, tunc oculi sanguinei, tunc etiam insomnietates nimiae procurantur.

his gremialis olei infusio adhibenda erit, quae si forte minus dolorem compescuerit, oleum roseum adhibemus. cuius si copia defuerit, gremialis supra dicti quattuor partibus rosei una erit et aceti una admiscenda.

si vero maior vis vaporis frigidiora exegerit adiutoria, superaddimus oxelaeo aut polygoni sucum aut arnoglossi aut portulacae aut uvarum inmaturarum. quiescere autem debebunt locis frigi-

Zweiter Teil: Chronische Krankheiten

39. Nachdem ich die akuten Krankheiten behandelt habe, die sich durch Fieberanfälle zu erkennen geben, welche nach einer gewissen Gesetzmäßigkeitdie einzelnen Erkrankungsformen begleiten, will ich nunmehr zu den chronischen Krankheiten übergehen. Auch bei diesen treten manchmal Fieber auf und täuschen in dem lange sich hinziehenden Leiden gleichsam vorübergehende Anfälle vor. <Diesen Zustand nennen die Ärzte *epithesis.*>
Indem wir auch bei diesen Krankheiten die angeordnete Reihenfolge beachten, wollen wir nunmehr den Anfang mit der Darstellung der Krankheiten oder Symptome des Kopfs machen.

XIIII. Kopfschmerzen

40. Kopfschmerzen entstehen aus verschiedenen Unfällen. Sie treten etwa manchmal infolge von Dampfhitze, manchmal infolge von Kälte oder aus anderen *rationes* auf.
Wenn nun der Kopfschmerz infolge von Dampfhitze im Kopf Platz genommen hat, wird der Kranke von Schmerzen heimgesucht, die mit einer gewissen Dampfhitze und einer Aufblähung der Adern einhergehen. Dabei sind dann die Augen gerötet und gleichzeitig besteht eine sehr starke Schlaflosigkeit.
Bei diesen Kranken muss man eine Einreibung mit frischem Öl vornehmen. Wenn durch diese die Schmerzen nicht beseitigt werden, verwende ich Rosenöl. Wenn hiervon nicht genügend vorhanden ist, mische man 4 Teile von dem genannten frischen Öl mit 1 Teil Rosenöl und 1 Teil Essig.
Wenn aber die stärkere Gewalt der Dampfhitze die Wirkung der kühlenden Mittel überwiegt, fügen wir zu einer Mischung von Essig und Öl den Saft von Blutkraut, Wegerich, Portulak oder unreifen Trauben hinzu. Man lasse außerdem die Kranken an

dis, quorum pavimentis spargenda erunt folia viridia aut rubi aut murtae aut hederae, quae et grave olentia non sint et competenter infrigidare sufficiant.

41. si vero de frigore caput fuerit inquietatum, tunc gravedo quaedam cum torpore venarum et interceptione contingit, tunc effusio lacrimarum, tunc falsi somni graves et insuaves existunt.

hos anetino oleo vel rutato calido conveniet fomentari, et si superaddi aliquid adiutorio debere caloris adverteris, aut agrestis cucumeris radix aut euforbium vel certe castoreum superaddendum est. nam et laurinum oleum vel irinum vel gleucinum similiter adhibendum est.

42. quibus autem exhalatione inferiorum, quam anathymiasin appellamus, caput fuerit sollicitatum, tunc ille dolor per intervalla subcutiens cum saltu quodam venarum caput sollicitat, tunc quam maxime vertigines, tunc oculorum obscuritates emergunt, querellis attamen aliquibus pulsantibus etiam et praecordiorum loca.

his ergo primo ventris purgatio procuranda est et cubiculi temperies providenda et ad relevationem eius post cibos vomitus provocandus et sternutamenta frequentia, si tamen nullum febrium indicium intervenerit, caput vero oleo dulci calido adiuvandum est, cui aceti quippiam misceri debebit, ut illius supervolantis ad superiora vaporis inquietudo aliquatenus reprimatur, somni arcendi sunt diurni quam maxime et ciborum

kühlen Orten ruhen und bestreue ihr Lager mit grünen Blättern von Brombeeren, Myrten oder Efeu, die keinen starken Geruch verbreiten und in geeigneter Weise kühlend wirken.

41. Wenn dagegen infolge von Kälte die Kopfbeschwerden auftreten, dann zeigt sich dies in einer gewissen Schwere, die mit Erstarrung und Stockung in den Adern einhergeht. Dabei besteht Tränenfluss und trügerischer, schwerer und nicht erquickender Schlaf.
Die hieran leidenden Kranken muss man mit heißem Dill- oder Rautenöl erwärmen, und wenn man glaubt, ein Wärme erzeugendes Mittel hinzufügen zu müssen, dann nehme man Wurzeln der Feldgurke oder Wolfsmilchkraut oder gar Bibergeil. Auch kann man Lorbeer-, Schwertlilien- oder Mostöl in gleicher Weise anwenden.

42. Wenn aber die Kopfschmerzen durch die nach oben steigenden Ausdünstungen der unteren Teile (Blähungen), die man *anathymiasis* nennt, hervorgerufen werden, dann zeigt sich dies darin, dass jener Schmerz in Intervallen auftritt und mit einem gewissen lästigen Klopfen in den Adern einhergeht. Dabei treten dann sehr häufig Schwindelanfälle und Verdunkelungen der Augen auf, manchmal auch ein lästiges Pulsieren im Oberbauch. Bei dieser Erkrankung muss man zuerst für eine Entleerung des Unterleibs sorgen und für eine richtige Temperierung des Zimmers. Zur Erleichterung der Kranken rufe man nach der Mahlzeit Erbrechen hervor und verabreiche häufig Niesmittel, wenn diese nicht durch vorhandenes Fieber gegenangezeigt sind. Dabei reibe man den Kopf mit süßem heißen Öl ein, dem man ein wenig Essig beimischen muss, damit jene nach den höheren Teilen strebende lästige Dampfhitze nach anderen Körperregionen hin niedergedrückt werde. Man verbiete das Schlafen am Tag nach Möglichkeit und untersage das Genießen von Speisen vor dem

prohibenda praesumptio, frequenter enim haec vitia indigestionis causa emergente contingunt.
nam et doloris tunc aliquando nimietate subita vocis interclusione periclitantur, quibus hoc pacto subveniemus, si eo tempore vomentibus, post continuo eorum auribus oleum irinum vel anetinum vel nardinum infundatur, capiti etiam ex his fomenta calidiora exhibeantur.

43. si vero ex vini potione caput fuerit dolore pulsatum, quod natura vini frequenter evenire consuevit, ea conveniet adhiberi quae is adhibentur quibus ex anathymiasi caput fuerit, inquietatum, olei etiam rosei fomentum est applicandum, his lavacra serotina permittenda sunt, somni vel quiescendi patientia procuranda, tunc cibi competentes, ut ptisanae sucus et ova recentia, panes mundi ex aqua calida, caules decocti, aquae calidae potio et lactucarum beneficium frigidarum, his etenim adiutoriis adhibitis vaporis ad caput ascendentis deprimi inportunitas consuevit.

sed quoniam his causis aquae calidae potionem diximus beneficium ministrari, frequentius intendendum est ne ex ea resolutio stomachi procuretur, quae si evenerit, tunc apiorum vel Cydoniorum decoctione vini species imitanda est, quae stomachum valeat reparare, omni modo dactyli omnes vitandi sunt, specialiter enim naturae suae contrarietate caput inquietare consueverunt sin vero somni suavis potiti non fuerint, tunc ad lavacra calida protinus festinandum est, in quibus ore aquam calidam in cellis calidioribus sustinentes vaporem omnem transigant lavacrorum,

Schlafen. Häufig tritt dieses Leiden nämlich infolge von vorhandenen Verdauungsstörungen auf.
Manchmal sind sie dann auch durch mit sehr heftigen Schmerzen durch eine plötzliche Lähmung der Stimme gefährdet. In diesem Fall geht man in der Weise vor, dass man den Kranken sogleich erbrechen lässt, sodann sogleich in seine Ohren Schwertlilie-, Dill- oder Nardenöl träufelt und mit den gleichen recht heißen Mitteln Erwärmungen des Kopfs vornimmt.

43. Wenn aber als Folge von Weingenuss heftige Kopfschmerzen auftreten – was die Natur des Weins häufig zu verursachen pflegt –, ist es günstig, die gleichen Mittel anzuwenden, die man bei Kopfschmerzen benutzt, die infolge der *anythamiasis* (s. o. 2.42) entstehen. Auch ist eine Erwärmung mit Rosenöl vorzunehmen. Man erlaube den Kranken auch Bäder spät am Abend, um ihnen dadurch Schlaf oder doch Ruhe zu verschaffen. Auch verabreiche man geeignete Speisen wie Gerstenschleim und frische Eier, Feinbrot, in heißes Wasser getaucht, abgekochte zarte Gemüse, heißes Wasser als Getränk und den wohltuend kalten Lattich. Durch die Anwendung dieser Mittel vermag man gewöhnlich die lästige zum Kopf aufsteigende Dampfhitze zu beseitigen. Da wir nun das Trinken von heißem Wasser bei diesem Leiden als ein günstig wirkendes Mittel empfohlen haben, ist öfter darauf zu achten, dass nicht etwa dadurch eine Schwächung des Magens erzeugt wird. Wenn eine solche aber dennoch eingetreten ist, muss man aus einer Abkochung von Sellerie oder Quitten ein dem Wein ähnliches Getränk bereiten, das heilsam auf den Magen wirkt. Unter allen Umständen sind Datteln zu vermeiden, denn durch die ihnen eigentümliche schädliche Wirkung pflegen sie den Kopf zu beunruhigen. Wenn die Leidenden aber keinen Schlaf finden können, muss man schleunigst zu einem Bad übergehen, indem man sie in Schwitzzellen den Dampf auch mit dem Mund einatmen und so von der Wärme des Wassers sich

si ad ciborum continentiam, frequentiam lavacrorum et cetera supradicta adiutoria minus fuerint relevati, olei tunc rosei ulterius adiutorium evitandum est et chamaemelini vel anetini est beneficium appetendum.

44. si vero causis veluti incertis caput doluerit, fronti linimenta haec superadhiberi suadeo omnibus superioribus adiutoriis observatis, cornu cervini combusti cinis cum oleo roseo contritus fronti adhibetur, nam et lapathi folia viridia cum gallarum pulvere trita et ex aqua similiter inlinita iuvabunt. sic iris Illyricae pulvis cum aceto inlinitus praestat, et ellebori albi pulvis mixtus cerotario olei rosei in fronte impositus, et acaciae pulvis mixtus similiter cerotario sic medetur.

item etiam hemicraniis haec sunt adiutoria adhibenda, sinapi tritum, et urticae semen ex aequo cum aceto terentes saepe adhibemus, nam et euforbii quippiam superadiecimus, quibus de frigore nimio causas doloris intelleximus commoveri, his etiam gargarismata frequentissime profuerunt ex decoctione pyretri, cuius vapor naribus si hauriatur continuo medetur, et fumigia eodem modo iuvare cognovimus, si melanthium cum fimo bovis vel asini carbonibus impositum naribus hauriatur.

nam et unguenta haec, ut experti sumus, capitis dolorem sedant, oniscos quos porcelliones appellamus, si in oleo decoqui facias et ex eo tepido caput infundas, sic peristereon herba oleo infusa medetur, et si storacem oleo resolvas tepido et ex eo caput infundas, multum iuvabit.

ganz durchdringen lassen. Wenn aber trotz Zurückhaltung beim Essen, häufiger Bäder und der übrigen genannten Mittel keine Erleichterung eintritt, muss man weiterhin die Anwendung von Rosenöl vermeiden und statt dessen Kamillen- oder Dillöl benutzen.

44. Wenn aber die Kopfschmerzen aus unbekannten Ursachen auftreten, dann empfehle ich, unter Beachtung aller oben erwähnten Mittel außerdem folgende Einreibemittel anzuwenden: Asche von verbranntem Hirschhorn wird mit Rosenöl verrieben und auf die Stirn aufgebracht. Auch das Bestreichen mit grünen Blättern vom Sauerampfer, die man mit pulverisierten Galläpfeln in Wasser verreibt, hilft in gleicher Weise. Gleichfalls wirken Einreibungen mit einer Mischung von illyrischem Schwertlilienpulver und Essig. Ferner hilft das Aufstreichen einer Mischung von pulverisierter reiner Nieswurz, mit einer Rosenöl-Wachssalbe, oder man mischt Akazienharzpulver mit Wachssalbe und verwendet es in gleicher Weise.
Bei *hemicrania* (Migräne) muss man folgende Mittel anwenden: Häufig benutzen wir zerriebenen Senf und Brennnesselsamen, zu gleichen Teilen mit Essig verrieben. Auch fügen wir ich ein wenig Wolfsmilch hinzu, wenn wir als Ursache des Leidens eine heftige Erkältung erkennen. In diesem Fall hat sich sogleich ein Gurgelwasser aus einer Abkochung von Bertramswurz als nützlich erwiesen; auch wenn man den heißen Dampf durch die Nase aufzieht, hilft dies sogleich. Dass auch Räucherungen auf dieselbe Weise helfen, haben wir erkannt, wenn man Schwarzkümmel mit Rinder- oder Eselkot, auf Kohlen aufgelegt, mit der Nase einatmet. Aber auch folgende Salben beseitigen nach unserer Erfahrung den Kopfschmerz: Man lässt Kellerasseln in Öl aufkochen und reibt mit dem noch lauwarmen Öl den Kopf ein. Ebenso hilft auch Taubenkraut in Öl gekocht. Gleichfalls ist es gut, wenn man Styrax in lauwarmem Öl auflöst und damit den Kopf bestreicht.

sunt et cetera adiutoria polyploca quae multarum specierum congregatione compecta sunt, ut trocisci diversi, emplastra vel antidota vel cetera quae ex variis virtutibus componuntur, sed haec magis facilia adiutoria adhiberi suadeo, quae sufficere arbitror causis supradictis capitis et querellis.

45. in dialimmate vero hoc est intervallo temporis quo causae vel passiones chronicae publicantur, cum quiescente dolore causa latet, dum commotionibus veluti transactis aeger sollicitus alias iterum reversuras attonitus formidat, tunc catholicis adiutoriis imminendum est, quibus secundum naturam sanitatem reformando securus confidat commotiones minime profecturas, ergo omnibus querellis vel causis capitis indifferenter hoc temporis intervallo uno eodemque modo haec est cura et diligentia ministranda, omnibus hic modus est impendendus, vini continentia supradictis omnibus querellis capitis prodest, lactis aeque similiter acceptio fugienda est, quam maxime si cum febribus doleant. nam et dactylorum omnium multo magis, ventris purgatio frequentissima procuranda est, fricatio totius corporis quam maxime inferiorum partium femorum vel surarum, quibus exercitio calefactis ex superioribus causam omnem devocare valeamus, apoflegmatismos quibus caput purgandum erit convenit adhibere, convenit de naribus vel ex fronte sanguinis eos detractione relevari, nam et post rasuram capitis cucurbitas cum scarifatione saepe adhibuimus, cui <et> emplastrum infra scriptum convenit.

Es gibt außerdem eine Anzahl komplexer Heilmittel, die aus vielerlei Zutaten zusammengesetzt sind, wie beispielsweise verschiedene Pastillen, Pflaster, Antidote und andere, die aus verschieden wirkenden Stoffen bereitet werden. Jedoch empfehle ich mehr, die einfachen Mittel anzuwenden, die nach meiner Ansicht bei den eben angeführten Schmerzen und anderen Beschwerden des Kopfs genügen.

45. Durch das Vorhandensein von (schmerz)freien Intervallen wird das Kopfleiden als chronisches Übel offenbar. Wenn nun die Beschwerden ruhen, die Krankheit latent ist, und der Kranke mit Besorgnis und Angst einen neuen Anfall erwartet, dann muss man mit allgemein wirkenden Mitteln vorgehen, durch die man ihrer Beschaffenheit nach mit sicherer Aussicht zukünftige Anfälle verhüten und die Gesundheit wiederherstellen kann. Man muss daher bei allen Schmerzen und sonstigen Beschwerden des Kopfs ohne Unterschied während des (schmerz)freien Intervalls auf ein und dieselbe Weise folgende sorgfältige Behandlung einleiten und dabei auf folgendes achten: Zurückhaltung beim Wein ist bei allen oben genannten Kopfleiden von Nutzen. Auch der Genuss von Milch ist in gleicher Weise zu vermeiden, insbesondere wenn die Schmerzen mit Fieber einhergehen. Noch mehr meide man unter allen Umständen den Genuss von Datteln. Man sorge für recht häufige Entleerung des Unterleibs und frottiere den ganzen Körper, besonders die unteren Teile, die Schenkel und die Waden, denn indem diese Teile durch die Anwendung der Massage erhitzt werden, können wir dadurch die Krankheitsursache aus den oberen Körperregionen nach unten leiten. Auch ist es angebracht, Schleim treibende Mittel anzuwenden, durch die man den Kopf reinigt. Ferner ist es zweckmäßig, den Kranken durch eine Blutentziehung aus der Nase oder der Stirn Erleichterung zu verschaffen. Auch wenden wir nach Rasur der Kopfes häufig Schröpfköpfe mit Skarifikation an; <auch> das unten beschriebene Pflaster nützt.

[emplastrum capitis longa doloris valitudine laborantis in dialimmate. ficus pinguis in vino infundes unc VI. lasaris drachmam I, sagapeni dr I, storacis dr I galbani dr IL omnia contrita fico commiscebis et uteris pro cataplasmate praecalefacto capiti post rasuram novaculae.]

et frequentius etiam sanguisugas applicari conveniet.

46. at ego in hoc ordine curae etiam cycli beneficia non aspernabor omnia paene vetusta vitia percurantis, si tamen recto ordine peragatur, ut ieiunia in tempore vomitus ex radicibus, salsis aliquando perceptis, paroptesis, dropaces, sinapismi secundum usum et auctoritatem veterum adhibeantur, omnibus attamen propriis temporibus custoditis, ciborum quoque qualitatibus et ponderibus moderatis, utilia tamen esse suadeo etiam aquarum calidarum naturalium beneficia, peracto igitur cyclo aliqui ieran adhibuerunt quam Graeci picran appellaverunt, aliqui arteriotomian, aliqui etiam cauteres, ut ex his omnibus adhibitis confortent supradictarum causarum sanitatem fuisse plenam capiti reformatam, ne variarum curarum vel beneficiorum merita confutentur.

sed quoniam aliquando aut aegrotantium inpatientia aut inperitia medicorum aut certe dum causarum magnitudini adiutoria non sufficiunt competentia, minime percurantur, et ex eo ad epilempsin supradicta capitis vitia devolvuntur, his etiam quae nunc possumus remedia vel adiutoria componamus.

[Pflaster, das bei langwierigen Kopfleiden in den (schmerz)freien Intervallen anzuwenden ist: Man weiche eine fette Feige in 6 Unzen Wein ein, (dazu) Asant 1 Drachme, Sagapengummi 1 Drachme, Styrax 1 Drachme, Galbanharz 2 Drachmen. Man verreibe alles, mische es mit der Feige zusammen, bereite daraus einen zuvor erhitzten Umschlag und benutze diesen, nachdem man vorher den Kopf mit einem Schermesser rasiert hat.]
Auch Blutegel öfter zu applizieren ist nützlich.

46. Neben der Reihe der angeführten Mittel ist auch die Anwendung einer »zyklischen« Kur nicht zu verschmähen, da sie fast alle alten Leiden zur Heilung bringt, vorausgesetzt, dass sie in der richtigen Weise durchgeführt wird: Man lässt den Kranken nüchtern zur rechten Zeit durch Rettich erbrechen, dann reicht man gesalzene Speisen, *paroptesis* (Erhitzen an einer Seite), Pech- und Senfpflaster, alles nach der Vorschrift und der Sitte der Alten. Dabei beachte man für alle Maßnahmen das jeweilige Krankheitsstadium Zeit und mäßige die Speisenaufnahme sowohl der Beschaffenheit als der Menge nach. Ich empfehle außerdem als nützlich den Gebrauch heißer natürlicher Wässer. Nach Beendigung der »zyklischen» Kur wenden manche das *iera*-Mittel an, das die Griechen *picra* nennen, andere eine Kauterisation, um durch Anwendung aller dieser Mittel die oben genannten Beschwerden zu beseitigen. Um nicht das Verdienst der verschiedenen Mittel und Kuren zu schmälern, behauptet ein jeder, dass dadurch dem Kopf seine Gesundheit vollkommen wiedergegeben werde.
Da aber manchmal wegen der Ungeduld der Kranken, der Unerfahrenheit der Ärzte oder gar der Schwere der Krankheit auch die geeigneten Mittel nicht ausreichen und die Kranken nicht geheilt werden, vielmehr die oben erwähnten Kopfleiden in eine Epilepsie übergehen, wollen wir jetzt, soweit wir können, für diese Erkrankung die Heil- und Hilfsmittel zusammenstellen.

XV. de epilempticis

47. variis nominibus haec passio pro sui magnitudine nuncupata est. nam cum sit sola capitis causa, epilempsis appellatur eo quod statum sensus penitus alienet et quod mens propriae sedis extermina gravius attemptetur, unde antiquiores sub cuiusdam religionis imagine sacram passionem nuncupaverunt.

hos interea ante commotionem aliquando certa signa praeveniunt, aliquotiens casus occupat repentinus, quos ni hac passione violentius exagitari cognovimus, hi ergo commotionibus imminentibus nunc sua membra gravari praesentiunt, nunc crebris oscitationibus resolvuntur et ad omnes motus pigriores fiunt, tunc etiam oculos terribiles habere incipiunt, tunc stridor consequitur dentium cum praecordiorum tensione, distenti vel contorti cadescunt, diutius colliduntur, tunc omnium musculorum vel nervorum spasmis et saltibus confringuntur, et vocis articulatae quadam confusione sonos magis et ululatus excludunt, ore et naribus exsecrabiliter spumant, et veluti dormientes cum sonitu pectoris gravius comprimuntur.

desistentibus vero commotionibus praeteritorum omnium inmemores fiunt, his licet difficile pro causae magnitudine et pro ipsius professionis compatientia adiutoria quae competentia didicimus vel exercuimus non negantur.

XV. An Epilepsie Erkrankte

47. Dieses Leiden wird entsprechend seiner Schwere mit verschiedenen Namen bezeichnet. Diese Erkrankung hat einzig im Kopf ihren Sitz. Sie wird *epilempsis* genannt, weil sie ganz und gar die sichere Funktion der Sinne durcheinander bringt und weil der Verstand sich von seinem eigentlichen Sitz entfernt und in sehr schwerer Weise ergriffen wird. Die Alten haben deshalb auf Grund gewisser religiöser Vorstellungen dieses Leiden als »heilige« Krankheit bezeichnet.

Bei manchen der an Epilepsie Leidenden gehen dem Anfall gewisse Zeichen voraus, bei manchen aber tritt der Anfall ganz plötzlich auf; diese letzteren werden nach meiner Erfahrung durch das Leiden nicht allzu schwer betroffen. Jene fühlen, wenn der Anfall auszubrechen droht, dies vorher; bald werden ihre Glieder schwer, bald sind (die Kranken) matt, gähnen häufig und werden in allen ihren Bewegungen träge. Sodann beginnen sie einen erschreckenden Gesichtsausdruck zu bekommen, darauf folgt Zähneknirschen gleichzeitig mit einer Spannung des Oberbauchs. Dann stürzen sie ausgestreckt oder zusammengekrümmt hin und liegen längere Zeit da. Sodann werden die Kranken von Krämpfen und Zuckungen der Muskeln und Sehnen geschüttelt und stoßen infolge einer Verwirrung der artikulierten Stimme nur noch dumpfe Laute aus. Aus Nase und Mund quillt dann in Schauder erregender Weise Schaum; die Kranken liegen gleichsam schlafend da und geben wie aus schwer gepresster Brust Geräusche von sich.

Wenn der Anfall dann nachlässt, haben sie keine Erinnerung an das Vorhergegangene. Für sie will ich, wenn es auch schwierig ist, aufgrund der Schwere des Leidens und aufgrund des Mitgefühls der eigenen Profession die Mittel nicht vorenthalten, die wir als geeignet kennengelernt und selbst angewendet haben.

48. in initiis ergo huiusce passionis frequenter eos vomere compellam, sternutamentis etiam provocatis eorum capita commovebo, ventrem his acri clystere procurabo, frequenter adhibebo flebotomum semper huius causae competens adiutorium. temporalibus vero in commotionibus ora spumantia molli spongia detergam, membra sollicite continebo spasmis commota vel saltibus, et lanis quae frequenter in ipsis commotionibus contorquentur infusis oleo Sicyonio calido fovebo correcta.

pinnas admovebo nitro et oleo infusas, ex quibus faciles vomitus procurabo, poterunt etenim ex hoc aut cibos aut pinguia flegmata digerentes velocius relevari, exceptis tribus diebus, quibus est in principio curae ieiunium indicendum, sucis tantummodo nutriendi erunt, aquam solam calidam bibent. hydromeli, vel apiata si fuerit, non negetur, in hac enim sollicitudine vini penitus praesumptio prohibenda est.

quiescentibus itaque, commotionibus una cum accidentibus suis, ciborum immanior ordinatio, simplex attamen et digestibilis ordinanda erit, iam fricari vel exerceri debebunt, usus tamen Veneris penitus inhibendus, solis calor et balnearum calidarum vapor arcendus est. cucurbitarum beneficia cum sanguinis detractione capiti adhibenda ordinamus, ordinabo dropaces, ordinabo etiam sinapismum, et omnem cursum cyclicum adhibendum esse suadeo, item escae locis imponendae sunt ustiones, arteriotomiae faciendae, quibus forte si possumus funestae huius passionis perseverantiam removeamus, huius etenim causae magnitudini maiora sunt et frequentia adiutoria providenda.

48. Im Anfangsstadium der Erkrankung lasse ich die Patienten häufig erbrechen, rege den Kopf durch Niesmittel an und reinige den Unterleib durch ein starkes Klistier. Häufig verwende ich auch einen Aderlass, der bei diesem Leiden immer ein geeignetes Hilfsmittel ist. Während der Anfälle selbst aber wische ich den mit Schaum bedeckten Mund mit einem weichen Schwamm aus, halte die durch Krämpfe und Zuckungen bewegten Glieder vorsichtig fest und pflege mit heißer, in sikyonisches Öl getauchter Wolle die gerade gestreckten Glieder, die durch den Anfall selbst häufig verdreht werden.

Ich benutze außerdem eine mit Soda und Öl benetzte Feder, mit der ich einfach Erbrechen hervorrufe. Indem man die Kranken hierdurch von den Speisen und dem zähen Schleim befreit, kann man ihnen Erleichterung verschaffen. Mit Ausnahme der ersten 3 Tage, in denen als Beginn der Kur Fasten anzuordnen ist, müssen die Kranken ausschließlich mit flüssigen Speisen ernährt werden. Man lasse sie nur heißes Wasser trinken. Auch ist Wassermet zu empfehlen, besonders mit Sellerieabkochung. Dagegen ist bei dieser Krankheit der Genuss von Wein ganz und gar zu verbieten. Wenn aber der Anfall mit allen seinen Symptomen zur Ruhe gekommen ist, können Speisen in freierer Auswahl gestattet werden, aber immer nur einfache und leicht verdauliche. Die Kranken müssen außerdem massiert werden und haben sich Bewegung zu verschaffen; dagegen ist ihnen der Geschlechtsverkehr ganz und gar zu verbieten. Auch haben sie die Sonnenhitze und heiße Bäder zu vermeiden. Ich verordne ferner die Applikation von Schröpfköpfen mit Blutentziehung am Kopf; außerdem Pech- oder Senfpflaster. Auch empfehle ich, eine ganze »zyklische« Kur zu gebrauchen. Man nehme auch Ätzungen mit Feuerschwamm an den Stellen vor oder mache einen Aderlass, um dadurch vielleicht, soweit wir können, die traurige und hartnäckige Krankheit zu beseitigen. Bei der Schwere dieses Leidens muss man nämlich stärkere und häufiger anzuwendende Mittel vorsehen.

nam quam plurimi sapientiores etiam fysicorum adiutoria providerunt, in quibus, ut etiam nos in nostro libello fysicorum comprehendimus, magna et veluti religiosa remedia procurarunt.

XVI. de scotomaticis

49. scotomaticorum et epilempticorum paene similis est in isdem casibus sollicitudo, simili mentis confusione alienantur, quantitate causae et magnitudine accidentium sola disterminantur, iuvenibus haec quam maxime et otiosis frequenter evenire consuevit, contingit etiam qui haemorroidarum sollemnes evitaverunt digestiones.

curae eorum licet epilempticorum sola sufficiat, tamen hoc ordine visitandi sunt, cum ergo commoveri coeperint, manibus eos continebo, auribus eorum exclamabo, easdem fortius defricabo, capillos evellam ex temporibus, odores naribus admovebo, ex puleio tunso vel origano aut sinapi cum aceto mixto procurabo sternutamenta, cibos in tempore competenti leviores dabo, et cetera omnia quae epilempticis ordinata sunt adhibenda erunt, unum superaddo quod hos frequenter ellebori acceptio liberavit.

XVII. de maenomenis

50. sunt certa insignia quae maenomenos produnt, primo ut cum sint sine febribus, caput sibi graviter dolore asseverent, sonitus

Sehr viele unter den weisesten Ärzten haben aber auch die Anwendung von *fysica* empfohlen und hierdurch – wie wir dies in unserem Büchlein *Fysica* dargestellt haben – eine wirksame und gleichsam religiöse Behandlung geschaffen.

XVI. An Schwarzwerden vor den Augen (Schwindel) Erkrankte

49. Das Schwarzwerden vor den Augen und die Epilepsie zeigen fast ganz ähnliche beunruhigende Symptome. Die Kranken werden von einer ähnlichen Verwirrung des Geistes ergriffen, ein Unterschied besteht nur in der Stärke der Erkrankung und der Heftigkeit der Symptome. Am meisten befällt diese Erkrankung junge Leute und auch häufig unbeschäftigt Lebende. Sie ergreift aber auch solche Menschen, die eine regelmäßige Entleerung der Hämorrhoiden vermieden haben.

Bei diesem Leiden genügt zwar die gleiche Behandlung wie bei der Epilepsie, doch muss dieselbe wie folgt vorgenommen werden: Wenn ein Anfall beginnt, halte ich den Kranken mit den Händen fest, schreie ihm ins Ohr, reibe ihn kräftig, ziehe ihm Haare aus den Schläfen aus, halte ihm riechende Substanzen unter die Nase und gebe ihm Niesmittel aus einer Mischung von zerstoßenem Flohkraut, Origanum oder Senf mit Essig. Ich gebe ihm leichte Speisen zur geeigneten Zeit. Im übrigen kann man alle die gleichen Mittel anwenden wie bei der Epilepsie; nur ein einziges füge ich noch hinzu, da es die Kranken häufig von dem Leiden befreit: das Einnehmen von Nieswurz.

XVII. An Wahnsinn Erkrankte

50. Der Wahnsinn ist an bestimmten Zeichen erkennbar. Erstens tritt er ohne Fieber auf, die Kranken geben dennoch an, der Kopf

suarum aurium expavescant, cum autem commoveri coeperint, aliquando cum hilaritate commoventur, aliquotiens irascuntur.

hos sollicite custodire conveniet et eis flebotomum adhibere, item post totius corporis varias purgationes fomentandum est caput eorum oleo nardino, et ordinandum est ut frequentius vomant, et cibis levioribus ex aqua calida nutriantur, alienationes vero eorum si cum risu fuerint, terroribus coercendi erunt, furorem vero mollioribus blandimentis lenire conveniet.

interea eos ligaturis commodius custodiemus, cubiculum eis in inferioribus procurandum est, ne per commotiones praecipitio decipiantur. caput eis post fomenta olei nardini vel chamaemelini radendum est, item etiam scarifandum, convenit interea etiam sanguisugas adhiberi.
transactis vero commotionibus et iam quietis passionis temporibus, ordo eis cyclicus ordinandus est, ut ex eo magnum beneficium consequantur. et si post haec adiutoria causae vel commotiones adhuc in suo statu permanserint, ut in illo nil asperius afferatur, ea quae sunt prius adhibita identidem repetantur.

si vero plus fuerint alienati et augmenta causae concreverint, incisio venarum in capite et ustio celebranda est. danda iera, dandum elleborum et cetera quae epilempticorum curis ordinata sunt.

hanc curam etiam entheasticis adhibere debebimus.

schmerze sie sehr, und sie erschrecken vor jedem Geräusch, das ihr Ohr trifft. Wenn sie aber in Aufregung geraten, geht dieser Zustand entweder mit Fröhlichkeit oder mit Zornausbrüchen einher. Diese Kranken muss man sorgfältig bewachen. Man lasse sie zur Ader. Nachdem man sodann den ganzen Körper verschiedentlich entleert hat, muss man den Kopf der Kranken mit Nardenöl erwärmen. Man verordne ferner, dass sie sich öfter erbrechen und lasse sie sich mit leichten Speisen in heißem Wasser ernähren. Wenn nun die Geistesverwirrung mit Lachen auftritt, bekämpft man sie, indem man den Kranken erschreckt; wenn sie mit Raserei einhergeht, muss man ihn mit zarter und sanfter Behandlung zu besänftigen versuchen.

Dabei ist es vorteilhaft, die Kranken zu fesseln und zu bewachen. Man sorge für ein Zimmer unten, damit sie nicht bei ihren Anfällen herabstürzen. Nachdem man den Kopf mit Narden- oder Kamillenöl erwärmt hat, rasiere man ihn und mache sodann Skarifikationen. Man kann statt dessen auch Blutegel ansetzen.

Wenn nun aber der Anfall vorüber und eine Ruhepause in dem Leiden eingetreten ist, verordne man eine »zyklische« Kur, um ihnen dadurch nützliche Hilfe zu bringen. Und wenn nach Anwendung dieser Mittel das Leiden und die Anfälle in der Weise zum Stillstand gekommen sind, dass keinerlei heftigere Erscheinungen mehr auftreten, muss man die früher angewendeten Mittel wiederholen.

Wenn dagegen die Verwirrung wächst und das Leiden zunimmt, muss man eine Adersektion und Kauterisation am Kopf vornehmen. Außerdem gebe man das *iera*-Mittel, man gebe Nieswurz und die übrigen Mittel, die gegen Epilepsie verordnet worden sind.

Die gleiche Behandlung muss man auch bei den an Verzückung Leidenden anwenden.

XVIII. de melancholicis

51. accidentia melancholicorum haec manifesta sunt, in principio causae salutis suae desperatione primo proponentes mortis desiderium frequenter coguntur in lacrimas, et deserta loca potius appetentes hominum incipiunt vitare consortia, aliquando rursus suam sententiam redamnantes vitae solatio delectantur.

circa praecordia vero de assidua inflatione queruntur, et cum sudore totius corporis inportuno frigidos articulos saepissime patiuntur, privari se ob hoc etiam viribus naturalibus asseverant, indigestione frequenter stomachi fatigantur, ructus suos varios et insuaves perhorrescunt, color eorum nigrior fiet, et interiorum viscerum frequentius doloribus attemptantur.

52. unde omnem curam quam maxime stomacho delegabo, fomentis vel cataplasmatibus chalasticis imminendo, ventris officium prius inoffense procurabo, quo facilius etiam catharticis depurgentur, palaestra vel gestationibus solidius exerceantur, vini veteris et bene olentis accipiendi copiam praebeamus, cibos aptos stomacho maturiores et largiores convenit ministrare, declinantibus vero doloribus absinthii Pontici decoctione iuvandi sunt, et aloes pulverem ieiunis in modum unius coclearis in melicrato dabo, similiter etiam et picran.

si his adhibitis causa minorata non fuerit, flebotomum sub gemina detractione adhibebo, vomitus eis cum radicibus frequentius

XVIII. An Melancholie Erkrankte

51. Die Symptome der Melancholie werden in folgender Weise offenkundig: Am Beginn der Krankheit äußern die Kranken in der Verzweiflung an sich selbst Verlangen nach dem Tod und werden häufig zu Tränenausbrüchen veranlasst. Sie suchen mit Vorliebe einsame Plätze auf und beginnen die Gesellschaft von Menschen zu meiden. Dann wieder verwerfen sie ihre anfänglichen Gedanken und erfreuen sich an dem Trost darüber, dass sie leben.
Die Kranken klagen über ein unaufhörliches Gefühl von Aufblähung im Oberbauch und leiden sehr häufig unter lästigem Schweiß des ganzen Körpers und dabei kalten Gliedern. Sie geben an, dass sie hierdurch ihrer natürlichen Kräfte beraubt würden. Sie werden außerdem oft von Magenverstimmungen gequält und leiden an häufigem und unangenehmen Aufstoßen. Sie bekommen eine dunklere Farbe und werden öfter von Schmerzen der inneren Eingeweide heimgesucht.

52. Aus diesem Grund richte ich die Behandlung vor allem auf den Magen, indem ich Erwärmungen oder mildernde Umschläge verwende. Sodann sorge ich energisch für Stuhlgang, damit der Körper umso einfacher durch Purgiermittel gereinigt wird. Ich lasse die Kranken sich durch körperliche Übungen und Spazierengehen kräftigere Bewegung verschaffen. Auch erlaube ich ihnen, ziemlich viel alten, wohlriechenden Wein zu trinken. Außerdem ist es angebracht, den Kranken reichliche, bekömmliche und dem Magen zuträgliche Speisen zu verabreichen. Wenn die Beschwerden nachlassen, ist eine Abkochung von pontischem Wermut heilsam. Ferner reiche ich den Kranken nüchtern 1 Esslöffel Aloepulver in Wassermet oder in gleicher Weise auch *picra*.
Wenn trotz der Anwendung dieser Mittel das Leiden nicht vermindert wird, wende ich einen Aderlass mit zweimaliger Blutentziehung an. Auch bringe ich die Kranken durch Darreichung

procurabo, etiam elleborum inter cibos aliquando dabo, misanthropis vero et adhuc hominum societatem fugientibus longas indico peregrinationes, et aut marina aut naturalia lavacra calidiora exhibebo frequentius.

XVIIII. de paralyticis

53. paralytici multis ex causis fiunt, etenim aut ex se haec passio nascitur aut praecedentibus aegritudinibus comparatur. quae gravior et difficilior fiet, qua de praefatigatis corporibus consequitur.

… itaque si odoratus paralysin passus fuerit, caput prius est detondendum, dehinc oleo Sicyonio fomentandum, praecedentibus interea fricationibus calentium sabanorum, his cucurbitae ventosae sunt imponendae, et apoflegmatismis competentibus medendi frequentius, sternutamenta assidue procuranda sunt ex odoribus acrioribus, quibus facilius possit pressa altitudo cerebri suscitari, nam et alia naribus eorum supponenda sunt ex vivo sulphure vel castoreo temperata cum aceto.

cynicos spasmos praeterea, qui ex oris vicinitatis molestia linguae et vocis officium frequenter intercipit, propriis curis corrigendus erit specialiter, gargarismatiis ysopi thymi sinapis cum oxymeli. cibis salsioribus nutriendi sunt et catharticis assidue relevandi, si sub hac sane diligentia parum medicina profecerit, venam eis

von Rettich öfter zum Erbrechen oder gebe ihnen manchmal zwischen den Speisen Nieswurz. Wenn die Kranken aber Menschenhass äußern und die Gesellschaft der Menschen weiterhin fliehen, dann empfehle ich ihnen weite Wanderungen und weise ihnen öfter Meeres- oder recht heiße natürliche Bäder an.

XVIIII. An Lähmung Erkrankte

53. Die Lähmung gibt es aus vielen Ursachen: Entweder entsteht dieses Leiden ganz aus sich selbst oder es wird durch andere vorhergehende Krankheiten hervorgerufen. Und es ist um so gefährlicher und schwieriger zu heilen, wenn es einen bereits vorher erschöpften Körper befällt.

… (*Lücke im Text, etwa:* Lähmung befällt manchmal den ganzen Körper, manchmal nur Teile.) Wenn jemand an einer Lähmung des Geruchssinnes erkrankt, muss man ihm deshalb zunächst den Kopf abscheren und sodann Erwärmungen mit sikyonischem Öl vornehmen, vorher jedoch den Kopf mit warmen, groben Tüchern frottieren. Auch kann man den Kranken unblutige Schröpfköpfe setzen und ihnen mit Nutzen öfter geeignete Schleim treibende Mittel verabreichen. Ferner reiche man fortgesetzt Niesmittel aus scharf riechenden Stoffen, durch die der auf den tieferen Teilen des Gehirns lastende Druck einfacher beseitigt wird. Auch andere Mittel, aus gediegenem Schwefel oder Bibergeil mit Essig zurechtgemacht, kann man unter die Nase halten.

Das krampfhafte Verzerren des Munds, das infolge der Nähe des Munds beschwerlich ist und auch die Funktion der Zunge und Sprache oft lähmt, muss man mit besonderen Mitteln für sich behandeln: nämlich mit Gurgelwässern aus Ysop, Thymian und Senf mit Oxymel. Dabei ernähre man die Kranken mit ziemlich salzigen Speisen und schaffe ihnen durch Linderungsmittel Erleichterung. Wenn trotz sorgfältiger Behandlung mit diesen Mitteln kein Erfolg

sub lingua secabo, nec non etiam tardas confusasque eorum locutiones sub disposita provocatione compello, timores incutiendo ignis aut serpentis, ut correctiorem vocem tandem cogantur expromere, caput eorum liquido cerotario frequenter infundo ex castoreo peucedano et oleo laurino vel irino temperato, potionem ieiuno dabo ex castorei pulvere in modum coclearis unius cum melicrato, dabo ieran ex more, dabo et theriacam tempore competenti.

54. si autem frigoris causa paralysis obvenerit, ut plena pars aliquando corporis attemptetur, fricatione calida cubiculo tepefacto et acopis bene olentibus imminebo, conficio interea ex ruta viridi aut marrubio aut artemisia oleum non solum ad unguendum verum etiam ad lanarum infusionem, quibus membra post emam semper calidissime munienda sunt, cucurbitas interea locis pinguioribus admovebo. aquis chalasticis fomentabo ex puleio nepeta iri Illyrica ibisco vel seminum decoctionibus, acopa vero adhibebo ex pice resina pipere vel euforbio adarce et oleo laurino coniectura medici temperata, exercitiis competentibus membra recolligo, frequenter ieran his dare convenit.

quibus vero sine sensu partes attemptatae deriguerint hiemis tempore aetate senili laborantibus, unguenta haec adhibenda erunt, ex scilla et euforbio thapsia pyrethro adarce et oleo glaucino. si loca emarcuerint diu hoc morbo vexata, cucurbitas dropaces lavacra et cetera adiutoria similia post cibos adhibebo quam maxime.

eintritt, eröffne ich die Ader unter der Zunge. Die langsame und undeutliche Sprache beseitige ich durch Ausübung eines Reizes, indem ich dem Kranken durch Feuer oder eine Schlange Schrecken einjage, um ihn dadurch zu veranlassen, deutlicher zu sprechen. Außerdem bestreiche ich den Kopf der Kranken häufig mit flüssiger Wachssalbe, aus Bibergeil, Haarstrang und mit Lorbeer- oder Schwertlilienöl zurechtgemacht. Nüchtern verabreiche ich ein Getränk aus 1 Esslöffel pulverisiertem Bibergeil in Wassermet. Auch gebe ich das *iera*-Mittel, wie es üblich ist, und Theriak zu geeigneter Zeit.

54. Wenn aber die Lähmung infolge einer Erkältung eingetreten ist, wobei manchmal der ganze Körper ergriffen wird, nehme ich eine heiße Frottierung im angewärmten Zimmer mit wohlriechenden Linderungssalben vor. Ich bereite mit grünen Rautenblättern oder Andorn oder Beifuß ein Öl und benutze dies nicht nur zum Einreiben, sondern auch, um Wolle damit zu tränken, mit der man nach der Behandlung die Glieder immer sehr heiß einhüllen muss. An den saftreicheren Stellen setze ich außerdem Schröpfköpfe. Ferner erwärme ich mit mildernden Flüssigkeiten aus Abkochungen von Flohkraut, Katzenminze, illyrischer Schwertlilie, Eibisch oder verschiedenen Samen. Auch wende ich Linderungssalben an, die der Arzt aus Pech, Harz, Pfeffer oder aus Wolfsmilch und Adarkes mit Lorbeeröl nach seiner eigenen Auffassung zurechtmacht. Durch geeignete körperliche Übungen gebe ich den Gliedern ihre Beweglichkeit wieder. Es ist auch angebracht, den Kranken häufig das *iera*-Mittel zu geben.
Wenn aber bei alten Leuten zur Winterszeit die von der Erkrankung befallenen Teile gefühllos und ganz erstarrt sind, muss man folgende Salben anwenden: aus Meerzwiebel und Wolfsmilch, Thapsia, Bertramswurz, Adarkes und Mostöl. Wenn die Teile, die lange Zeit von der Erkrankung befallen sind, schlaff geworden sind, dann wende ich gründlich Schröpfköpfe, Pechpflaster, Bäder und andere ähnliche Mittel nach der Mahlzeit an.

55. significo praeterea aliquando paralysin per solutionem obvenire membrorum, aliquotiens per contractionem, et quoniam haec accidentia sibi invicem contraria non una diligentia visitanda sunt, eorum nunc curas determinabo.

collecta igitur membra et causae vi repentina contractione minorata omnibus chalasticis adiutoriis resolvenda sunt, mollibus manuum fricationibus et unguentis ex diversis adipibus et medullis quae possunt loca contrahentia relaxare. utor fomentis similiter aquarum chalasticarum ex seminum decoctione et althaeae radicibus, indico interea solam aquam calidam esse potandam, sane concedendum est aut apiatam aut hydromeli.

resoluta vero membra omnibus stypticis adiutoriis et frigidioribus colligenda sunt, siccis fricationibus, unguentis quoque mordentibus ex oleo Cyprino vel calce viva euforbio castoreo adarce et similibus ceteris temperatis, nam et ligna iacentia subinde eos suadeo debere transcendere, sane si pes ex hac resolutione dimissus usum penitus denegaverit, lamminam plumbi prius unciarum trium articulis eiusdem pedis admovebo, in tertio die unciae singulas superaddens, hoc diebus XL servabo, ut illam ponderationem quae eo tempore creverit usu noverint sustinere.

post vero simili detractione plumbi super addita detracturus sum, quo pes ille qui ut colligeretur pondera sustinebat, eadem subductione relevetur, interea cotidie horis matutinis lammina detracta unguentis et ceteris adiutoriis imminebo.

55. Ich behaupte nun aber, dass die Lähmung manchmal auf einer Erschlaffung, manchmal auf einer Zusammenziehung der Glieder beruht. Und da diese ganz entgegengesetzten Symptome nicht mit den gleichen Mitteln behandelt werden können, will ich nunmehr deren Behandlung einzeln festsetzen.

Die zusammengezogenen Glieder muss man, wenn die Gewalt der Krankheit mit ihrer plötzlichen Zusammenziehung vermindert ist, mit allen lindernden Mitteln zur Erschlaffung bringen, und zwar durch vorsichtiges Massieren mit den Händen und Einreiben mit Salben aus verschiedenen Sorten Fett und Mark, die hierzu geeignet sind. In gleicher Weise verwende ich auch Erwärmungen mit lindernden Flüssigkeiten aus Abkochungen von Samen und Eibischwurzeln. Ich verordne ferner das Trinken nur von heißem Wasser; auch kann man Selleriewasser oder Wassermet gestatten.

Wenn dagegen die Glieder erschlafft sind, muss man sie mit allen stopfenden und kälteren Mitteln zusammenziehen, etwa durch trockenes Frottieren und durch beißende Salben, die man aus Zyperöl oder ungelöschtem Kalk, Wolfsmilch, Bibergeil, Adarkes und ähnlichen Mitteln zurechtmacht. Auch empfehle ich den Kranken, wiederholt über am Boden liegende Holzscheite hinweg zu gehen.

Wenn die Füße infolge der Lähmung ganz und gar ihren Dienst versagen, dann befestige ich zunächst eine Bleiplatte von 3 Unzen Gewicht am Fußgelenk und füge jeden dritten Tag je 1 Unze hinzu. Dies setze ich 40 Tage fort, damit die Kranken durch Gewöhnung jenes Gewicht, das dann erreicht ist, heben lernen.

Darauf aber nehme ich in der gleichen Weise von den Bleigewichten nach und nach etwas fort, um den Fuß von den Gewichten, durch deren Hebung er gekräftigt werden sollte, wieder zu befreien. Dabei behandle ich täglich frühmorgens nach Abnahme der Bleiplatte den Fuß mit Salben und ähnlichen Mitteln.

56. hoc vitium plerumque etiam in oculis evenisse videmus. nam pthisis et mydriasis certissima paralysis oculorum est. pthisis ex contractione vel deminutione pupillae contingit, ex dissolutione vero vel resolutione pupillae mydriasis, quam medici platycoriasin appellaverunt, diversis igitur earum accidentibus diversae curae disponendae erunt, ut altera fomentis et inunctionibus stypticis et constringentibus colligatur, altera chalasticis omnibus et nutrientibus relaxetur, sed de utrisque difficilis est mydriasis, in omnibus etenim generaliter causis frequenter facilius constricta resolvimus quam resoluta constringimus, de aquis vero naturalibus certissimum est quoniam dulcia semper et calida lavacra corpora relaxarunt, naturalia vero salsa vel bituminea vel sulphurea relaxata corpora collegerunt.

XX. de catarro

57. omnis catarrus sollicite visitandus est, cui origo de capite est et principium, derivatio etenim ex eo defluens per varias arterias continuo infundit quae attigerit loca et sui perseverantia neglecta debilitat.

nam sub tribus differentiis ex hoc causae fiunt, fit in naribus cui nomen est coryza, fit in faucibus qui dicitur branchos, fit in thorace qui si diu permanserit et pulmones invaserit, pthisin penitus insanabilem facit.

56. Das gleiche Leiden sieht man oft auch an den Augen auftreten, denn die Schwindsucht und die *mydriasis* der Augen beruhen ganz zweifellos auf einer Lähmung. Die Schwindsucht bildet sich infolge einer Zusammenziehung und Verkleinerung der Pupille, die *mydriasis* dagegen aus einer Erschlaffung und Auflösung der Pupille, welche die Ärzte auch *platycoriasis* nennen. Bei der Verschiedenartigkeit der Symptome dieses Leidens sind auch verschiedenartige Mittel anzuwenden. Bei der einen Form bewirkt man durch Erwärmungen und Einreibungen mit stopfenden und konstringierenden Mitteln eine Zusammenziehung, bei der anderen Form erzeugt man durch alle möglichen Linderungs- und Pflegemittel eine Erschlaffung. Das schwieriger zu behandelnde Leiden aber ist die *mydriasis*. Ganz allgemein bei allen Krankheiten können wir nämlich oft einfacher das Zusammengezogene erschlaffen lassen als das Erschlaffte zusammenziehen. Die Anwendung natürlicher Wässer aber ist sehr zuverlässig, da das Baden in süßem und heißem Wasser immer den Körper erschlafft, während die natürlichen salzigen, erdpechhaltigen oder schwefligen Wasser die erschlafften Körper zusammenziehen.

XX. Katarrh

57. Jede Art von Katarrh muss sorgfältig behandelt werden, da er seinen Ursprung und Ausgangspunkt vom Kopf nimmt. Der aus demselben herabfließende Stoff ergießt sich nämlich sogleich durch die verschiedenen Arterien und schwächt die Körperregion, die er erreicht, wenn er man seine Hartnäckigkeit vernachlässigt.

Daraus entstehen nun drei verschiedene Krankheiten. Es wird die Nase befallen – dies nennt man *coryza* – oder der Rachen – das heißt *branchos* – oder die Brust; wenn dort längere Zeit das Leiden bestehen bleibt und in die Lungen dringt, bewirkt dies eine ganz und gar unheilbare Schwindsucht.

non praetereo interea quod ad inferiora cum se praeceps demiserit secum trahens vi et pondere materiam vitiorum, laesis frequenter praecordiorum vitalibus locis aliquas passiones transitu infigit et tandem desperata pedum loca occupat difficile removendus, sed quoniam prius omne corpus inquietat, et veluti quoddam pondus cum dolore omnes particulas corporis sine febribus apprehendit consensu eiusdem reumatis descendentis, capite quam maxime prius similiter sollicitato, cui cum ceteris vicinis et proximis membris hanc diligentiam interim ordinamus, insequenti etiam specialem pulsatis vel occupatis partibus designabo.

58. omne igitur corpus calidis et siccantibus unctionibus perunguemus, cubiculo munitum calefacto, operimentis etiam insuper lanarum mollium infusarum, caput quam maxime morborum omnium causam frequentius curo calido oleo Cyprino vel laurino sive gleucino, conveniet interea per initia reumatizanti diuturnam quietem indici, conveniet similiter etiam ciborum quam maxime potionis <continentia>, sub cuius detractione sitis multum profuit procurata. sed magis longo intervallo vinum largius cogantur accipere, salsos quoque cibos, quo sub utrisque coacta ebriositas siccans protinus medeatur, ventrem prae omnibus purgandum admoneo.

sane cum his adiutoriis humanius causa profecerit, unguentis tunc supradictis cum tali fricatione imminebo ut palaestrae exercitium imitemur, quam maxime ut inferiora fortius defricentur. evocatus etenim de superioribus reumatismus sollicita superiorum loca quae cum periculo attemptare poterat derelinquit, et sub civili

Ich will freilich nicht unerwähnt lassen, dass das Leiden, wenn es den Krankheitsstoff mit schwerer Gewalt mit sich zieht und sich in tiefer gelegene Teile ergießt, oft den lebenswichtigen Oberbauch verletzt, gewisse Erkrankungen hervorruft, schließlich in heilloser Weise die Füße ergreift und schwer zu beseitigen ist. Das Leiden aber beunruhigt zunächst den ganzen übrigen Körper. Es ergreift gleichsam eine schmerzhafte Schwere ohne Fieber alle Teile des Körpers, indem jener Fluss sich nach unten ergießt. Da der Kopf aber meist zuerst in gleicher Weise ergriffen wird, will ich seine Behandlung und die Behandlung der ihm am nächsten liegenden Teile zwischendurch angeben und dann die besonderen Verordnungen für die anderen ergriffenen Teile folgen lassen.

58. Ich reibe den ganzen Körper mit heißen und austrocknenden Salben ein, lasse das Zimmer für den Kranken erhitzen und bedecke ihn mit weicher Wolle, die mit den gleichen Stoffen getränkt ist. Den Kopf als wichtigste Quelle aller dieser Krankheiten behandle ich aber öfter mit heißem Zyper-, Lorbeer- oder Mostöl. Es ist ferner angebracht, im Anfangsstadium den an Katarrh Leidenden langes Ruhen zu verordnen; es ist in gleicher Weise auch nützlich, <Zurückhaltung> beim Essen und besonders beim Trinken zu verordnen. Gerade der durch die Entziehung der Getränke erzeugte Durst hat sich als nützlich erwiesen. In langen Intervallen jedoch veranlasse man die Kranken, reichlich Wein zu trinken und gesalzene Speisen zu genießen, denn die durch diese doppelte Verordnung mit Gewalt hervorgerufene Trunkenheit wirkt austrocknend und künftig heilsam. Auch empfehle ich, vor allem den Unterleib zu entleeren.

Wenn durch diese Mittel das Leiden sich gemildert hat, dann wende ich Frottierungen mit den oben erwähnten Salben an, und zwar in der Weise, dass dadurch Übungen in der Palästra nachgeahmt und besonders kräftig die unteren Körperteile massiert werden. Hierdurch wird nämlich der Fluss aus den höher gelegenen Teilen hervorgelockt und verlässt diese Gegenden, die er

aegritudine medicinae iam beneficio repugnamus, unguenta supradicta cum opobalsamo temperata dabo, dabo potionem vini et mellis ex aequo ubi rutam viridem decoquam, dabo ubi etiam pyrethrum, dabo ubi piperis pulverem aspergam.

59. interea cum nares occupaverit, admotis odoribus ex melanthio mitigabo et easdem frequenter unctionibus superioribus tango.

si fauces inquietaverit, gargarismatiis stypticis imminebo quae in primo faenomenon ordinata transegimus, perseverantibus sane adiutoriis capiti totoque corpori unguentis superioribus.

si thoracem occupaverit, loci naturam vel vicini pulmonis intuens sollicitius visitabo unguentis et ceteris supra dictis imminendo confectis cum opobalsamo, quo de altitudine ad thoracis superficiem revocare possimus reumatismum.

si tussicula supervenerit, quae mala vicinitate quasi quadam contagione sollicitat, habita consideratione ad inferiora umor ille ne in thorace diu resideat deponendus est. perseverantibus attamen prius adiutoriis ordinatis, superaddo plantas eorum pice liquida tangi debere, et fricari unguentis supradictis eam partem pectoris admotis proxime carbonibus, quo plus aut evocare in superficiem aut loco siccare reumata valeamus.

interea licet etiam constrictionis molestia saepe praevaleat, ut flegmata difficilius egerantur quorum digestio tussientes relevare

in gefährlicher Weise befallen könnte; man kann ihn dann unter einer leichteren Krankheitsform mit ärztlichen Mitteln bekämpfen. Ich gebe dann die oben genannten Salben, mit Balsam zurechtgemacht, ich gebe eine Mischung von Wein und Honig zu gleichen Teilen, in der ich grüne Rautenblätter abkoche. So gebe ich auch diese Mischung, indem ich Bertramswurz oder zerstoßenen Pfeffer hinzustreue.

59. Wenn der Katarrh dagegen die Nase ergreift, lasse ich den Geruch von Schwarzkümmel einwirken und mildere hierdurch die Beschwerden; auch bestreiche ich die Nase häufig mit den oben angeführten Salben.
Wenn der Rachen von Katarrh befallen wird, ordne ich stopfende Gurgelwässer an, die ich bereits in dem ersten Buch dieser Schrift über *Faenomena* (1,50) angegeben habe. Gleichzeitig verwende ich aber auch die für den Kopf und den gesamten Körper oben genannten Salbenmittel.
Wenn die Brust ergriffen wird, berücksichtige ich die Natur dieses Körperteils und der benachbarten Lunge und behandle sehr sorgfältig mit den oben genannten Salben und anderen Mitteln, die ich mit Balsam zubereite, um dadurch den Fluss aus der Tiefe der Brust nach der Oberfläche abzuleiten.
Wenn Husten hinzutritt, der bei der gefährlichen Nachbarschaft gleichsam eine Beteiligung (der Lunge) befürchten lässt, muss man seine Aufmerksamkeit darauf richten, jene Flüssigkeit nach unten abzuleiten, damit sie nicht lange in der Brust sitzen bleibt. Außer den bereits oben angegebenen Mitteln lasse ich die Fußsohle der Kranken mit flüssigem Pech bestreichen und mit den eben genannten Salben, nachdem ich sie erwärmt habe, den kranken Teil der Brust frottieren, um dadurch den Fluss an die Oberfläche hervorzulocken oder ihn an seinem Sitz einzutrocknen.
Häufig herrscht ein beschwerlicher Spannungszustand vor, der bewirkt, dass der Schleim, dessen Lösung dem Hustenden Er-

consuevit, his ecligmatia vel potiones dari faciam ex origano thymo ruta viridi cum melicrato aut melle despumato confectas et ex pinguium ficorum decoctione cum oxymeli.

et si identidem, umoribus multum solutis, fluxus sputorum inquietudines et vigilias procurarit, tunc ad eorum coagulationem vel digestionem sucum ptisanae vel alicae dabo, aut lentem cum melle coctam, dabo omnes pultes cum pipere, dabo salsamenta quae volent, dabo in noctem antidota de pipere murra storace galbano opio cum melle Attico temperata, quae et coagulare valeant flegmata, et somnos invitent qui sui natura et soluta constringant et beneficio praesentiae tussire minus faciant dormientes.

60. monitum te interea volo omnia loca quae reumate facilius infestantur, superioribus adiutoriis imminentibus posse facilius desiccari.

quae si forte vetusta et perseverantia exegere adiutoria, tunc ad cycli beneficia decurrimus. novimus etenim causis difficilibus magnis medicinae remediis obviari.

igitur quoniam aliquando diu pertinax reumatismus, adiutoriis medicinae desistentibus, quae aut locorum aut substantiae aut certe medicorum inopia saepe contingit, pulmonibus ustionem infigens pthisin paene incurabilem facit.

huic nunc pro causae magnitudine vel praeiudicio temporis curam ut possumus et diligentiam ordinamus.

leichterung zu schaffen pflegt, nur mit Schwierigkeit herausbefördert wird. In diesem Fall muss man Latwergen oder Getränke verabreichen lassen, die man aus Origanum, Thymian und grünen Rautenblättern oder abgeschäumtem Honig oder aus einer Abkochung von fetten Feigen mit Oxymel bereitet.

Wenn nun aber die Schleimmengen ganz gelöst sind und der flüssige Auswurf Beunruhigung und Schlaflosigkeit hervorruft, dann gebe ich, um den Auswurf zum Gerinnen oder zur Verteilung zu bringen, Gersten- oder Graupenschleim oder mit Honig gekochte Linsen. Ich gebe alle Hülsenfrüchte mit Pfeffer. Ich gebe Pökelfische. Ich gebe für die Nacht ein Antidot aus Pfeffer, Myrrhenharz, Styrax, Galbanharz und Opium, mit attischem Honig zurechtgemacht, das den Schleim zum Gerinnen bringt und denjenigen Schlaf hervorruft, der durch seine natürliche Wirkung Gelöstes zusammenzieht und den Schlafenden wohltuende Ruhe vor dem Husten verschafft.

60. Ich will dich darauf aufmerksam machen, dass alle Teile, die recht einfach vom Fluss befallen werden, durch die Anwendung der oben genannten Mittel einfach zum Austrocknen gebracht werden können.

Wenn das Leiden aber alt ist und andauernd eine Behandlung erfordert, dann geht man zur Anwendung einer »zyklischen« Kur über. Wir wissen ja, dass auch schwere Leiden durch wirksame Heilmittel bekämpft werden können.

Wenn nun der Fluss, bei Versagen aller Heilmittel, häufig infolge seines ungünstigen Sitzes, der unzureichenden Mittel oder gar ungenügender ärztlicher Hilfe lange und hartnäckig bestehen bleibt, dann pflanzt er eine Entzündung in die Lunge und erzeugt eine beinahe unheilbare Schwindsucht.

Gegen dieses Leiden wollen wir nun mit Rücksicht auf seine Schwere und seine Dauer Anordnungen über die Behandlung geben, soweit wir dies können.

XI. de pthisicis

61. pthisicos et apoplecticos una sub sorte vel condicione medicina desperat, licet et veterum sententia sic fuerit definitum, unde per initia eos ut possumus medicinae remediis iuvamus. chronicos vero plena iam sub desperatione, non iam ut medicorum medelis, sed magis tantum amicorum solacio visitamus, ergo per initia spe sub qua futuros nos omnes labores impendimus, hoc ordine pthisicos curo.

febrium ergo frequenter his ex necessitate accidentium tempora considerans cibos et adiutoria ministrabo, consuerunt enim sub quodam veluti typico charactere vespertinis magis febribus admoneri, ut aliquando cotidie aliquotiens circa diem tertium moveantur.

cibos itaque sorbiles dabo, et si virium alia nos cura constrinxerit, concedo etiam solidiores, pultes quas volent, agnorum cerebra vel haedorum, aerones caprarum sive porcorum vel sucum ubi supradicta decoxerint aut certe aplozomon ex salibus oleo et aneto et aqua ubi eaedem ungulae supra dictae maduerint, dabo caponum maiorum testes, dabo columbos matri subtractos, dabo pisces asperos, dabo conchylia in embammate ex aniso ligustico pipere et similibus ceteris melle et aceto commixto.

62. desistentibus forte iam aliquando febribus, etiam salsamenta ministro, tunc iam totius corporis fricamentis siccis prius, ut palaestra, pro virium consideratione uti conveniet, quam maxime capitis gutturis vel thoracis, omnibus his utor, omnibus adiutoriis

XXI. An Schwindsucht Erkrankte

61. Bei der Schwindsucht und dem Schlaganfall sind die Aussichten und Heilbedingungen in gleicher Weise verzweifelt; diese Ansicht ist bereits von den Alten geäußert worden. Im Anfangsstadium helfen wir, so gut wir können, durch medizinische Heilmittel. Wenn sie aber chronisch sind, dann sind sie völlig hoffnungslos, so dass wir den Kranken dann nicht mehr als Ärzte mit Heilmitteln, sondern vielmehr nur als Freunde mit Trost begegnen können. Im Anfangsstadium einer Schwindsucht treffen wir daher in der Hoffnung, in der wir alle unsere Bemühungen anwenden, folgende Behandlungsvorschriften.
Unter Berücksichtigung der Fieberzeiten, die durch die Notwendigkeit der Symptome auftreten, regle ich die Diät und die anderen Hilfsmittel. Bei den Kranken pflegt nämlich gleichsam in einem charakteristischen Typus besonders gegen Abend Fieber aufzutreten, in der Weise, dass dieses sich manchmal täglich einstellt, manchmal jeden dritten Tag.
Ich gebe nun flüssige Speisen; wenn jedoch die Sorge um den Kräftezustand uns zwingt, erlaube ich auch festere: Hülsenfrüchte, wenn die Kranken sie wünschen, Schaf- oder Ziegenhirn, Ziegen- oder Schweinsfüße, oder die aus denselben gekochte Brühe, oder gar Brühe, die man aus den genannten Füßen, Salz, Öl, Dill und Wasser kocht. Ich gebe ferner Hoden von großen Kapaunen oder ganz junge Tauben, raue Fische, Muscheln in einer Soße aus Anis, Liebstöckel, Pfeffer und ähnlichen Stoffen, mit Honig und Essig vermischt.

62. Wenn nun aber das Fieber nachlässt, verabreiche ich auch gesalzene Fische. Dann ist es auch angebracht, am ganzen Körper unter Berücksichtigung des Kräftezustands trockene Frottierungen wie in der Palästra vorzunehmen, besonders am Kopf, an der Kehle und an der Brust. Alle diese Mittel wende ich an und versu-

immineo, necubi natura consentiente corpus omne iam reumatismo plene possessum aliquatenus valeam desiccare, dabo antidota ex pipere, dabo theriacam cum melicrato, dabo dia prassiu. adhibeo epithemata simili sub virtute operantia, quae calefaciendo loca desiccare contendant.

caveant aerum nimietates, caveant aestus et frigora, et si sub proxima desperatione iam nos obsederit naturae fragilitas, escas et cauteres partibus thoracis infigo, necubi factis et patefactis vulnerum meatibus forsan eorum digestionibus releventur.

XXII. de sanguinis emissione interiorum

63. sanguinis effusio licet pro locorum qualitate aliquando salubris existat, attamen generaliter omnes cum horrenda et terribili inspectione visitantur, fit itaque locis diversis sanguinem emittentibus sub trina vulneratione causatio, fit primo crepido, fit insequenti putredo, fit ex utrisque superioribus eiusdem loci vel venae patulum orificium incurabile. locorum itaque emittentium nomina curis interpositis designabo.

cum ergo ex meningae partibus sanguis eruperit, qui vapore quodam cum saltu venarum inconsueto et dolore totius capitis publicatur, hoc pacto constringendus vel prohibendus erit, detonsis capillis eidem meningae pulvis turis masculi vel mannae eius aut Naxii aut amyli aut Lemniae aspergendus est, aut cum aceto mix-

che auf jede Weise, ob ich nicht mit Hilfe der Natur den ganzen, bereits völlig vom Fluss ergriffenen Körper bis zu einem gewissen Grad austrocknen kann. Ich gebe Antidote aus Pfeffer, Theriak mit Wassermet und das Mittel *dia prassiu*. Ich verwende Umschläge, die in gleicher Weise wirken, indem sie die Stellen erhitzen und dadurch austrocknen.

Die Kranken müssen sich vor den Unbilden der Lüfte hüten, sie müssen Hitze und Kälte vermeiden. Wenn aber infolge der natürlichen Hinfälligkeit die Lage ganz verzweifelt ist, dann brenne ich die Stellen am Thorax mit Feuerschwamm oder Brenneisen, um vielleicht durch Schaffung und Offenhaltung von Wundöffnungen eine Zerteilung (des Krankheitsstoffes in der Lunge) zu bewirken und die Kranken dadurch zu erleichtern.

XXII. An Blutergüssen im Inneren Erkrankte

63. Der Bluterguss ist je nach der Beschaffenheit der Teile, aus denen er erfolgt, manchmal heilsam; im allgemeinen freilich gewährt jede Art derselben einen erschreckenden Anblick. Der Bluterguss tritt aber an den verschiedenen Stellen unter dreierlei Formen von Wundenbildung auf: Erstens bildet sich ein Riss, zweitens kann eine Eiterung folgen und aus diesen beiden kann ein unheilbares offenes Loch an der befallenen Stelle oder an einer Ader entstehen. Ich will nun die einzelnen Stellen, an denen die Blutung erfolgt, und ihre Behandlung angeben.

Wenn aus Teilen der Hirnhaut Blut ausbricht, was sich durch eine gewisse Hitze, ungewöhnliches Klopfen der Adern und Schmerzen im ganzen Kopf äußert, muss man dies auf folgende Weise zusammenziehen und hemmen: Nachdem man die Haare abgeschoren hat, streue man auf die kranke Seite der Hirnhaut Pulver von Tropfweihrauch oder dessen Körnchen oder Pulver von naxischem Stein, Mehl oder lemnischer Erde. Man kann diese

tus inliniendus. huic fotus ex oleo roseo infrigidato adhibendus est, aut ex sucis herbarum specialiter stypticarum, ut est arnoglossus, strychnum, portulaca, rubus, rosa sicca vel cetera, cibi vero calefacientes meningam prohibendi sunt

64. cum de oculis haemorragia emerserit, aqua frigida vel pusca defricandi erunt, insequenti vero murra pingui inunguendi sunt, et cetera quae in subiectis venis crepantibus adhibemus.

cum de auribus sanguis eruperit, aqua his vel pusca frigida infundenda erit, et cetera quae oculis facienda esse ordinavimus.

cum de naribus eruperit, faenomenon libellus superior omnem earum curam edocebit et instructionem.
cum de faucibus vel gutture vel de palato eruperit, sucis frigidis vel stypticis insistemus.

cum de uva eruperit, pusca primo frigida imminendum erit, quae si minime valuerit prohibere, virgulam auri vel argenti ignefactam loco sanguinanti suppono, ut ex hoc cautere protinus compescatur.

cum vero de stomacho obvenerit, dabo ad massandum glycyrizae surculum, dabo symfyti radicem, dabo cummi, dabo tragacanthum, dabo puscam frigidam ubi Naxii pulverem aspergo, dabo similiter amylum tritum, dabo reum Ponticum. dabo etiam cum sucis herbarum stypticarum quas superius memoravimus, cibos vero stypticos aut ex oryza aut ex lente vel sucis earum, in quibus illa styptica concoquenda erunt, dabo interea mala Cydonia, dabo Thebaicos, sorba quoque et castaneas, vel eorum decoctiones, his

Stoffe auch mit Essig mischen und einreiben. Auch kann man Erwärmungen mit abgekühltem Rosenöl anwenden oder mit dem Saft von besonders stopfend wirkenden Pflanzen, etwa Wegerich, Nachtschatten, Portulak, Brombeere, ferner getrocknete Rosenblätter und ähnliches. Man vermeide aber alle Speisen, welche die Hirnhaut erhitzen.

64. Wenn an den Augen ein Bluterguss auftritt, muss man sie mit kaltem Wasser oder Pusca kühlen, darauf mit fettem Myrrhenharz bestreichen und andere Mittel anwenden, die man in den unten behandelten Fällen benutzt, wo Adern zerrissen sind.
Wenn aus den Ohren Blut ausbricht, muss man in dieselben kaltes Wasser oder Pusca einlaufen lassen und im übrigen die gleichen Mittel verwenden wie für die Augen.
Wenn es aus der Nase ausbricht, gibt mein obiges Buch über *Faenomena* (1.44) Auskunft über die Behandlung.
Wenn es aus dem Rachen, der Kehle oder dem Gaumen ausbricht, kann man es mit kalten und stopfenden Flüssigkeiten zum Stillstand bringen.
Wenn es aus der Uvula ausbricht, muss man erst kalte Pusca verwenden lassen. Wenn dies aber nicht die Blutung zum Stehen bringt, bestreiche ich die blutende Stelle mit einem glühend gemachten goldenen oder silbernen Stäbchen; durch dieses Brennen wird die Blutung sofort gestillt.
Wenn aber eine Blutung aus dem Magen kommt, dann lasse ich ein Stückchen Süßholz zerreiben, gebe Alantwurzel, Gummi, Traganth oder kalte Pusca, in die ich pulverisierten naxischen Stein streue; ich gebe in gleicher Weise Mehl und pontischen Rhabarber. Ich gebe diese Stoffe auch mit dem Saft der oben erwähnten stopfend wirkenden Kräuter; auch gebe ich stopfende Speisen aus Reis oder Linsen oder deren Saft, in dem man jene stopfenden Stoffe kocht. Außerdem gebe ich Quitten, auch thebanische Datteln, Ruhrbirnen und Kastanien oder deren Abkochungen. Auch

etiam dia codion convenit in noctem accipere, nam et epithemata styptica conveniunt, ut est aut dia iteon aut dia foenicon, aut certe barbara quae de bitumine Iudaico conficitur.

65. cum de thorace emiserint, quod sollicite visitandum est, primo flebotomus adhibendus est, et cibi ordinandi sunt superiores, qui de stomacho iactantibus ordinati sunt, eorum vero articulos vel extrema femorum fasciolis competenter astringo, spongiam vero pusca frigida infusam thoracis partibus adhuc calentibus superimpono, imminebo huic adiutorio diebus continuis quinque frequentius immutando. post vero emplastris uti nos conveniet superius ordinatis de stomacho iactantibus, super quae commodius lanas sucidas superimponimus oleo quoque murteo vel lentiscino mixto cum aceto.

si his adhibitis sanguinis adhuc perseveraverit insolentia, detracto aceto vinum est commiscendum, accedentibus vero febribus si etiam tussicula coeperint inquietari, cataplasmandi sunt de subiectis, ut sunt dactyli sorba rosa sicca flos mali granati acacia hypocistis alumen, omnia haec simul aut quae inveniri poterunt in sucis rus Syriaci coquuntur et temperantur.

horis vero is quibus sanguinem emittunt, ex decoctionibus supradictarum specierum aut inmaturarum uvarum aut mollium vitium acremonorum aut polygoni aut castanearum ingero potiones.
cum autem de pulmonibus haemorragia emerserit, quod nimium periculosum est, sub gemina vel trina sanguinis detractione flebotomum adhibere nos conveniet, et is omnibus imminebo quae de

ist es für die Kranken gut, für die Nacht das Mittel *dia codion* zu nehmen. Auch zusammenziehende Umschläge sind angebracht, wie etwa *dia iteon* oder *dia foenicon* oder gar *barbara*; letzteres wird aus judäischem Erdpech bereitet.

65. Wenn Blut aus der Brust hervorquillt, was man sorgfältig zu untersuchen hat, muss man zunächst zur Ader lassen und die oben erwähnten Speisen verordnen, die bei Magenblutung bestimmt sind. Die Glieder der Kranken oder die Enden der Beine umwickele ich in geeigneter Weise mit Binden und lege einen in kalter Pusca getauchten Schwamm auf die heißen Teile des Thorax. Mit dieser Behandlung fahre ich 5 Tage unaufhörlich fort, wobei ich sie öfter erneuere. Darauf ist es angebracht, die Pflaster anzuwenden, die ich oben (2.64) für die Magenblutungen verordnet habe, und über dieselben legen wir vorteilhafterweise frisch geschorene Wolle, die man einer Mischung von Myrten- oder Mastixöl und Essig getränkt ist.

Wenn trotz der Anwendung dieser Mittel die heftige Blutung bestehen bleibt, muss man an Stelle des Essigs Wein beimischen. Wenn nun aber auch Fieber eintritt und die Kranken durch Husten geplagt zu werden beginnen, muss man Umschläge mit folgenden Mitteln machen, etwa Datteln, Ruhrbirnen, getrockneten Rosenblätter, Granatapfelblüten, Akaziengummi, Zistrosenwürger und Alaun. Alle diese Stoffe oder so viele davon, wie man bekommen kann, kocht man zusammen mit flüssigem syrischen Sumach und macht es zurecht.

In den Stunden aber, wo die Kranken das Blut entleeren, reiche ich ihnen ein Getränk aus Abkochungen der oben genannten Zutaten oder unreifer Weintrauben oder zarter Weinrankenspitzen oder vom Blutkraut oder von Kastanien.

Wenn aber aus den Lungen ein Bluterguss erfolgt, was außerordentlich gefährlich ist, muss man einen Aderlass mit zwei- oder dreimaliger Blutentziehung vornehmen. Im übrigen verordne ich

thoracis partibus emitis tentibus ordinata sunt, tam in cibis quam in ceteris adiutoriis. hos interea cum aliquid proficere agnoverimus, unctionibus et gestationibus vel fricationibus, quibus membra inania nutriantur, mediocriter perunguimus.

66. cum de partibus sane muliebribus sanguis eruperit, his in gynaeceon libello quid expediat sequenti lectione disposui, unum interea hoc generale edico omnibus ex locis interioribus et quo sanguis poterit eructare, per initia cuncta adiutoria vel praecepta frigida, quae constringere et glutinare poterunt, adhibenda esse, insequenti vero cum humanior provectus causarum adriserit, calidis et nutrientibus imminendum.

XXIII. de empyicis

67. empyici frequenter fiunt vulnere in interioribus vel apostemate praeeunte. quibus cum febres supervenerint, temporibus consideratis et adiutoria et cibi parciores sunt ordinandi, tunc quam .maxime cum eos orexis accipiendi coegerit, cataplasmandi sunt interea ex ysopi pulvere vel abrotoni mixtis seminibus in decoctione pinguium caricarum. dabo frequenter melicratum simplex.

dabo etiam in quo puleium aut ysopum aut thymum aut ruta viridis aut marrubium decoquendum est. aspergo sane in melicrato ad vulnera interiora purganda pulverem iris Illyricae, et electario

in diesem Fall ganz dasselbe wie bei Blutung aus dem Thorax, sowohl, was die Speisen, als auch, was die übrigen Mittel betrifft. Auch wendet man, da dies als nützlich erkannt worden ist, bei den Kranken in mittelmäßigem Grad Einreibungen, Bewegung und Massage an, wodurch die schlaffen Glieder gekräftigt werden.

66. Wenn aus den weiblichen Geschlechtsteilen Blut ausbricht, sind die Mittel anzuwenden, die ich in dem hier folgenden Buch *Gynaecea* (3.28–29) dargelegt habe. Nur die eine, für alle Blutungen, die aus den unteren Körperteilen stammen, gültige Vorschrift will ich schon hier geben: Im Anfangsstadium muss man ausschließlich kalte Mittel verordnen, die zusammenziehend und verklebend wirken; dann aber, wenn in dem Leiden ein günstiger Fortschritt eingetreten ist, muss man mit heißen und kräftigenden Mitteln vorgehen.

XXIII. Innen liegende Geschwüre

67. Innen liegende Geschwüre (*empyemata*) bilden sich häufig infolge einer Wunde im Inneren des Körpers oder eines vorhergehenden Geschwürs. Wenn es mit Fieber auftritt, dann muss man unter Berücksichtigung des Krankheitsstadiums die Mittel und eine knappe Diät verordnen, besonders dann, wenn die Kranken der Appetit zum Essen drängt. Dabei muss man Umschläge anwenden, die man aus pulverisiertem Ysop oder Eberraute unter Beimischung von Samenkörnern in einer Abkochung fetter getrockneter Feigen bereitet.
Auch gebe ich oft einfachen Wassermet oder solchen, in dem man Flohkraut oder Ysop, Thymian, grüne Rautenblätter oder Andorn abgekocht hat. So streue ich auch, um die inneren Wunden zu reinigen, in den Wassermet Pulver von illyrischer Schwertlilie oder verwende eine Latwerge, die man aus zerrie-

utor quod ex lini semine fricto cum nucleis et melle despumato conficitur. Hippocrates vero nucleos cum galbano et melle Attico in his similibus causis ad depurganda vulnera in interioribus dari praecepit, similiter etiam terebinthinam mundam, in modum unius coclearis, ieiunis ab nocte quam maxime, viribus iam reparatis et his adiutoriis relevatis etiam ieran dari conveniet, iam tunc etiam exercitia et fricationes ad reparanda corpora adhibenda sunt, quibus reliquiae causarum possint mundari facilius. hos etiam aeris mutatio multum iuvat. cibi vero sint pultes frequentius, quibus piper admiscendum est. similiter etiam sorbilia, aeque cum pipere, quod etiam in ceteris dari convenit, nam et antidota quae forte de experimentis empyicis danda sunt, pipere mixto conficiuntur.

XXIIII. de syntexi vel atrofia

68. multis praecedentibus causis nascitur syntexis vel atrofia. fit ex ventris solutione prolixa, fit ex febribus similiter chronicis, fit ex ustione thoracis, fit ex capite reumatizante frequenter, quae licet difficile attamen curari potest, fit etiam post sanguinis emissionem pulmonibus vulneratis, quibus frequenter illa pthisis inplacabilis procurata est.

aliqui vero medici iactantiores idiotae, veluti suam peritiam vel diligentiam diffamantes, syntexin curaverunt quos pthisicos mentiebantur, nam et praeter sanguinis emissionem hi syntectici

benem Leinsamen mit Pinienkernen und abgeschäumtem Honig bereitet. Hippokrates verordnet, dass man Pinienkerne mit Galbanharz und attischem Honig bei ähnlichen Erkrankungen geben solle, um dadurch die inneren Wunden zu reinigen, in gleicher Weise auch möglichst frühmorgens nüchtern 1 Esslöffel reines Terpentin. Wenn die Kräfte wiederhergestellt und die genannten Mittel ausgesetzt worden sind, ist auch die Verabreichung der *iera*-Mittels angebracht. Dann muss man auch körperliche Übungen und Frottierungen zur Wiederherstellung des Körpers anwenden, da man durch diese Mittel die Überbleibsel der Erkrankungen einfacher beseitigen kann. Den Kranken ist dann auch eine Luftveränderung von großem Nutzen. Als Nahrung reiche man öfter Mehlbrei, dem man Pfeffer beimischen muss. In gleicher Weise gebe man flüssige Nahrung mit Pfeffer, den man auch in anderen Speisen verwenden muss. Auch die Antidote, die man nach der Erfahrung den an innen liegenden Geschwüren Leidenden gibt, muss man unter Zusatz von Pfeffer zubereiten.

XXIIII. Auszehrung und Abmagerung

68. Die Auszehrung entsteht aus verschiedenen vorhergegangenen Erkrankungen. Sie entsteht aus einer langwierigen Schwäche des Unterleibs, sie entsteht in gleicher Weise aus chronischem Fieber, aus einer Entzündung im Thorax oder auch häufig aus einem Flussleiden des Kopfs. Diese Form ist freilich schwer zu heilen. Das Leiden kann aber auch nach einem Blutsturz infolge einer Verwundung der Lungen entstehen, wodurch häufig jene (oben 2.61 besprochene) unheilbare Schwindsucht hervorgerufen wird. Manche Ärzte aber, recht prahlerische Nichtwisser, brüsten sich gleichsam mit ihrer Erfahrung und Sorgfalt und behandeln die Auszehrung, die sie fälschlich als Schwindsucht bezeichnen. Auch

vel atrofi ex praeaccidentibus fiunt, quos tussicula exagitat perseverans, quos deficiens sollicitat sudor, quos certe macies et tenuitas corporis circa dies singulos vires simul elimando consumit.

69. quorum curam sic plus impendo, ut in eorum virium festinem reparationem, ut vinum lene et album, balneae, deambulatio vel gestatio, unctio vel fricatio, cibi analemptici mediocriter ministrentur, frequenter enim membris et viribus reparatis pthisis imminens vel haec eadem perseverans aegritudo depulsa est. iuvantur locorum vel aeris mutationibus, et his utilius longas peregrinationes indicimus.

adhibebo dropaces· et cetera quae cyclo consueta sunt partibus praecordiorum et capiti.

viribus vero iam proficientibus et reparatis, aquis naturalibus uti plus conveniet, et si aliquod adhuc ex superioribus accidentibus perseveraverit symptoma, superiorum aegritudinum remediis adiuvabo.

XXV. de asthmaticis vel suspiriosis

70. asthmaticis vel suspiriosis semper molestissima querella pulmonum est. pingui etenim et frigido flegmate angustiis cartillaginis pulmonibus adhaerente, cavernae vel meatus ibidem quibus naturaliter spiritus redditur et accipitur concluduntur,

abgesehen von Blutverlust verursachen nämlich noch andere vorherige Symptome eine Auszehrung, bei solchen Menschen nämlich, die gar andauernder Husten oder schwächender Schweiß quält, oder bei denen Magerkeit und Dürre des Körpers die Kräfte zeitweilig schwächt und aufzehrt.

69. Bei der Behandlung solcher Kranken verwende ich meine Sorgfalt vor allem darauf, die Kräfte schleunigst wiederherzustellen, indem ich ihnen milden Weißwein, Bäder, Spazierengehen oder bedächtige Bewegungen, Salbungen oder Reibungen und kräftigende Nahrung in mittelmäßigem Umfang verabreiche. Häufig kann man nämlich durch Wiederherstellung der Gliederkraft eine drohende Schwindsucht oder eine bereits bestehende Krankheit vertreiben. Für die Kranken ist eine Orts- und Luftveränderung nützlich, deshalb verordnen wir ihnen mit Erfolg weite Wanderungen.
Ferner verwende ich Pechpflaster und die anderen Mittel einer »zyklischen« Kur, die man gewöhnlich an den Teilen des Oberbauchs und am Kopf gebraucht.
Wenn aber die Kräfte sich erholen und wiederherstellen, ist es vor allem angebracht, natürliche Wässer zu benutzen. Wenn aber ein Symptom von den oben erwähnten Erkrankungen noch bestehen geblieben ist, helfe ich mit den gegen die oben genannten Leiden anzuwendenden Mitteln.

XXV. An Asthma und Atembeschwerden Erkrankte

70. Das Asthma und die Atembeschwerden beruhen meist auf einem sehr beschwerlichen Leiden der Lungen. Es werden nämlich durch einen zähen und kalten Schleim, der in den Lungen haftet, deren Hohlräume und Öffnungen verschlossen, durch die natürlicherweise die Atemluft aus- und eingeatmet wird. Aus dieser Behinderung entstehen sehr heftige Atembeschwerden;

et ex hoc impedimento suspirium vel anhelitus molestissimus nascitur, ut sedendo magis quam iacendo respirent.
hieme et senibus quam maxime hoc vitium familiare est. contingit aliquando etiam mediis aetatibus adhuc calidis.

71. quos flebotomo liberari necesse est. attamen si etiam et a flebotomo certa ratione prohibemur, tunc ieiuniis continuis frequentibus in vicem detractionis sanguinis uti conveniet, proderit etiam potandi continentia, proderunt cibi cum oxymeli et pipere temperati.

dabo interea ysopi aut origani aut rutae aut absinthii aut iris Illyricae aut calaminthae decoctionem ex melicrato calidam, item conficio ex his etiam ecligmatia commoda suspiriosis, convenit etiam guttam Ammoniaci dari tritam cum melicrato vel oxymeli. abrotoni pulvis similiter datur, et castorei pulvis plus commodius operatur, et illa decoctio in qua faenum Graecum cum uva passa enucleata et rutam viridem coquimus, frequenter danda erit, sunt etiam trocisci magna approbatione diffamati, qui conficiuntur sic. anisum, sulphur vivum, gutta Ammoniaci, castoreum et melanthium ex aequo omnia tunsa cum aqua miscentur, et fiunt trocisci, quos postea tritos cum oxymeli dari conveniet.

72. cubiculum his calidum in superioribus procurandum est. relaxandis enim corporibus et liberandis a conclusione semper sunt inferiora contraria. lectus orthocathemenus ut potius

und zwar können die Kranken besser im Sitzen als im Liegen atmen.

Besonders häufig kommt dieses Leiden im Winter und bei alten Leuten vor. Jedoch befällt es einen auch manchmal in der mäßig heißen Jahreszeit.

71. Man muss den Kranken mit einem Aderlass Erleichterung schaffen. Wenn wir aber durch eine bestimmte *ratio* am Aderlass gehindert werden, muss ist es nützlich, anstatt der Blutentziehung häufiger anhaltendes Fasten einzusetzen. Von Nutzen ist auch Zurückhaltung beim Trinken, ebenso mit Oxymel und Pfeffer zurechtgemachte Speisen.

Dabei gebe ich eine Abkochung von Ysop, Origanum, Raute, Wermut, illyrischer Schwertlilie oder Steinquendel in heißem Wassermet. Ebenso bereite ich aus den gleichen Stoffen eine Latwerge, die bei den Atembeschwerden wirksam ist. Auch ist es gut, Ammoniakharztropfen zu geben, die man mit Wassermet oder Oxymel verreibt. In gleicher Weise wirksam ist Pulver von der Eberraute; noch besser hilft pulverisiertes Bibergeil. Auch kann man häufig eine Abkochung reichen, in der man Bockshornklee mit entkernten getrockneten Weintrauben und grüne Rautenblätter gekocht hat. Berühmt sind auch die Pastillen, die man auf folgende Weise bereitet: Anis, gediegener Schwefel, Ammoniakharz, Bibergeil und Schwarzkümmel zu gleichen Teilen. Alle diese Stoffe zerstößt man und vermischt sie mit Wasser und bereitet daraus Pastillen. Diese muss man nachher wieder mit Oxymel verreiben und dann verabreichen.

72. Man muss dem Kranken außerdem ein heißes, recht weit oben gelegenes Zimmer herrichten. Niedrig gelegene (Räume) wirken nämlich immer der Erleichterung des Körpers und der Befreiung von verschließenden Stoffen entgegen. Ferner hat man für eine gerade aufgerichtete Lagerstatt zu sorgen, damit die Kranken

sedere quam iacere <videantur> adcurandus est. pectus eorum calidis unguentis et vaporibus defricandum est. cucurbitam continuo cum detractione sanguinis admovebo. proderunt per intervalla amyctica, etiam dropaces adhibiti, proderit sinapismus, proderunt aeris mutationes. iuvat peregrinatio longior, iuvat vomitus radicibus cum oxymeli acceptis, convenit exercitium, proderit currere cum vestibus laneis quam maxime, si hoc in proclivitate procuretur.

utantur emplastris circa pectus amycticis confectis ex nitro pipere abrotono et castoreo, et Cyprino vel laurino cerotario. ex quibus supra dictis etiam potiones et unguenta conficio.

convenit ieran dare, convenit acetum scilliticum sorbere in noctem, et ex eodem confectum oxymeli potui dare plus convenit.

XXVI. de epaticis

73. epatis indignantis molesta querimonia est, cuius ad curam adiutoria magis etiam styptica conveniunt, saepe enim nonnulli methodici calidis tantummodo vel chalasticis adiutoriis imminentes ipsam epatis substantiam dissolverunt. oportet itaque in fomentis vel cataplasmatibus cerotariis et emplastris aliqua styptica chalasticis admiscere, ut est oenanthe, nardinum oleum vel melinum, mala Cydonia cocta vel Thebaici dactyli et cetera similia.

fit interea hoc cerotarium epaticis competens sic. cerae unc I S, nardini olei unc III, mastices personatae unc I, aloes semiunc I.

mehr zu sitzen als zu liegen <scheinen>. Die Brust der Kranken muss man mit heißen Salben und Dämpfen frottieren. Auch appliziere ich sogleich einen Schröpfkopf mit Blutentziehung. Auch reizende Mittel und Pechpflaster, in Intervallen angewendet, sind von Nutzen; ebenso Senfpflaster. Luftveränderung wirkt gleichfalls günstig; ferner eine weite Wanderung, auch Erbrechen, das man durch Verabreichung von Rettichen mit Oxymel erzeugt. Es nützt auch körperliche Übung, ebenso Laufen in wollenen Kleidern, besonders, wenn man es auf ansteigendem Terrain vornehmen lässt.

Nutze kann man auch auch das Auflegen von reizenden Pflastern auf die Brust, die man aus Soda, Pfeffer, Eberraute und Bibergeil mit einer zyprischen oder Lorbeerwachssalbe bereitet. Aus den genannten Stoffen kann man auch Getränke und Salben für die Kranken bereiten.

Ferner ist es gut, das *iera*-Mittel zu geben und Meerzwiebelessig auf die Nacht trinken zu lassen, oder schließlich noch besser, mit demselben zubereitetes Oxymel zu reichen.

XXVI. An der Leber Erkrankte

73. Gegen die Leberkrankheiten und Beschwerden sind vor allem stopfend wirkende Mittel angezeigt. Manche von den Methodikern haben nämlich häufig durch die ausschließliche Anwendung heißer oder lindernder Mittel die ganze Substanz der Leber zur Auflösung gebracht. Man muss deshalb bei den Erwärmungen und Umschlägen, den lindernden Wachssalben und Pflastern irgendeinen stopfenden Stoff hinzu mischen, etwa Bibernelle, Narden- oder Quittenöl, gekochte Quitten oder thebanische Datteln und andere ähnliche Dinge.

Eine bei Leberleiden geeignete Wachssalbe bereitet man aber auf folgende Weise: Wachs 1½ Unzen, Nardenöl 3 Unzen, unechter

hoc epaticis convenit, sed sub quadam solutione laborantibus, ut aliquando et ventris solutione et vomitu et frequenti nausia commoveantur, quibus si haec adhuc perseveraverint accidentia, admisceo cerotario supradicto aut lycium Indicum aut oenanthen aut omfacium in semunciis singulis, articuli eorum tunc fasciolis constringendi sunt et stomachus allitis cum vino cataplasmandus.

74. sed si illa indignatio epatis ex constrictione magis obvenerit, ut cum tensione vel cum duritia loci dolor nimius partes inquietet, qui et iugulo et omni parti dextrae molestiam ferat, febres acutas commoveat, ventris quoque procuret constrictionem, digestionis licet ex levibus cibis non exhibeat officium naturale, interea ructus frequenter insuaves habeant, cum virium fatigatione pallore quoque corporis deformentur, hos primo convenit iuvari flebotomo, item oleo ubi ruta anetum papaver lini semen coctum fuerit calido fomentari.

cataplasmandi sunt tempore competenti commotionis de hordei pollinibus, ubi diuretica aliqua commiscenda sunt, ut asarum vel petroselinum aut puleium aut daucus aut feniculi semen et cetera similia, in melicrato in quo ibiscum vel fici pingues prius coqui debent.

utimur cerotario post cataplasma ex oleo samsucino habenti quippiam salis vel nitri vel nasturcii aut sinapis, semper attamen dia samsucu necessario omnibus epaticis conveniet uti. uti tunc conveniet etiam dia chylon chalastico, cui adipes commiscendi sunt, aut certe dia spermaton.

Mastix 1 Unze, Aloe ½ Unze. Dieses Mittel hilft bei Leberkrankheiten, aber nur, wenn das Leiden in einer Erschlaffung besteht, wobei die Kranken manchmal auch von einer Erschlaffung des Unterleibs, von Erbrechen und häufiger Übelkeit befallen werden. Wenn diese Symptome bestehen bleiben, dann mische ich der genannten Wachssalbe indisches Bocksdorn, Bibernelle oder Öl aus unreifen Oliven je ½ Unze bei. Man muss dann auch die Glieder der Kranken mit Binden umwickeln und auf den Magen Umschläge mit in Wein gekochtem Graupenmehl machen.

74. Wenn aber das Leberleiden mehr in einer Zusammenziehung besteht, so dass mit Spannung und Härte der Gegend ein heftiger Schmerz diese Körperteile befällt und sich auch bis in die Schlüsselbeinregion und für die ganze rechte Seite beschwerlich wird, wenn dabei akutes Fieber auftritt, wenn auch der Unterleib zusammengezogen ist und man durch eine leichte Diät den natürlichen Stuhlgang nicht wiederherstellen kann, wenn infolge der Erschöpfung der Kräfte der Körper eine entstellende Blässe zeigt, dann muss man bei den Kranken zunächst einen Aderlass vornehmen und heiße Erwärmungen mit Öl anwenden, in dem man Raute, Dill, Mohn und Leinsamen gekocht hat.
Auch muss man zu der geeigneten Zeit, zu der ein Anfall der Krankheit auftritt, Umschläge mit Gerstenmehl machen, denen man etwas von einem diuretisch wirkenden Stoffe beimengt; etwa Haselwurz, Petersilie, Flohkraut, Pastinak oder Fenchelsamen und andere ähnliche Stoffe in Wassermet, in dem man zuvor Eibisch oder fette Feigen abkochen muss.
Auch verwenden wir nach den Umschlägen eine Wachssalbe aus Majoranöl, mit ein wenig Salz, Soda, Kresse oder Senf. Freilich ist es immer gut und notwendig für alle Leberleidenden, das *dia-samsucu*-Mittel zu gebrauchen. Auch ist es gut, das lindernde *dia-chylon*-Abführmttel zu benutzen, dem man Fett beimischen muss, oder gar das Mittel *dia spermaton*.

75. declinantibus vero accidentibus tunc etiam malagmati imminebo tali, guttae Ammoniaci lib I, bdellii unc III, croci unc I, murrae semunc I, cerae lib I, olei Cyprini sive irini unc VIII, aceti quod sufficiat, in quo gutta Ammoniaci et solvenda est et terenda etiam.
tunc fricamentis et exercitiis competentibus opus est, tunc potionibus ex decoctionibus absinthii, centauriae, erucae agrestis, seminis petroselini, Cyperi vel ysopi, thymi et ceterorum diureticorum. quae potiones etiam vitiosis vesicis semper ordinantur, nam etiam aloen solam tritam frequenter in melicrato dedi.

declinante penitus vitio hanc incunctanter potionem semper dabo, castoreum, petroselinum, piper album, Cyperum, omnia aequis ponderibus tunduntur et cribellantur. in melicrato unius coclearis pleni datur, omni probatione firmatum.

frequenter etiam lupi iecoris combusti pulverem dedi, aliqui vero amygdala amara cum cymino et apii semine aequa mensura trita omnia cum vino ieiunis dederunt in modum unius coclearis, et semen intiborum cum aqua calida vel melicrato similiter adhibuerunt. sic et aneti sucum cum melicrato, et cetera quae huic passioni alii collegae probasse <se> fuerint attestati, nam et intiba frequenter comesta ieiunos semper epaticos iuvaverunt.

76. si duritiam induxerit longo tractu morbi neglectus, omnia adhibebo quae difficultatem callositatis resolvere valeant.

omni corpore compatiente exercitiis omnibus superioribus imminebo, omnia superiora lavacra concedo, salsos cibos et acres mini-

75. Wenn die Symptome aber abnehmen, dann wende ich auch folgende erweichende Umschläge an: Ammoniakharz 1 Pfund, Bdellium 3 Unzen, Safran 1 Unze, Myrrhenharz ½ Unze, Wachs 1 Pfund, Zyper- oder Schwertlilienöl 8 Unzen, ausreichend viel Essig. In diesem löse und verreibe man das Ammoniakharz.
Sodann muss man auch Frottierungen und geeignete körperliche Bewegung anordnen sowie auch Getränke aus Abkochungen von Wermut, Tausendgüldenkraut, wilder Rauke, Petersiliensamen, Binsengras oder Ysop, Thymian und anderen diuretischen Mitteln. Diese Getränke werden gewöhnlich auch gegen Blasenleiden verordnet. Ferner habe ich auch oft Aloe allein in Wassermet verrieben verabreicht.
Wenn das Leiden ganz und gar nachlässt, dann gebe ich regelmäßig folgendes Getränk: Bibergeil, Petersilie, weißer Pfeffer und Binsengras. Alles zu gleichen Teilen zerstoßen und durchgesiebt. Von diesem Pulver verabreicht man etwas in 1 vollem Esslöffel Wassermet. Dies ist ein erprobtes und zuverlässiges Mittel.
Häufig gebe ich auch Pulver von verbrannter Wolfsleber. Andere lassen bittere Mandeln mit Kümmel und Selleriesamen zu gleichen Mengen in Wein verreiben und geben hiervon den Kranken nüchtern 1 Esslöffel. Auch wendet man Endiviensamen mit heißem Wasser oder Wassermet in gleicher Weise an, ebenso Saft von Dill mit Wassermet und andere Mittel, die andere Kollegen <selbst> erprobt zu haben versichern. Auch das Essen von Endivien bei nüchternem Magen hilft stets gegen Leberkrankheit.

76. Wenn die Erkrankung infolge Vernachlässigung sich lange hinzieht und zu einer Verhärtung der Leber geführt hat, dann verwende ich alle die Mittel, die geeignet sind, schwierige Verhärtungen zur Auflösung zu bringen.
Wenn aber der ganze Körper in Mitleidenschaft gezogen wird, empfehle ich neben allen oben genannten Mitteln noch Waschun-

strabo, de oleribus autem accipiant cauliculos, lapathum, radices quas rafanos appellamus, de piscibus asperos sumant, de carnibus quae inveniri poterunt pinguiores, olivas colymbades, omnia salsamenta, capparim, vina quae mare transierunt.

et omnibus supradictis adiutoriis emplastris vel malagmatibus unguentis vaporibus et ceteris iam omnibus <ordine competenti> uti conveniet. his etiam <omnis. semper> ordo cyclicus <prodest>. aeris mutationibus multum iuvantur. aquarum vero omnium naturalium vel maris lavacris eos frequenter iuvari suadeo.

XXVII. de ictericis

77. consulte in loco ictericorum ordinavimus passionem fit enim ex epatis indignatione frequenter, quorum nonnulla similia sunt accidentia, sed coloris deformatione sola disterminantur, fiunt equidem ex stomachi vitio, fiunt plerumque etiam ex ventre inferiore.

ergo cum febribus si de epate factus fuerit ictericus, flebotomandus est et mox omnia epaticorum adhibenda sunt adiutoria. si apyreti fuerint, assiduis purgationibus cholagogis relevandi sunt, euforbio epithymo aloe petroselino pipere, haec omnia ex aequo miscenda sunt et ex eorum pulvere unum cocleare in melicrato vel oxymeli dari debet.

purgat eos etiam ciceris albi decoctio, utilius si etiam ipsum cicer coctum accipiant iuvantur absinthii Pontici decoctionibus, iuvantur si etiam afronitrum album in vino solutum accipiant,

gen mit denselben Stoffen, außerdem gesalzene und scharfe Speisen. Ferner lasse ich die Kranken Kohlstängelchen, Sauerampfer und Rettiche zu sich nehmen, aber auch raue Fische, fettere Fleischarten, in Salz eingemachte Oliven, alle Arten von gesalzenen Speisen, Kapern und überseeische Weine.

Außerdem ist es nützlich, aus allen oben genannten Stoffen Pflaster, erweichende Umschläge, Salben, Erwärmungen und andere Applikationen <in geeigneter Ordnung> einzusetzen. Den Kranken bringt ferner <allen stets> auch eine »zyklische« Kur <Nutzen>; auch hilft eine Luftveränderung sehr. Schließlich empfehle ich auch den häufigen Gebrauch der natürlichen Wässer und von Meeresbädern.

XXVII. An Gelbsucht Erkrankte

77. Mit Bedacht behandeln wir an dieser Stelle nunmehr die an Gelbsucht (*icterus*) Leidenden. Diese Krankheit entsteht nämlich häufig aus einem Leberleiden. Beide haben eine Anzahl gleicher Symptome und unterscheiden sich nur durch die Veränderung der Körperfarbe. Gelbsucht entsteht aus einer Erkrankung des Magens, sehr oft aber auch aus einer Erkrankung des unteren Unterleibs.

Wenn die Gelbsucht von der Leber kommt und mit Fieber auftritt, muss man einen Aderlass vornehmen und dann sogleich alle Mittel gegen Leberleiden anwenden. Wenn kein Fieber vorhanden ist, muss man die Kranken fortgesetzt mit Purgier- und Galle treibenden Mitteln erleichtern: mit Wolfsmilch, Thymianblüten, Aloe, Petersilie und Pfeffer. Dieses alles mische man zu gleichen Teilen und reiche von diesem Pulver 1 Esslöffel in Wassermet oder Oxymel.

Purgierend wirkt bei dieser Krankheit auch eine Abkochung von weißen Kichererbsen; noch besser ist es, wenn die Kranken die gekochten Kichererbsen selbst genießen. Ferner hilft eine Abkochung von pontischem Wermut oder weißer Schaumsalpeter, in

et sulphuris vivi pulvere in ovo dato, ego frequenter etiam ieran dedi.
sed si forte aliquid certae obligationis dari cathartica prohibuerit, quae semper his novimus non leviter profuisse, saltem vel vomitibus relevandi sunt.

78. sollicitius interea praecordiorum cura gerenda est foventibus epar tumens et incitatum oleo nardino melino oenanthino ex lanis sucidis quam maxime in balneis, cataplasmabo eos interea admiscens seminibus aut absinthium aut rutam aut centauriam aut cardamum vel cetera quae epaticis ordinata sunt, quibus urinas provocantes fervorem epatis possumus removere.

utor speciali etiam Cyprino cerotario admiscens terebinthinam melilotum irin Illyricam et reliqua similia, quibus aut dia meliloto aut Polyarchion confici consuevit.

79. cibis nutriendi sunt ut epatici, exerceri similiter debent et fricari.

vitio adhuc perseverante coloris omnibus amycticis imminebo, peregrinationis et solis calidi beneficia sustinere suadeo, aquis naturalibus aeque uti conveniet. si remotis accidentibus adhuc ille malus color perseveraverit, naribus infundo elaterium, infundo betarum sucum, utrumque muliebri lacti commixtum.

iuvantur interea utilius si hae digestiones vel purgationes in balneis procurentur, in balneis inquam ubi quam maxime potiones

Wein gelöst, oder gediegener Schwefel, in einem Ei verabreicht. Ich gebe häufig auch das *iera*-Mittel.
Wenn aber eine ganz bestimmte Gegenanzeige die Verordnung von Abführmitteln verbietet, deren günstige Wirkung uns ja bekannt ist, muss man den Kranken wenigstens durch Erbrechen Erleichterung verschaffen.

78. Dabei muss man dem Oberbauch eine sorgfältige Behandlung angedeihen lassen, indem man die geschwollene und empfindliche Leber mit Narden-, Quitten- oder Bibernellenöl und frisch geschorener Wolle pflegt, am besten im Bad. Auch mache ich Umschläge, indem ich Sämereien entweder mit Wermut, Raute, Tausendgüldenkraut, Kresse oder den anderen bei den Leberleiden verordneten Mittel mische. Durch diese können wir nämlich, da sie Urin treibend wirken, die Entzündung der Leber beseitigen.
Ich benutze auch eine besondere Wachssalbe mit Zyperöl und mische Terpentin, Steinklee, illyrische Schwertlilie und alle die anderen Stoffe bei, aus denen man das Mittel *dia melilotu* oder das *Polyarchion* (Polyarchos-Mittel) zu bereiten pflegt.

79. An Gelbsucht Erkrankte sind durch die gleichen Speisen wie die an Leberkrankheit Leidenden zu ernähren; man lässt sie auch in gleicher Weise körperliche Übungen und Frottierungen vornehmen.
Wenn die krankhafte Farbe noch immer bestehen bleibt, dann gehe ich mit allen reizenden Mitteln vor und empfehle den Kranken, Wanderungen zu machen und sich der heißen Sonne auszusetzen. Auch ist es empfehlenswert, die natürlichen Wässer zu benutzen.
Wenn alle übrigen Symptome verschwunden sind, aber jene krankhafte Farbe noch besteht, dann lasse ich in die Nase Springgurken- oder Betesaft einlaufen, beides mit Frauenmilch vermischt.
Die Wirkung der geschilderten Verteilungs- und Abführmittel ist besser, wenn man sie im Bad anwenden lässt; ich sage im Bad, wo sich die Medikamente und die übrigen Mittel stets am meisten alls

et cetera semper adiutoria profuerunt, nam et illic etiam praecordiorum fotus continuo profuit adhibitus, et in cortice colocynthidis vinum calefactum ibidem datum, profuit et struthii pulvis in oenomeli similiter et anchusae pulvis in modum unius coclearis cum aqua calida et lapathi sucus in melicrato et decoctio radicum feniculi et cetera quorum est pretium diureticum.

hanc ego peculiarius potionem in balneis dare consuevi, euforbium bacas lauri nitrum piper ex aequo contusa et pro causae vel virium qualitate in melicrato, et cum profuisset in plenam sanitatem imminui.

XXVIII. de spleniticis

80. in plerisque passionibus, catholicis sive generalibus curis prius adhibitis, specialia vel partilia adiutoria melius adhibentur, unde spleni nunc adiutoria prius ex catholicis ordinemus.

oportet initio curae ex ieiuniis et patientia inchoare, item carthartico vel flebotomo relevare, post vero his specialibus adiutoriis spleni succurrere conveniet, aceto et oleo aequa mensura commixto calido infusis lanis sucidis fomentandum est, et spongiis pusca calida infusis similiter locus vaporandus est, cui cinis ex foco tenuis aspergendus erit, et lapides molares ignefacti aceto extinguuntur et operti pannis loco imponuntur, et saccelli de salibus igneis impositi prosunt, et cataplasmata de hordei pollinibus in oxymeli, cui admiscendus est radicis tunsae capparis pulvis.

nützlich erwiesen haben. Im Bad verabreicht wirken nämlich auch Erwärmungen auf den Oberbauch sogleich, in gleicher Weise das Einnehmen von Koloquintenrinde in erhitztem Wein oder Seifenkrautpulver in Weinmet, oder 1 Esslöffel Pulver von der Ochsenzunge (einem Kraut) in heißem Wasser oder Sauerampfersaft in Wassermet oder eine Abkochung von Fenchelwurzel oder andere Stoffe mit diuretischer Wirkung.
Folgendes Getränk pflege ich besonders gerne im Bad zu verabreichen: Ich zerstoße Wolfsmilch, Lorbeerfrüchte, Soda, Pfeffer zu gleichen Teilen und gebe hiervon je nach der Beschaffenheit der Krankheit und der Kräfte in Wassermet; wenn es günstig wirkt, lasse ich es bis zur völligen Wiederherstellung nehmen.

XXVIII. An der Milz Erkrankte

80. Bei den meisten Krankheiten wendet man zuerst allgemeine Mittel an; dann erst verordnet man besser auch besondere und lokale Mittel. Deshalb will ich zuerst die allgemeinen Mittel gegen Milzleiden anführen:
Man muss im Anfangsstadium mit der Behandlung nüchtern beginnen und Geduld haben. Sodann muss man die Kranken durch Abführmittel und einen Aderlass erleichtern. Darauf aber muss man mit folgenden besonderen Mitteln die Milz beeinflussen: Man mischt heißen Essig und Öl zu gleichen Mengen, tränkt frische Wolle damit und macht Erwärmungen; oder man erwärmt in gleicher Weise die Milzregion mit einem Schwamm, den man mit warmer Pusca getränkt und mit feiner Asche aus dem Herd bestreut hat. So macht man auch Mahlsteine glühend, löscht sie mit Essig und legt sie, mit Lappen bedeckt, auf die Milzregion auf. Auch das Auflegen von Säckchen, mit heißem Salz gefüllt, ist von Nutzen; ebenso Umschläge mit Gerstenmehl in Oxymel, dem man Pulver von Kapernwurzel beimengt.

81. et emplastra haec utilia superaddimus, gutta Ammoniaci nitrum myrobalanus murra sinapi, aequa ponderatione omnia miscenda sunt, et temperanda cum pinguibus ficis prius aceto coctis et contritis.
aliud emplastrum, hordei farinae unc III, faeni Graeci unc III, cardami unc I, herbae parietariae unc I, licus pinguis unc VI. cum aceto temperandum, sicuti superius ordinatum est.
aliud de expertis, cardami unc I, iris Illyricae unc I, guttae Ammoniaci unc I, myrobalani unc S, terebinthinae unc I, cerae unc I.

aliud quod chrysun appellamus, cerae, pityinae frictae uncias senas, sulphuris vivi, auripigmenti unc singulas, olei Sicyonii unc IIII, aceti unc VI. tantum.
aliud simile, cerae, pityinae, picis Brittiae libras binas, auripigmenti, aluminis scissi unc binas, aceti unc IIII, olei libram I. tantum, conficies et uteris, ut consuetum.

aliud et spleni et epati conveniens in fervore utrorumque praecordiorum, crocomagmatis unc I, cerae lib I, olei rosei unc VIII, guttae Ammoniaci lib I, aceti quantum sufficit ad guttam Ammoniaci dissolvendam.
haec omnia emplastra vel malagmata conveniunt causa splenis indignantibus, quibus expedit ab omnibus dulcibus abstinere.

82. sane si splen duritiam adduxerit, quae de hydropis nos superventu plus terreat, etiam his potionibus imminendum est. acetum scilliticum in noctem in modum unius coclearis sorberi debet, aquam calidam bibant ubi ferrum igneum extinguitur. aut de utrisque puscam temperatam accipiant, utantur decoctionibus capparis aut lapathi aut tamarici aut ubi forte murram infuderis,

81. Ferner lege ich folgendes wirksames Pflaster auf: Ammoniakharz, Soda, Behennuss, Myrrhenharz mit Senf zu gleichen Gewichtsteilen vermische man und mache dies mit fetten Feigen zurecht, die vorher in Essig gekocht und verrührt werden.
Ein anderes Pflaster: Gerstenmehl 3 Unzen, Bockshornklee 3 Unzen, Kresse 1 Unze, Mauerkraut 1 Unze, fette Feigen 6 Unzen. Dies mache man mit Essig zurecht, wie es oben angegeben ist.
Ein anderes Mittel, das ich selbst erprobt habe: Kresse 1 Unze, illyrische Schwertlilie 1 Unze, Ammoniakharz 1 Unze, Behennuss ½ Unze, Terpentin 1 Unze, Wachs 1 Unze.
Ein anderes Mittel, das wir *chrysus* nennen: Wachs und gemahlenes Pinienharz je 6 Unzen, gediegener Schwefel und Auripigment je 1 Unze, sikyonisches Öl 4 Unzen, Essig 6 Unzen.
Ein anderes ähnliches Mittel: Wachs und Pinienharz und bruttisches Pech je 2 Pfund, Auripigment und Faseralaun je 2 Unzen, Essig 4 Unzen, Öl 1 Pfund. Dies bereite man zu und benutze es, wie gewohnt.
Ein anderes Mittel, das sowohl der Milz als der Leber sowie bei einer Entzündung des Oberbauchs zuträglich ist: Safranabfall 1 Unze, Wachs 1 Pfund, Rosenöl 8 Unzen, Ammoniakharz 1 Pfund, Essig, so viel, wie ausreicht, um das Ammoniakharz zu lösen.
Alle diese Pflaster und erweichenden Umschläge sind bei Milzkrankheiten geeignet. Es ist förderlich, wenn sich die Kranken auch des Genusses aller süßen Speisen enthalten.

82. Wenn die Milz von einer Verhärtung befallen wird, was sich durch das Auftreten einer bedrohlichen Wassersucht zu erkennen gibt, muss man folgende Getränke verordnen: Man lässt 1 Esslöffel Meerzwiebelessig auf die Nacht genießen; man lässt die Kranken heißes Wasser trinken, in dem man glühendes Eisen gelöscht hat, oder aus Meerzwiebelessig auf die angegebene Weise zurechtgemachte Pusca. Die Kranken können auch Abkochungen von Kapern, Sauerampfer oder Tamariske nehmen, in die man etwa

in modum palaestrae fricari eos convenit, commodius tamen si laborem libentius sustinentes suis quam maxime manibus defricentur. gestationes cursus et ceteros labores appetere oportet.

dropaces impono tempore competenti et cetera quae cyclo conveniunt, uti lavacris salsis vel bitumineis naturalibus expedit, natare frequenter etiam in mare plus placet.

ieiunos acceptis radicibus cum oxymeli vomere cogo, providebo omnes diureticos cibos, vinum stypticum sumant.

83. dabo antidota diuretica, quibus et splen et epar frequentius percuratum est, ut est apium, cicer, gramen, feniculum aut semen eius, asarum, daucus, meum, petroselinum, puleium et reliqua e quibus antidota vel decoctiones conficiuntur.

febricitantibus spleniticis vinum vel acetum parcius ingerendum est, apyretos vero his subiectis potionibus iuvo.

lupini amari tribus diebus in aceto infundantur et post ex eorum decoctione unum cocleare vel duo in noctem accipiant, hoc etiam ieiunis proderit, purgati virides lupini cocti comesti satis iuvant.

aliud. cortex salicis arboris semper infructuosae in aqua cocta, et data ut supra continuo medetur, tunc et luris masculi pulvis cauliculorum suco commixtus loco appositus perseverando satis proderit.

auch Myrrhenharz mengt. Auch ist es angebracht, die Patienten wie in den Palästren zu frottieren; noch vorteilhafter ist es, wenn sie sich selbst der Arbeit unterziehen und sich möglichst mit den eigenen Händen sich frottieren. Bedächtige Bewegungen, Laufen und andere körperliche Übungen sind ebenfalls zu empfehlen.
Ferner appliziere ich Pechpflaster zu geeigneter Zeit und verwende andere Mittel, wie sie bei einer »zyklischen« Kur gebräuchlich sind. Auch der Gebrauch von natürlichen Sole- oder Erdpechbädern ist förderlich. Sehr gut ist sodann häufiges Schwimmen im Meer.
Außerdem zwinge ich die Kranken durch Darreichung von Rettichen in Oxymel auf nüchternen Magen zum Erbrechen. Auch verabreiche ich alle Speisen, die diuretisch wirken, und lasse herben Wein trinken.

83. Ich gebe auch diuretische Antidote, durch die man öfter sowohl die Milz als auch die Leber heilt, etwa Sellerie, Kichererbsen, Gras, Fenchel oder Fenchelsamen, Haselwurz, Pastinak, Bärwurz, Petersilie, Flohkraut und andere Dinge, aus denen man Antidote oder Abkochungen herstellt.
Wenn die Milzleidenden fiebern, muss man ihnen möglichst wenig Wein und Essig zu genießen erlauben, wann sie dagegen fieberfrei sind, sind ihnen diese Getränke nützlich.
Man weiche bittere Lupinen 3 Tage lang in Essig, bereite dann eine Abkochung und lasse die Kranken hiervon auf die Nacht 1 bis 2 Esslöffel nehmen. Auch nüchtern genommen ist dieses Mittel gut. Ebenfalls ist es nützlich, grüne gereinigte Lupinen gekocht essen zu lassen.
Ein anderes Mittel: Man kocht die Rinde der niemals Früchte tragenden Weide in Wasser und gibt dies in der angegebenen Weise. Das Mittel hilft sogleich. Ferner ist es recht nützlich, Pulver von Tropfweihrauch mit dem Saft von Kohlstängelchen zu mischen und dies lange auf der Milzregion liegen zu lassen.

XXVIIII. de stomachi variis accidentibus

84. stomachus, de quo nunc mihi tractatus interponitur, origo est et occasio facilis vitiorum, qui dominium sortitus sit membrorum omnium reliquorum sibimet famulantium, potestas virium quibus aut deficitur aut recte valet.

hic de subiectis accidentibus primo quantam molestiam sustineat, advertendum nobis erit. patitur defectum causis aliquando incognitis, patitur etiam post aegritudinem, sustinet constrictionem, dolorem cum indignatione vel febribus, duritiam, ventositatem, fastidium, solutionem, bulimum, vomitus ex corruptela ut etiam ex eo ventris effusione fatigentur indigestione, calorem inmensum vel ardorem aut causon ex quo sitim sustinent molestissimam, frigus, singultus. aliquando eum etiam cholera nigra cum inflatione sollicitat.

ex eo etiam lumbricorum origo frequenter est procurata, quibus omnibus ex ordine adiutoria sic ordinare curabimus.

85. ergo stomachicos, quos post aegritudinem prolixam stomachi defectus tenet, quos leves adhuc febriculae infestant, oleo absinthiato calido fomentabo aut nardino aut Sicyonio aut oenanthino aut lentiscino cum vino mixto, item epithema impono tonoticum de aloe et mastice et nardino cerotario. sic cataplasma de dactylis vel Cydoniis coctis in vino cum stypticis speciebus, sicut in epaticorum ordinavimus solutionem.

sed considerandum est praecipue necubi ciborum sit praesumptio quorum et qualitate et quantitate laedantur, et ex eo cibi viribus

XXVIIII. Verschiedene Magenkrankheiten

84. Der Magen, von dessen Erkrankung ich nunmehr handeln will, bietet einfach eine Ursprungsstätte und Gelegenheit für Krankheiten, denn er ist zum Herren über alle übrigen Glieder ausersehen, die ihm dienen, und er ist der Erzeuger der Kräfte, durch die der Körper entweder schwach oder aber recht gesund ist.
Wir haben nun zunächst zu betrachten, wie Beschwerden des Magens unter folgenden Symptomen entstehen. Manchmal entsteht die Magenkrankheit aus unbekannten Ursachen, manchmal auch nach anderen Leiden. Sie äußert sich in Zusammenziehung, Schmerz mit Unbehaglichkeit oder Fieber, Härte, Aufblähung, Appetitlosigkeit, Schlaffheit, Heißhunger, Erbrechen wegen der Verderbtheit des Magen, wobei auch der unverdaute Unterleibsinhalt entleert werden kann, dann heftiger Hitze, Brennen oder Brennfieber (*causon*; s. o. 2.35), woraus ein äußerst lästiger beschwerlicher Durst entsteht, Kältegefühl und Schluckauf. Manchmal kommt auch schwarze Galle mit Aufblähungen zum Vorschein.
Auch bilden sich häufig im Magen Eingeweidewürmer. Gegen alle diese Erkrankungen will ich der Reihe nach die Heilmittel angeben.

85. Wenn nach einer langwierigen Erkrankung der Magen geschwächt ist, was sich durch Bestehenbleiben von leichtem Fieber zu erkennen gibt, erwärme man mit heißem Wermutöl oder mit Narden-, sikyonischem, Bibernelle- oder Mastixöl, das man mit Wein vermischt. Ebenso lege ich auf die Magenregion einen aus Aloe, Mastix und Nardenwachssalbe bereiteten »tonotischen« Umschlag, ebenso einen Umschlag aus Datteln oder Quitten, die man in Wein mit stopfend wirkenden Zutaten kocht, in gleicher Weise, wie wir dies gegen die Erschlaffung der Leber verordnet haben.
Man muss jedoch vor allem in Betracht ziehen, ob nicht etwa Speisen vorher genossen worden sind, die durch ihre Beschaf-

in nullo proficiant. intendendum est itaque ut et congruos et moderatos temporibus competentibus sumant, sin vero nulla sub hac ciborum moderatione proficiant, purgatione opus est qua umor quisquis ille est superfluus hos defectus efficiens omnimodo depurgetur, hos etiam et artomeli curo, his et faenum Graecum in vino coctum et tritum cum adipibus anserinis impono.

moneo interea odores insuaves vitandos semper stomachum pervertentes, attestatio manifesta, novimus enim hos semper bonis odoribus iuvari.

cum ergo sine febribus plene esse coeperint, viribus consulentes gestationes competentes indicimus, vina lavacra et cetera quae post aegritudinem possint corpora reparare.

86. quos vero repentinus dolor stomachi comprehenderit, qui cum gravedine etiam scapulas et dorsum admoneat, faucium quoque conclusionem et ructus difficiles faciat interpositis etiam febribus, his flebotomo convenit subvenire.

item quietem et patientiam suademus, cibos utpote febrientibus leves propriis temporibus subministro, fovemus calidis mediocriter et stalticis, non tamen frigidis, cataplasmandi sunt ergo de hordei farina in melicrato Cydoniis coctis vel dactylis immixtis, aliquando etiam meliloto, item cerotario Cyprino habenti masticen et castoreum. utor Polyarchio, quam maxime in dorso vel

fenheit oder Menge den Magen verdorben haben, so dass die genossenen Speisen in keiner Weise den Kräften nützen. Man muss deshalb verordnen, dass die Kranken nur geeignete Speisen in mäßiger Menge und zu den passenden Zeiten zu sich nehmen. Wenn man aber durch diese Einschränkung der Nahrung keinen Erfolg erzielt, ist eine Reinigung notwendig, um die überflüssigen Säfte, welcher Art sie auch seien, auf jede Weise herauszubefördern, da sie das Magenleiden erzeugen. Ich verordne den Kranken auch Brot-Honig-Mischung. Auch streiche ich ihnen in Wein gekochtes und mit Gänsefett zerriebenen Bockshornklee auf den Magen. Ferner ermahne ich die Kranken, unangenehme Gerüche zu meiden, da diese immer den Magen umdrehen; das ist eine offenkundige Erscheinung. Dagegen helfen nach unserer Erfahrung sehr häufig wohlriechende Stoffe.

Wenn nun die Kranken vollkommen fieberfrei zu sein beginnen, muss man für die Wiederherstellung der Kräfte sorgen, indem man geeignete Bewegungen verordnet, und Wein, Bäder sowie andere Dinge, die nach einer Krankheit den Körper zu kräftigen geeignet sind.

86. Wenn aber jemanden ein plötzlicher Magenschmerz befällt, der in lästiger Weise auch nach den Schultern und dem Rücken ausstrahlt, einen Verschluss des Rachens und beschwerliches Aufstoßen erzeugt, und wenn dabei zwischendurch Fieberanfälle auftreten, muss man einen Aderlass vornehmen.

Zugleich raten wir zu Ruhe und Geduld; auch weise ich als Essen für die Fieberkranken nur leichte Speisen zu festgesetzten Zeiten zu und pflege sie mit mittelmäßig heißen, zusammenziehenden, aber nicht mit kalten Stoffen. Man bereitet also Umschläge aus Gerstenmehl in Wassermet, dem man gekochte Quitten oder Datteln beimischt, manchmal auch Steinklee. So nimmt man auch eine Wachssalbe, die Mastix und Bibergeil enthält. So wende ich auch das *Polyarchion* (Polyarchos-Mittel) an,

in scapulis, quibus partibus commodius adhiberi conveniet, frequenter etiam cucurbitas ventosas imponimus.

declinantibus febribus etiam potiones iam paregoricas dabo, ut cyminum frictum cum apii semine ex aequo tunso sum et cribellatum, cocleare unum cum aqua calida, sic abrotonum cum vino dabo, ipsi vero stomacho pingues dactylos in oenomeli coctos et contritos impono, si adhuc dolor remanserit, lac bubulum vel asinae schiston secundum consuetudinem confectum adhibebo.

87. si nulla sane praeeunte querimonia repentinus occupaverit dolor, hos continuo post cibos vomere conveniet, tunc etiam ventosas accipere, et supra dictis potionibus propensius imminere, declinantibus vero doloribus decoctionem absinthii dabo, ieran indico, pro virium qualitate gestationes et exercitia vel palaestras, balneas et vinum cum moderatione concedimus, quibus vexatum corpus ad plenam valitudinem valeat pervenire.

88. si duritia innata fuerit stomacho ex prioribus languoribus, ficos pingues in melicrato coctas et tritas seminibus misceo et ex his cataplasmabo, cerotario post cum nitro vel salibus utor, aquis naturalibus uti convenit, holera cum cibis ceteris, nec non et vinum parcius dabo.

89. si ventositatis molestiam senserint, sicca fricatione iuvandi sunt, ieiunos vomere convenit, cibos pinguiores et calidiores accipere, potiones quoque ex aniso dauco castoreo, absinthio Pon-

besonders am Rücken und den Schultern, da an diesen Stellen seine Anwendung sehr nützlich ist. Häufig appliziere ich auch unblutige Schröpfköpfe.
Wenn das Fieber nachlässt, gebe ich auch lindernde Getränke, etwa gemahlenen Kümmel und Selleriesamen zu gleichen Teilen zerstoßen und durchgesiebt; hiervon 1 Esslöffel mit heißem Wasser. So gebe ich auch Eberraute mit Wein. Auf den Magen selbst lege ich in Weinmet gekochte und verrührte fette Datteln. Wenn trotzdem die Schmerzen bestehen bleiben, verabreiche ich in üblicherweise Kuhmilch oder Esel-*schiston* (s. o. 2.29).

87. Wenn aber der Magen, ohne dass irgendeine andere Erkrankung vorausgegangen ist, plötzlich von Schmerzen befallen wird, muss man die Kranken zunächst sogleich nach dem Genuss von Speisen erbrechen lassen, sodann unblutige Schröpfköpfe applizieren und die oben genannten Getränke überwiegend verordnen. Wenn die Schmerzen dann nachlassen, gebe ich eine Abkochung von Wermut. Auch verordne ich das *iera*-Mittel. Ferner gestatte ich den Kranken je nach dem Zustand ihrer Kräfte, bedächtige Bewegung, körperliche oder Palästra-Übungen, Bäder und Weingenuss in mäßigem Umfang, da hierdurch der heruntergekommene Körper wieder seine volle Gesundheit zurückerhalten kann.
88. Wenn sich eine dauerhafte Verhärtung des Magens aus früheren Krankheiten entwickelt haben sollte, mische ich in Wassermet gekochte und verriebene fette Feigen mit Sämereien und mache damit Umschläge. Nachher wende ich dann eine mit Soda oder Salz gemischte Wachssalbe an. Auch ist es empfehlenswert, natürliche Wässer zu gebrauchen. Ferner gebe ich neben anderen Speisen Kohl und erlaube auch, etwas Wein zu trinken.
89. Wenn der Magen eine beschwerliche Aufblähung zeigt, muss man trockene Frottierungen vornehmen. Auch ist es gut, in nüchternem Zustand Erbrechen zu erregen, fette und recht heiße Speisen zu nehmen und auch Getränke aus Anis, Pastinak, Bibergeil,

tico, sinone pipere baca lauri ruta cymino contusis aut singulis aut mixtis sibi invicem aliquibus aut omnibus cum aqua calida in modum coclearis unius, adhibeo etiam epithemata confecta de seminibus potionum supradictarum mixtis cerotario. impono dropaces, adhibeo paroptesin. utraque tamen et cetera adiutoria cycli etiam in dorso vel scapulis applicabo.

90. fastidio incidente locis conveniet habitare aeris salubritate temperatis, ab exercitiis vel fricationibus commodis non quiescant, absinthii decoctionem vel vinum absinthiatum frequenter accipiant, salsamentis omnibus nutriantur, acrimoniis, sinapi et aceto scillitico et similibus ceteris quae stomachi hanc ciborum recusationem valeant extergere.

praeter consuetudinem vero edacibus hoc est bulimantibus ieiunia conveniunt, somni procurandi largiores, cibi insuaves et inflationem procurantes, et vini meri potio.

91. sane si nausiando frequenter flegmata et cibos incoctos excluserint, quo corpus non nutriendo tabidum fiat, hos cibis nutrio siccis et tostis, acrimonia omnia concedo, potum frigidum per momenta parum dabo, ieiunos vomere cogo, per ventrem umorem deduco catharticis. calidis unguentis omnia membra pertracto, absinthii decoctionem dabo, sucum stypticum mali granati aut solius aut hoc modo confecti, ad suci mentae viridis partem

pontischem Wermut, Sinon, Pfeffer, Lorbeerfrüchten, Raute, Kümmel, von denen man teils einzeln, teils miteinander gemischt, abwechselnd oder alle zusammen 1 Esslöffel voll mit heißem Wasser gibt. Auch lasse ich Umschläge machen, die man aus den Samen der genannten Pflanzen mit Wachssalbe bereitet. Ferner lege ich Pechpflaster auf und nehme eine *paroptesis* (s. o. 2.46) vor. Neben diesen beiden Maßnahmen verwende ich auch die übrigen Mittel der »zyklischen« Kur am Rücken und an den Schultern.

90. Wenn Appetitlosigkeit besteht, ist es gut, an einem Ort zu wohnen, an dem gesunde Luftverhältnisse herrschen. Auch sind leichte körperliche Übungen und Frottierungen nicht zu verwerfen. Ferner lasse ich die Kranken häufiger eine Wermutabkochung oder Wermutwein nehmen. Als Nahrung sind zu empfehlen alle salzigen und scharfen Speisen, Senf, Meerzwiebelessig und andere ähnliche Dinge, die imstande sind, die Abneigung des Magens gegen Nahrungsaufnahme zu überwinden.
Wenn aber außergewöhnliche Esslust besteht, also Heißhunger (Bulimie), ist Fasten zu empfehlen; die Patienten sollen ihren Schlaf länger ausdehnen; man verordne ihnen unangenehme und aufblähende Speisen und als Getränk unverdünnten Wein.

91. Wenn Übelkeit besteht und häufig Schleim und Speisen erbrochen werden, wodurch dem Körper die Nahrung entzogen wird und er dahinschwindet, dann verordne ich eine Ernährung mit trockenen und gerösteten Speisen. Auch gestatte ich alle scharfen Gerichte. Hin und wieder gebe ich ein wenig kaltes Getränk. Ich lasse die Kranken nüchtern erbrechen. Aus dem Unterleib entleere ich die Flüssigkeiten durch Abführmittel. Ich reibe alle Glieder mit heißen Salben ein. Ich gebe Wermutabkochung, den stopfend wirkenden Saft von Granatäpfeln entweder für sich allein oder in folgender Zubereitung: Auf einen Teil Saft von grüner Minze mische ich 3 Teile Granatapfelsaft, koche dies ein, bis

unam tres mali granati suci partes admisceo, et coquo ut paulatim pinguefiat, et ex eo unum cocleare ieiuno pro ecligmatio dabo. si etiam choleram cum cibis vomuerint, omnia cum aqua frigida dabo ubi murta viridis cocta fuerit, si una etiam ventris effusione fuerint fatigati, mala granata decem Cydonia decem in aquae sextariis quinque coquuntur ut penibus maturescant, quae postea exsucata separantur, sucus vero qui remanserit ad mensuram partem mediam mellis accipiet, coquetur ut ecligmatium, et operabitur similiter.

aliud. murta viridis in vino coquitur ut tertia remaneat, cui partem mellis similiter miscemus, et conficimus, et utimur.

92. quibus vero flegmate supernatante frequenter acescunt cibi, his bubulam dari suadeo et cetera agrestia carnosa similiter, post quae continuo aceti unum cocleare dari convenit, omnes amarissimae ex absinthio expediunt potiones, ut est haec, piperis et aneti semuncias singulas, cymini unc IIII. tunsa et cribellata reponimus, et ex hoc pulvere unum cocleare cum aqua calida potui damus. cum humanius hi profecerint, dabo picran, exercitiis et gestationibus competentibus imminebo, fricationibus, dropacibus, sinapismo, quibus stomachus siccatus a flegmate liberari possit.

93. quibus calore nimio inquietatur, ut haec eadem inflammatio stomachi etiam et superficiem faciat plus calere, ut etiam choleram frequenter emittant, his hoc remedio succurrendum est. mastices unc II, rutae siccae unc I. teres, pulveri ut trocisci fiant arnoglossi

es ein wenig dicklich wird, und gebe hiervon 1 Esslöffel nüchtern als Latwerge.
Wenn zugleich mit den Speisen Galle erbrochen wird, dann gebe ich alle Speisen mit kaltem Wasser, in dem man grüne Myrtenblätter abgekocht hat. Wenn gleichzeitig die Kranken an ermüdendem Durchfall leiden, dann koche ich je 10 Granatäpfel und Quitten in 5 Krug Wasser ziemlich weich. Wenn der Saft herausgekocht ist, gießt man ihn ab. Dem verbleibenden Saft setzt man dann die Hälfte seiner Menge an Honig zu, kocht dieses bis zur Konsistenz von Latwerge ein und verwendet es in gleicher Weise. Ein anderes Mittel: Man kocht grüne Myrtenblätter in Wein auf ein Drittel ein. Damit mischen wir in gleicher Weise Honig bei, bereiten es zu und benutzen es.

92. Wenn aber der Schleim in die Höhe steigt und die Speisen häufig einen sauren Geschmack erzeugen, dann lasse ich den Kranken in gleicher Weise Rindfleisch und Fleisch von anderem Vieh geben. Hinterher ist es gut, sogleich 1 Esslöffel Essig zu verabreichen. Von Nutzen sind auch alle aus Wermut bereiteten ganz bitteren Getränke. Ebenso auch folgendes Getränk: Pfeffer und Dill je ½ Unze, Kümmel 4 Unzen. Man zerstößt dies und siebt es durch. Von diesem Pulver gibt man 1 Esslöffel mit heißem Wasser zu trinken. Wenn dies noch zu milde wirkt, dann verordne ich *picra*, empfehle geeignete körperliche Übungen, geeignete Bewegungen, Frottierungen, Pech- und Senfpflaster, durch die man den Magen austrocknen und vom Schleim befreien kann.

93. Wenn im Magen ein sehr starkes Hitzegefühl auftritt, so dass diese Entzündung des Magens auch die äußere Körperoberfläche über ihm heiß erscheinen lässt, und wenn die Kranken dabei häufig Galle erbrechen, dann muss man folgende Maßnahmen treffen: Man zerreibe Mastix 2 Unzen, getrocknete Rautenblätter 1 Unze, füge soviel Saft vom Wegerich hinzu, dass man eine Pastille herstellen

sucum admisceo et eos in singulis drachmis paro, ut ex his unum cum aqua calida accipiant.
si nimius ardor fuerit, quem causon appellamus, sub quo angustiis intervenientibus et febrium augmenta fiunt, his aquam frigidam per intervalla dari convenit et similes cibos frigidos, articulos eorum manibus calefacio, decoctiones dabo Cydoniorum mespilorum sorborum mali grauati mentae viridis vel oenanthes, si etiam sitire vehementius coeperint, hoc remedio compescuntur, seminis cucumeris dulcis unc II, tragacanthi I. in ovi albo liquore infunditur et cum se resolverit, tunc seminis supra dicti pulvis admiscetur et collyriis ex eo factis, unum sub lingua datur habendum, cuius paulatim umor vel sucus liquefactus perveniens ad stomachum sitim compescere valeat.

aliud quod et viribus expediat quae forte aquae possunt inopia laborare, quod sine cuiusque vexatione etiam febricitantibus frequenter ingessi, suci glycyrizae unciis IIII unam seminis supra dicti pulveris misceo, et ovo similiter temperabo et similiter adhibebo, nam etiam sola ova cum vino data par beneficium praestant.

94. quibus autem flegmatis infestatione stomachus infrixerit, calefactionibus, unguentis calidis curandus est, et potione iuvandus superiore, ex mastice menta et arnoglosso, cui piperis et castorei singulae unciae admiscendae erunt, nam et cortex radicis feniculorum in aceti unciis decem et octo coquitur ut illic omnem sucum demittat, et postquam corticem proieceris, huic aceto partem mellis miscebis et coques et uteris, ut electario, similiter iuvabunt et oxyporia confecta consuete, hoc est ameos caru ligustici

kann. Dann teile man die Masse in einzelne Teile von je 1 Drachme. Hiervon lasse man eine Pastille mit heißem Wasser nehmen.

Wenn die Hitze sehr groß ist, was man Brennfieber (*causon*) nennt (s. o. 2.35), und wenn Beklemmungen auftreten und das Fieber eine Steigerung erfährt, muss man dem Kranken in Intervallen kaltes Wasser und ebenso kalte Speisen geben. Die Glieder erhitze ich mit den Händen. Außerdem gebe ich Abkochungen von Quitten, Mispeln, Speierlingen, Granatäpfeln, grüner Minze oder Bibernelle. Wenn die Kranken auch heftigeren Durst bekommen, bekämpft man diesen mit folgendem Mittel: junge Gurkenkerne 2 Unzen, Traganth 1 Unze. Man gießt dies in flüssiges Eiklar, bis es sich gelöst hat, dann mischt man die genanten Kerne, die man zu Pulver zerrieben hat, hinzu und bereitet daraus Collyrien. Hiervon lässt man den Kranken eines unter der Zunge behalten; indem es sich langsam auflöst und der Saft in den Magen gelangt, vertreibt er den Durst.

Ein anderes Mittel, das die Kräfte fördert, die unter dem Mangel an Flüssigkeit leiden können, und das ich schon häufig selbst Fiebernden ohne irgendeine Belästigung eingegeben habe, ist folgendes: Ich mische 1 Unze der oben genannten Kerne mit 4 Unzen Süßholzsaft, mache es in gleicher Weise mit Eiklar zurecht und wende es in gleicher Weise an. Auch Eier allein, mit Wein gereicht, helfen in ähnlicher Weise.

94. Wenn aber der Magen infolge lästiger Schleimansammlung erkältet ist, muss man ihn mit erhitzenden Mitteln und heißen Salben behandeln und das oben genannte Getränk verordnen aus Mastix, Minze und Wegerich, dem man je 1 Unze Pfeffer und Bibergeil beimengt. So kocht man auch die Rinde einer Fenchelwurzel in 18 Unzen Essig, bis aller Saft herausgekocht ist, dann wirft man die Rinde fort, mischt dem Essig ein Teil Honig hinzu, kocht die Masse und wendet sie in gleicher Weise wie eine Latwerge an. Ebenso helfen auch *oxyporia*, die man vorschriftsmäßig wie

apii semen in unciis singulis cribellantur, his miscentur piperis unciae duae, et mellis despumati quod sufficiat ut pinguescat, oxyporium temperetur, ex hoc et ieiuno et post cibos unum cocleare cotidie ministretur.

95. sane singultus frigido flegmate stomacho permanente si obvenerit, confecti pulveris ex piperis unciis tribus et castorei uncia una simul commixtis unum cocleare in aqua calida dandum erit.

si de fervore autem, ut tempore digestionis, odor fumosus quidam, quem aliqui carbunculum appellant, dolorosos singultus procuraverit, continuo aquam egelidam bibentes vomant, et sternutamenta provocentur, et acetum si sorbeant, continuo sedantur, etiam piperis radix massata frequenter singultus compescuit, eidem stomacho vaporis illius causa folia vitium trita impono.

96. cum vero nigra cholera stomachum attemptaverit, ut ex inflatione molesta cum aliquibus melancholicorum accidentibus publicetur, continuo inter initia spongiam cum aceto viscido infusam eidem stomacho convenit adhiberi et hederae foliis in vino coctis et tritis cataplasmari, cibis nutriantur competentibus, ovis alica iuscellis pinguium gallinarum vel ungularum porcorum, fasianorum vel perdicum carnes accipiant.

si illa vero inflatione necdum digesta stomachi adhuc perseveraverit tensio, polii herbae decoctionem conveniet accipere aut calaminthae mixto melle despumato.

folgt bereitet: Ammi-, Kümmel-, Liebstöckel- und Selleriesamen je 1 Unze siebt man durch und mischt 2 Unzen Pfeffer hinzu und so viel abgeschäumten Honig, dass er eine dickliche Masse gibt. Daraus wird ein *oxyporion* zurechtgemacht. Von diesem verabreicht man täglich je 1 Esslöffel nüchtern und nach der Mahlzeit.

95. Wenn infolge andauernden Vorhandenseins von kaltem Schleim im Magen Schluckauf entsteht, bereitet man ein Pulver aus 3 Unzen Pfeffer und 1 Unze Bibergeil, vermischt beides und gibt davon 1 Esslöffel in heißem Wasser.
Wenn aber infolge der Hitze, wie zur Zeit der Verdauung, ein gewisser rauchiger Geruch, den manche *carbunculum* (»Kohlenstückchen«, Karbunkel) nennen, einen schmerzhaften Schluckauf erzeugt, bringt man die Kranken sogleich durch Trinken von lauwarmem Wasser zum Erbrechen und verordnet ihnen Niesmittel. Auch hört der Schluckauf sofort auf, wenn die Kranken Essig schlürfen. Auch geriebene Pfefferwurzel beseitigt häufig den Schluckauf. Ferner lege ich gegen diese Hitze des Magens auf diesen geriebene Weinblätter.

96. Wenn aber der Magen von der schwarzen Galle befallen wird, was sich an beschwerlicher Aufblähung und gewissen Symptomen von Melancholie erkennen lässt, muss man sogleich im Anfangsstadium der Erscheinungen einen in starken Essig getauchten Schwamm auf den Magen legen und Umschläge mit in Wein gekochten und zerriebenen Efeublättern machen. Auch verordne man eine geeignete Diät: Eier, Graupenschleim, Brühe von fetten Hühnern oder von Schweinsfüßen. Ferner lässt man Fasanen- und Rebhuhnfleisch zu sich nehmen.
Wenn aber die Aufblähung des Magens nicht verschwindet und seine Spannung noch bestehen bleibt, muss man eine Abkochung von Poleikraut verschreiben oder von Steinquendel, mit abgeschäumtem Honig vermischt.

XXX. de lumbricis

97. cum vero corruptis stomachi umoribus, incompetentibus saepe quoque cibis praesumptis, seu per aegritudinem seu certe sine febribus lumbrici innati fuerint, qui aliquando eundem stomachum aliquotiens inferiora possideant, hos sic excludendos esse suadeo.
primo advertendum est tres esse differentias lumbricorum. sunt rotundi et rubri, sed minus noxii, sunt latiores et albidiores, sed molesti, sunt minuti et tenues, ut vermiculi, sed sollicitiores.

hi licet omnibus aetatibus semper nasci possint, attamen frequenter infantibus familiares sunt, quibus dare convenit centauriae decoctionem vel abrotoni vel Santonici, et epomfalium ex lupinorum farina aut absinthii Pontici aut melanthii aut abrotoni in melicrato temperatum imponi, cui decoctio ficorum admiscenda erit, dabo myxarum decoctionem, et easdem myxas comedendas permitto, dabo passum, et si multi fuerint lumbrici etiam per clysterem curo.

98. iuvenibus vero nasturcium cum melle coctum dabo. rafanos expedit accipere, et sucum eorum, dabo dia moron pro ecligmatio. et eadem mora convenient, et sinapi cum oleo tritum bene datur, et hydrelaeon tepidum ex veteri oleo temperatum, et sucus ptisanae in quo polypodium coqui debet, et cornu cervini combusti pulvis cum melle datus continuo lumbricos exclusit, sic mentae viridis decoctio, sic erucae, sic caulium, sic rus Syriaci et malorum granatorum inmaturorum.

XXX. Eingeweidewürmer

97. Wenn die Säfte des Magens verdorben sind oder häufig ungeeignete Speisen genommen werden, bilden sich – manchmal nach Vorausgehen einer anderen Erkrankung, manchmal gar ohne Fieber – Eingeweidewürmer, die bald im Magen selbst, bald in den unteren Teilen sitzen. Um diese Würmer zu entfernen, rate ich folgende Mittel an:
Zunächst muss man in Betracht ziehen, dass es drei verschiedene Arten von Eingeweidewürmern gibt: Es gibt runde und rötliche; diese sind weniger schädlich. Es gibt breitere von weißer Farbe; diese sind beschwerlich. Und es gibt ganz kleine und dünne, die wie Würmchen, aber lästiger sind.
Diese Eingeweidewürmer können sich zwar in jedem Lebensalter bilden, doch sind sie bei Kindern besonders häufig. Man gibt den daran Leidenden Abkochungen von Tausendgüldenkraut, Eberraute oder santonischem Wermut und macht einen Bauchumschlag, den man aus Lupinenmehl oder pontischem Wermut oder Schwarzkümmel oder Eberraute in Wassermet zurechtmacht, und dem man eine Abkochung von Feigen zusetzt. So gebe ich auch eine Abkochung von Pflaumen und lasse die Kranken auch dieselben Pflaumen essen. Ich gebe auch Passum. Wenn aber zahlreiche Würmer vorhanden sind, behandle ich auch mit Klistieren.

98. Jungen Leuten gebe ich Kresse, mit Honig gekocht. Auch Rettiche zu essen ist förderlich, ebenso ihr Saft. Ferner gebe ich das *diamoron*-Mittel als Latwerge. Auch Maulbeeren allein helfen. Auch kann man mit Erfolg mit Öl verriebenen Senf geben oder lauwarmes, mit Wasser zurechtgemachtes Öl, wozu man altes Öl benutzt oder auch flüssigen Gerstenschleim, in dem man Wurmfarn kochen muss. Auch Pulver von verbranntem Hirschhorn, mit Honig verabreicht, entfernt die Eingeweidewürmer sogleich, ebenso eine Abkochung von grüner Minze, Rauke, Kohl, syrischem Sumach und unreifen Granatäpfeln.

cataplasmata autem adhibeo ex pulveribus sicut supra lupinorum absinthii pinnarum combustarum abrotoni et melanthii, nam et pulvis earum pinnarum cum aqua calida datus satis iuvat. epomfalium vero his ex subiectis adhibeo, fel taurinum cum melanthio, abrotonum tritum cum lacte muliebri, ficos pingues aut dactylos tritos cum melle despumato commixtos, et cerotarium in quo cymini pulvis vel absinthii commiscendus erit.

exercitia pro modo virium adhibita proderunt, cibi dandi sunt digestibiles, et per intervalla clysteres acerbiores adhibiti satis iuvaverunt.

99. si illi latiores infestaverint, hos murra pinguis accepta continuo excludit, et alium frequentius si comedatur, sic fi his etiam omnia acrimonia profuerunt nam et vomere cogendi sunt, et continuo scamoniae purgandi cathartico, ubi lathyrides euforbium piper nitrum coccum Gnidium admiscebis.

ego vero et magistrorum experimento et nostro longo probato iam tempore hoc cathartico his semper utor, scamoniae unc III, combustarum pinnarum pulveris unc I, euforbii unc III, nitri partem semunciae unius, ex omnibus tunsis et cribellatis cum melicrato aut vino dulci unum cocleare semper dedi, salubrius autem continget, si ante diem alium vel cetera acrimonia edant, alium quam maxime, his et oleum bibere convenit calidum, sed vetustum ut superius significavi.

Dabei wende ich auch Umschläge an, die ich in der oben beschriebenen Weise aus Lupinen, Wermut, verbrannten Federn, Eberraute und Schwarzkümmel bereite. Auch das Pulver von verbrannten Federn, mit heißem Wasser gegeben, nützt recht gut. Ich verordne aber auch Bauchumschläge aus folgenden Stoffen: Stiergalle mit Schwarzkümmel, Eberraute, mit Frauenmilch verrieben, fette Feigen oder Datteln, mit abgeschäumtem Honig verrieben und vermischt, oder Wachssalbe, der man pulverisierten Kümmel oder Wermut beimengt.
Körperliche Übungen, die man dem Kräftezustand anpasst, sind von Nutzen. Man verordne leicht verdauliche Speisen. Auch ist es empfehlenswert, in Intervallen kräftig wirkende Klistiere anzuwenden.

99. Wenn jene breiteren Würmer sich eingenistet haben, vertreibt man sie sogleich durch Verabreichen von fettem Myrrhenharz oder durch öfteres Essen von Knoblauch. Auch hiergegen haben sich alle scharfen Mittel als nützlich erwiesen. Man erzeuge auch Erbrechen bei den Patienten und reinige sie sogleich mit einem Abführmittel aus Purgierwinde, dem man Lathyris, Wolfsmilch, schwarzen Pfeffer oder knidische Körner beimengt.
Ich selbst aber bediene mich nach der Erfahrung meiner Lehrer und nach meiner eigenen, die ich lange erprobt habe, folgenden Abführmittels: Purgierwinde 3 Unzen, Pulver von verbrannten Federn 1 Unze, Wolfsmilch 3 Unzen, Soda ½ Unze. Dies alles zerstoße und siebe ich und gebe davon gewöhnlich 1 Esslöffel mit Wassermet oder süßem Wein. Es wirkt aber zuverlässiger, wenn man die Kranken tags zuvor Knoblauch oder andere scharfe Dinge essen lässt, vor allem aber Knoblauch. Auch lasse man sie heißes Öl trinken, aber altes, wie ich oben angegeben habe.

100. minutos vero et tenues ut vermiculos, etiam hos murra pinguis semper accepta exclusit, his etiam per clysterem hoc expediet adhiberi.

et omnes decoctiones superiores calidae, et oleum calidum acceptum, et rus Syriaci sucus cum aqua calida, et seseli cum melle, his anus felle taurino vel cedria perunguendus erit, si stomachum vero diutius attemptaverint et ibidem frequenter inquietudinem fecerint, semper sales in ore ferre convenit, ex quibus umor liquefactus descendens et. stomachum et omnia intestina a lumbricorum molestia liberare possit.

omnia itaque stomacho supra dicta accidentia, quae cum suis propriis remediis exposui, aut indignante stomacho obveniunt aut quieto sedantur.

XXXI. de dysentericis vel lientericis

101. dysentericorum fit causa molestior temporis prolixitate. frequenter enim ventris effusio corpora assidua vexatione debilitat.

est namque dysenteria intestinorum vulneratio cum reumatismo, quae conationibus et veluti desiderio egestionum suavium debilitata membra consumat dysentericorum ergo adiutoria ex subiectis compendiose percurram, est cibus, est potus, sunt potiones vel antidota et cetera quae nunc nobis ordinanda erunt.

100. Die kleinen und dünnen Würmchen aber kann man ebenfalls durch Darreichen von fettem Myrrhenharz beseitigen. Jedoch ist es in diesem Fall auch gut, die Mittel in der Form eines Klistiers anzuwenden.

Ferner wirken auch alle oben genannten heißen Abkochungen oder heißes Öl oder der Saft von syrischem Sumach mit heißem Wasser oder Seseli mit Honig. Auch bestreiche man dem Kranken den After mit Stiergalle oder Zedernöl. Wenn die Würmer aber den Magen längere Zeit befallen und dort häufig Belästigungen erzeugen, ist es gut, immer Salz im Mund zu behalten, da dasselbe sich auflöst, herabfließt und den Magen sowie alles Gedärm von der Beschwerde durch die Eingeweidewürmer befreien kann.

Alle oben genannten Magensymptome, die ich zusammen mit ihren speziellen Behandlungsmitteln dargelegt habe, treten nämlich bei verdorbenem Magen auf und verschwinden mit seiner Wiederherstellung.

XXXI. An Ruhr und Lienterie Erkrankte

101. Die Erkrankung an Ruhr (*dysenteria*) wird eine recht beschwerliche Sache dadurch, dass sie sich über längere Zeit hinzieht. Häufig nämlich schwächen die andauernden lästigen Entleerungen des Unterleibs den Körper.

Die Ruhr besteht nämlich in einer Verwundung des Gedärms mit Fluss, die als Folge des Drangs und Zwangs zur raschen Entleerung des Unterleibs den Körper schwächt und auszehrt. Ich will nun ein Mittel gegen die Ruhr im folgenden kurz anführen, und zwar habe ich Verordnungen zum Essen und Trinken sowie zu den Getränken, Antidoten und zu anderen Mitteln zu treffen.

cibus inquam convenit panis mundus siccus aut Cyprius aut Alexandrinus vel potius Africanus, sucus ex alica milio oryza, quibus concoqui debet aut caprarum adeps aut cummi aut symfytum aut rus Syriacus aut certe ichthyocolla.

sic etiam lac bubulum convenit, oleum viride his frequentius misceo, expediunt caules decocti plantago portulaca polygonum symfytum, horum omnium quam maxime folia vel molles cymae oleo et aceto conditae. ova in aceto cocta sorbilia conveniunt, et ex vitellis eorum patellae perfusae cerebellorum pulvere aut gallarum aut rus Syriaci. pisces aut capitones aut lepores aut mugiles et ceteri sicciores, caseus vetustus proderit, sive recens libuerit, lac asinae in diploangio coctum facit, et bubulum schiston confectione iuvat ex lapidibus fluminalibus.

sic etiam caprinum silvestre facit, sic carnes dandae sunt agrestes et sicciores, iuvat fasianus in pusca decoctus, palumbus matri subductus, turtur et lepus et cetera silvestria sicciora quam maxime volatilia, quae enim neque salivarum neque urinarum usum habent, natura profecto sicciora consistunt mala Cydonia conveniunt in vino cocta, mespila, mala granata paulo inmatura, amygdala amara, Thebaici et his similia.

potus vero licet primis diebus aqua bibenda sit parcius, attamen cum vinum dandum fuerit, Tiburtinum Surventinum Marsicum Siculum, quibus primo ferrum igneum infundendum est. sin vero confici vina placuerit, fit myrtites, fit oenanthinum, fit cum mespilis, fit cum sorbis, fit Foenicium. quae tamen omnia in vasis picatis reponenda erunt.

Als Nahrung ist trockenes Feinbrot geeignet, entweder zyprisches oder alexandrinisches oder noch besser afrikanisches; ferner Brei aus Graupen, Hirse oder Reis, den man zusammen mit Ziegenfett, Gummi, Alant, syrischem Sumach oder gar Fischleim kochen muss.

Auch kann man stattdessen Kuhmilch nehmen. Ich mische auch öfter grünes Öl hinzu. Von Nutzen sind auch gekochte Kohlstängel, Wegerich, Portulak, Blutkraut, Symphyton, und zwar vor allem, wenn man hiervon die Blätter oder die zarten Triebe mit Öl und Essig zubereitet. Auch in Essig gekochte weiche Eier sind von Nutzen, ebenso Scheiben von Eigelb, die man mit Hirn- oder Gallapfelpulver oder syrischem Sumach bestreicht. Von den Fischen empfehle ich den Dickkopf, den Seehasen, die Meeräsche oder andere trockene Arten. Auch alter Käse ist nützlich, es sei denn, dass frischer vorgezogen wird. Gleichfalls Eselmilch, in einem Doppelgefäß gekocht, oder auch Kuh-*schiston* (s. o. 2.29), mit Flusssteinen zubereitet.

So gebe man auch Milch von Waldziegen, so auch mageres Wildfleisch, gut sind auch Fasan, in Pusca gekocht, ganz junge Tauben, Turteltauben, Hase und andere Wildarten, insbesondere Geflügel. Diejenigen Tiere nämlich, die weder eine Speichel- noch eine Urinabsonderung haben, sind sicherlich von Natur trockener beschaffen. Ferner sind in Wein gekochte Quitten, Mispeln, etwas unreife Granatäpfel, bittere Mandeln, Datteln und ähnliche Früchte zu empfehlen.

An Getränken ist in den ersten Tagen nur wenig Wasser zu reichen. Wenn man aber Wein geben will, nehme man tiburtinischen, sorrentinischen, marsischen oder sizilischen, tauche aber in denselben vorher ein glühend gemachtes Eisen. Wenn man aber besonders zubereiteten Wein vorzieht, nehme man mit Myrten, Bibernellen, Mispeln oder Speierlingen versetzten oder phönizischen Wein. Jedoch muss man alle diese Weine in gepichten Gefäßen aufbewahren.

102. omnia quidem de cibis dispositis percucurri, sed utilius si unius speciei subministretur, ut Hippocrates ait mixti cibi insimiles veluti reponentes in stomacho digestiones impediunt.

potiones vero vel antidota haec, cornu cervini combusti pulvis in aqua aut in vino styptico datus iuvat. sic coagulum leporis in vino similiter, sic ventrium caponum vel anserum vel ceterarum agrestium membranae combustae interioribus conveniunt, et rus Syriacus tunsus, et rosarum flores et mali granati, et suci herbae polygoni et arnoglossi acaciae hypocistidis, ut tibi visum fuerit, ministrandi sunt, trochisci vero aut melas aut Andronius aut dia spermaton et ceteri de experimentis.

et si putredo vulnus attemptaverit, iniciendus est Athenaei veluti causticus ex auripigmento calce viva sandaraca charta combusta confectus cum vino styptico vel sucis herbarum similiter constringentium, adiungitur frequenter etiam lac in quo lycium Indicum solvitur, et vinum in quo cantabrum coquendum est, aut rus Syriacus aut cetera similia supra dicta, potionibus vero supra scriptis convenit aromatica commiscere quam plurima, quae stomachi vires nutriant. omnia etenim haec etiam ventris poterunt continere resolutiones.

102. Ich habe alle zu verordnenden Speisen kurz angeführt. Jedoch ist es besser, nur eine einzige Art davon zu verordnen; wie auch Hippokrates sagt: »Wenn man unähnliche Speisen miteinander vermischt, widerstehen sie im Magen der Verdauung und verhindern sie.«

An Getränken und Antidoten aber verordne ich folgende: Man verabreicht Pulver von verbranntem Hirschhorn in Wasser oder in gleicher Weise in herbem Wein oder Hasenlab in Wein. Auch die verbrannte Bauchhaut vom Kapaun, von Gänsen oder anderem Hofgeflügel wirkt günstig auf das Innere, ebenso zerstoßener syrischer Sumach, Rosenblüten und Granatäpfel. Ferner kann man auch den Saft vom Blutkraut, vom Wegerich, von der Akazie und vom Zistrosenwürger verordnen, ganz wie sie dir erscheinen, oder aber verschiedene Pastillen: die schwarze, die des Andron, die Pastille *dia spermaton* oder andere, die ich erprobt habe.

Wenn aber die Verwundung (des Unterleibs) in Eiterung übergeht, dann muss man einen Einlauf wie mit der kaustischen (Pastille) des Athenaios machen, der aus Auripigment, ungelöschtem Kalk, Sandarach und verbranntem Papyrus, mit herbem Wein zurechtgemacht, besteht, oder mit in gleicher Weise konstringierend wirkenden Pflanzensäften. Man fügt häufig noch Milch hinzu, in der man indischen Bocksdorn löst, oder Wein, in dem man Kleie gekocht hat, oder syrischen Sumach oder andere ähnlich wirkende Stoffe, wie ich sie oben genannt habe. Den oben erwähnten Getränken aber muss man möglichst viele aromatische Stoffe beimischen, welche die Kräfte des Magens stärken können. Alle diese Mittel vermögen nämlich die Erschlaffung des Unterleibs zu beseitigen.

103. et diuretica dysentericis opus sunt, dum per urinae meatus fit illius reumatis derivatio, etiam hypnotica conveniunt, quae somno reparatis viribus corpora demissa constringunt. semper enim inportunae vigiliae corpora reumatizantia fatigarunt.

si in ano his ustio innata fuerit, huius remedium in Euporiston nostro invenies.

nam etiam unguenta dysentericis frequentius profuerunt ex oleo melino nardino oenanthino. mastice murra oenanthe acacia et cetera similia commiscenda sunt, cataplasmata ex dactylis Cydoniis et ceteris mixtis stypticis temperata adhibeo, emplastra vel malagmata, ut dia iteon aut barbara et cetera xerantica.

haec omnia dysentericorum etiam coeliacis convenire manifestum est.

104. si conationes vel pondera perseveraverint quas tenesmodis appellamus, quae frequenter procurant ventris exponendi suavitatem, vaporibus imminendum est super quos sedentium indignatio saepissime mitigata est. qui aut ex faeni Graeci decoctionibus aut althaeae radicibus conficiuntur.

nam et cerotario hoc frequenter curati sunt, ex adipibus anserinis cera et butyro, et picis Brittiae saepe sedentibus post vaporem fumigia profuerunt, iniciendi sunt aliquando oleo roseo vel murteo, et incontinenti lemniscus supponendus est in basilicon

103. Auch diuretische Mittel sind für die an Ruhr Leidenden notwendig, da durch die Urinwege die Ableitung jenes Flusses stattfindet. Ferner sind Schlaf erzeugende Mittel angebracht, die durch den Schlaf die Kräfte wiederherstellen und dadurch die geschwächten Körper wieder straff machen. Die Schlaflosigkeit wirkt nämlich gewöhnlich ungünstig und macht den am Fluss leidenden Körper schlaff.
Wenn bei den an Ruhr Leidenden der After von einer Entzündung befallen ist, findet man ein Heilmittel dafür in unseren *Euporista* (1,81).
Auch haben sich bei Ruhrkranken öfter Einreibungen mit Quitten-, Narden- oder Bibernellen-Öl als nützlich erwiesen. Sodann kann man Mastix, Myrrhenharz, Bibernelle, Akaziengummi und andere ähnliche Stoffe beimengen. Ferner wende ich Umschläge an, die ich aus einer Mischung von Datteln, Quitten und anderen stopfend wirkenden Stoffen zurechtmache, ebenso Pflaster oder erweichende Umschläge; etwa das Mittel *dia iteon* oder *barbara* und andere trocknende Mittel.
Alle diese Mittel gegen Ruhr sind offenkundig auch für Unterleibskranke angebracht.

104. Wenn nun Drängen und Schwere bestehen bleiben, die man *tenesmodes* nennt, wodurch häufig ein Reiz zur Entleerung des Unterleibs erzeugt wird, lässt man die Kranken über Dämpfen sitzen. Hierdurch kann man sehr oft die Beschwerden mildern. Zur Erzeugung der Dämpfe benutzt man Abkochungen entweder von Bockshornklee oder von Eibischwurzeln.
Auch durch Verwendung von Wachssalbe aus Gänsefett, Wachs und Butter heilt man häufig diese Beschwerden. Dämpfe unter Zusatz von bruttischem Pech zu erzeugen und den Patienten darüber sitzen zu lassen, hat sich ebenfalls als nützlich erwiesen. Ferner mache man Einläufe mit Rosen- oder Myrtenöl; bei Inkontinenz aber mache man ein Analzäpfchen aus Charpie, die man

infusus aut cerotario ex oleo plumbato confecto, lana interea sucida superimponenda, quam anadesmus ex more continere debebit.

iuvabunt sane etiam saccelli vel cataplasmata sub eodem anadesmo perseverantia de dactylis in passo tritis aut hordei pollinibus cum oxymeli. lac bubulum potui datum iuvat. holera discocta conveniunt item ostrea in melicrato cocta prosunt puleium vero tunsum obvolutum in linteolo umbilico impositum sine mora medebitur.

105. lienteria si obvenerit, quae longo tractu effusionum veluti quendam limum intestinis obducit transitu reumatismi, quo ex eo nulla penitus ciborum solemnis valeat digestio celebrari, sub alio nobis ordine curanda erit, utor acerbo clystere ex sucis ptisanae, ubi aut colocynthides aut betarum radices coquendae sunt aut scamonia solvenda, utor his etiam catharticis. dabo cibos acerbos et cetera quae fuerint acrimonia, ut alium et rafani et cepae, nepetae, sinapi, piper et omnia salsamenta, imminebo interea exercitiis quibus valuerint.

impono ventri cerotarium ex oleo laurino Cyprino vel Sicyonio habenti rutam viridem cyminum bacas lauri nitrum vel certe castoreum, impono Polyarchion aut dia spermaton. aquae tunc iam conveniunt naturales sulphureae vel bitumineae, dropaces et sinapismus et cetera cyclica adhibenda sunt.

mit *basilicon* oder mit einer aus mit Blei versetztem Öl bereiteten Wachssalbe tränkt. Darüber lege man dann frisch geschorene Wolle, die man in herkömmlicher Weise mit einem Verband befestigen muss.

Nützlich ist es auch, wenn man in gleicher Weise Säckchen oder Umschläge mit Binden befestigt liegen lässt, die man mit in Passum zerriebenen Datteln oder mit Oxymel zubereitet. Auch ist es gut, Kuhmilch zu trinken zu geben. Zu empfehlen ist auch ganz zerkochtes Gemüse. Ferner sind in Wassermet gekochte Austern von Nutzen. Auch wirkt es unverzüglich heilsam, wenn man zerstoßenes Flohkraut in ein Leintuch wickelt und auf den Nabel auflegt.

105. Wenn jemanden eine Lienterie (Durchfall mit unverdauten Nahrungsbestandteilen) befällt, die in andauernden Entleerungen der Gedärme besteht, wobei diese infolge des hindurchgehenden Flusses gleichsam wie mit Schlamm überzogen sind und überhaupt keine normale Verdauung der Speisen vor sich gehen kann, dann muss man eine andere Behandlung einschlagen. Ich bediene mich eines scharfen Klistiers aus Gerstenschleim, in dem Koloquinten oder Betenwurzeln zu kochen sind oder Purgierwinde zu lösen ist. Ich benutze die gleichen Stoffe auch als Purgiermittel. Ich verordne scharfe Speisen und andere scharfe Dinge, wie etwa Knoblauch, Rettiche, Zwiebeln, Katzenminze, Senf, Pfeffer und alle Arten gesalzener Speisen. Ich lasse außerdem körperliche Übungen vornehmen, die sehr heilsam wirken.

Auf den Unterleib lege ich eine Wachssalbe aus Lorbeer-, Zyper- oder sikyonischem Öl auf, die grüne Rautenblätter, Kümmel, Lorbeerfrüchte, Soda oder gar Bibergeil enthält. Ich lege das *Polyarchion* (Polyarchos-Mittel) oder *dia spermaton* auf. Auch die natürlichen Wässer, die Schwefel oder Erdpech enthalten, sind angezeigt. Schließlich kann man auch Pech- und Senfpflaster und andere »zyklische« Mittel anwenden.

ex dysentericis enim lienterici facti et virium fatigatarum intuitu et temporis prolixi praeiudicio difficile curabuntur, nam ex his hydropes frequentius emerserunt.

XXXII. de hydropicis

106. hydropici et cachectici simili sub diligentia visitantur. qui enim prope ex similibus praeaccidentibus fiunt, aequali sub indignatione tumescunt.

hydropum ergo difficile et periculosum negotium est, difficilius et indigestius uti lotis corporibus superveniat, labore etenim nimio et continuis quassationibus exercitiorum forsitan curabuntur.
hos frequenter febres pertinaces comitantur, quarum oportune temporibus observatis cibos nos et adiutoria inferre conveniet, febribus itaque sub hac observatione desinentibus, iam exercitiis ex parvo crescentibus imminendum est, subinde fricationibus, solanis quam maxime, et ceteris vaporibus sudorem provocantibus. sub quibus omnibus tumentibus locis nitrum aut sales tritos aspergo.

post exercitium vel labores continuo oxymeli dabo aut rafanos ibidem infusos, quibus acceptis ex more vomere cogendi sunt, lavacris tunc uti conveniet, sed marinis, quibus veluti membra laborantia foveantur, interea acrimonia omnia et salsos cibos convenit accipere, caules elixos cum salibus, panis parcitas et potus quam maxime continentia, sitis etenim his procurata si animosius

Die Lienterie, die sich aus einer Ruhrkrankheit entwickelt, ist mit Rücksicht auf die bereits geschwächten Kräfte und in Anbetracht der langen Dauer ihres Verlaufs nur schwer zu heilen. In diesem Fall entsteht dann öfter Wassersucht.

XXXII. An Wassersucht Erkrankte

106. Die Wassersucht und die Kachexie werden in ähnlicher Weise behandelt. Beide kommen nämlich beinahe aus den gleichen vorhergehenden Ursachen und bestehen in der gleichen beschwerlichen Anschwellung.
Die Behandlung der Wassersucht ist eine schwierige und gefährliche Sache, wenn der ganze Körper davon befallen wird. Durch sehr starkes Arbeiten und andauernde und den Körper erschütternde körperliche Übungen kann man sie vielleicht zur Heilung bringen. Häufig wird die Erkrankung von hartnäckigem Fieber begleitet. Gegen dieses muss man unter Beachtung des günstigen Zeitpunkts Diät und Heilmittel verordnen. Wenn unter Behandlung die Fieber nachlassen, geht man, mit wenigem beginnend, mit körperlichen Übungen vor, darauf mit Frottierungen, besonders im Sonnenschein und andere heiße Mittel, die Schweiß erregend wirken. Dabei bestreue ich alle geschwollenen Teile mit gemahlenem Soda oder Salz.
Nach den körperlichen Übungen oder Arbeiten gebe ich sogleich Oxymel oder in Oxymel getauchte Rettiche; durch diese Mittel ruft man in vorschriftsmäßiger Weise Erbrechen hervor. Dann lässt man die Kranken baden, aber in Meerwasser, da durch diese Bäder die leidenden Glieder gleichsam gepflegt werden. Dabei muss man alle Arten scharfer Speisen und Gesalzenes genießen lassen, auch in Salzwasser gesottene Kohlstängel. Man gebe wenig Brot und verordne größte Zurückhaltung beim Trinken. Wenn nämlich der durch die Behandlung erzeugte Durst von den Kranken standhaft ertragen

sustineatur, grande remedium est. vinum licet per intervalla, austerum tamen et diureticum dandum est.

107. si vero multus umor ex putrefactis eorum carnibus adgregatus ventrem satis adimpleverit membris ceteris minutis, saccellos ex tostis salibus vel milio similiter sub umbilico locis admoveo, et harena calida in litore haec loca detegere maximum interdum est beneficium. aliqui etiam tritico sic tecti iuvati sunt, interea tunc acetum scilliticum sorbere convenit, nam et catharticum frequenter dedi, et siccis fricationibus imminui, imposui emplastra revocatoria, amyctica maxime infantibus competentia. adhibenda cataplasmata desiccantia ex flore mali granati et ceteris stypticis, cum lenticulae pollinibus passo et aceto temperata.

aliqui vero scarifaverunt suras eorum et altiores plagas fixerunt de superioribus umorem derivare cupientes, et sub umbilico paracentesin frequentius adhibuerunt, per quam conveniet exinanire paulatim et per intervalla dierum, ne subitanea effusio secundum Hippocraten continuo periculum faciat.

108. sane potiones vel emplastra probata saepissime profuerunt, e quibus aliqua compendiosius designabo.

emplastrum quod etiam spleniticis saepe profuit, hoc est. faeni Graeci pollinis unc IIII, hordei unc IIII, stercoris columborum unc IIII, resinae frictae libram unam, cerae unc VIII, aceti quod sufficiat terendo pulveri, qui postea solutis admiscendus erit.

wird, bildet dies ein kräftiges Heilmittel. Wein gestatte man in Intervallen, jedoch nur herben und diuretisch wirkenden.

107. Wenn sich aber viel Flüssigkeit aus den mürbe gewordenen Fleischteilen angesammelt hat und den Unterleib ziemlich anfüllt, während die übrigen Körperteile mager geworden sind, lege ich Säckchen mit geröstetem Salz oder Hirse in gleicher Weise unterhalb des Nabels auf den Leib. Auch wirkt es sehr wohltuend, wenn man am Meeresufer die Körperstellen mit heißem Sand bedeckt. Manchem hat auch das Auflegen von Weizen so geholfen. Gleichzeitig lässt man die Kranken Meerzwiebelessig trinken. Auch Purgiermittel gebe ich häufig und wende trockene Frottierungen an. Auch lege ich herausziehend wirkende Pflaster auf, also anregende, wie sie besonders für Kinder geeignet sind. Außerdem muss man austrocknende Umschläge auflegen, die man aus Granatapfelblüten und anderen stopfend wirkenden Stoffen mit Linsenmehl, Passum und Essig zurechtmacht.
Manche nehmen auch Skarifikationen an den Waden der Kranken vor und machen auch tiefere Einschnitte in dem Bestreben, die Flüssigkeit aus den höher gelegenen Teilen abzuleiten. Auch nimmt man öfter eine *paracentesis* (Punktion) unterhalb des Nabels vor, durch die man allmählich und in Intervallen die Flüssigkeit entleeren muss, damit nicht durch eine plötzliche Entleerung – wie Hippokrates sagt – sogleich eine Gefahr entstehe.

108. Als nützlich erwiesen haben sich Getränke und Pflaster, die ich sehr häufig erprobt habe und von denen ich einige kurz beschreiben will.
Ein Pflaster, das sich auch bei Milzleiden häufig als nützlich erwiesen hat, ist folgendes: Mehl vom Bockshornklee 4 Unzen, Gerste 4 Unzen, Taubenkot 4 Unzen, zerstoßenes Harz 1 Pfund; Wachs 8 Unzen, Essig, so viel wie ausreicht, um alles Pulver zu zerreiben. Man mische alles, bis es sich gelöst hat.

aliud. semen myrices et galbanum ex aequo tunsa miscentur, superadditur quippiam olei, ut emplastri temperies fiat, quod perseverantius adhibendum est.

aliud. pilae cupressi in vino coctae et tritae axungiae veteri colatae ex aequo miscentur, et imponitur, quod si permanserit, satis iuvat.

ficus pinguis tunsae libram unam et nitri et absinthii unc ternas oesypoceroto admiscebis ut emplastrum temperetur, et uteris.

nam et stercoris bubuli pulverem hordei pollinibus mixtis cum oxymeli coctis cataplasmabis, similiter etiam de caprarum stercore frequenter adhibui.
et unguenta sunt utilia haec quae tumentibus partibus sub sole adhibita profuerunt, Cimolia in aceto contrita, boum stercora cum nitro et oleo Sicyonio, mixto et quipiam vini.

nam etiam has potiones accipientes saepe iuvati sunt, sambuci radicis sucus cum oxymeli datus est et continuo purgando profuit competenter, et euforbii granum in ovo datum cum pane corpora hydropicorum aliquotiens similiter depurgavit, aliud maius purgatorium, stercoris columborum drachmam I, rutae seminibus drachmas duas, in oenomeli similiter datur.

interea haec omnia adhibenda erunt perseverantibus exercitiis et laboribus catholice salutem procurantibus, sub quorum perseverantia hydropum poterit vitari periculum.

Ein anderes Mittel: Man zerstößt Tamariskensamen und Galbanharz zu gleichen Teilen und mischt es, fügt sodann ein wenig Öl hinzu, bis die Konsistenz eines Pflasters entsteht. Dies muss man längere Zeit liegen lassen.

Ein anderes Mittel: Man kocht und verrührt Zypressenfrüchte in Wein, mischt dies mit alter geläuterter Achsenschmiere zu gleichen Teilen und legt dies als Pflaster auf. Wenn man dieses liegen lässt, hilft es gut.

So mische man auch man 1 Pfund zerstoßene fette Feigen und 3 Unzen Soda und Wermut mit dem Wollfett von Schafen, so dass eine Pflastermasse daraus entsteht, und wende es dann an.

Auch kann man Umschläge machen mit einer Mischung von pulverisiertem Kuhmist und Gerstenmehl, die man mit Oxymel kocht. In gleicher Weise benutze ich oft auch Ziegenkot.

Als nützlich erwiesen haben sich Salben, die im Sonnenschein auf die geschwollenen Glieder gestrichen werden: kimolische Erde in Essig verrieben, Kuhmist mit Soda und sikyonischem Öl, dem man ein wenig Wein beimengt.

Ferner helfen auch folgende Getränke häufig: Der Saft von Holunderwurzeln, mit Oxymel verabreicht, wirkt sogleich angemessen purgierend und hat sich in geeigneter Weise als nützlich erwiesen. In gleicher Weise reinigt auch Wolfsmilchsamen in einem Ei, zusammen mit Brot genossen, manchmal den Körper der Wassersüchtigen. Ein anderes und stärkeres Purgiermittel besteht aus 1 Drachme Taubenkot und 2 Drachmen Rautensamen; dieses verabreicht man in gleicher Weise in Weinmet.

Neben der Verordnung aller dieser Mittel muss man aber die Kranken andauernd körperliche Übungen und Arbeiten vornehmen lassen, da diese als allgemeine Heilmittel wirken, unter deren fortgesetzter Anwendung gefährliche Zustände bei der Wassersucht vermieden werden können.

XXXIII. de renum vitiis vel vesicae

109. renibus longo tempore dolentibus semper vaporis fomenta ct cataplasmata paregorica convenerunt, diuretica vero tunc praetermittenda erunt, indignantibus enim et reumatizantibus renibus potionum transitus adversatur.

declinantibus sane doloribus beneficiis primo catholicis adiuvandi sunt, fricationibus et unguentis paregoricis et siccantibus, his etiam cyclicus ordo percurrendus est adiutoriorum. emplastrum Polyarchion aut dia spermaton saepe convenit, tunc calaminthe tunsa cum axungia imposita multum profuit.

dabo etiam potiones ex storace galbano uva passa pingui purgata, mixtis diureticis aliquibus, ut petroselinum meum asarum Cyperus daucus amygdala amara cum melicrato. dedi ego frequenter etiam Iustianam. interea oportet aquis uti dulcibus et naturalibus et cibis nutriri omnibus digestibilibus.

110. dabitur etiam haec potio omnibus vesicae vel renum causis expediens … seminis lini, papaveris, cucumeris dulcis, tragacanthi in unciis singulis, amyli in duabus, tunsis et cum aqua diuretica temperatis ut trochisci fiant in drachmis singulis.

fit autem aqua diuretica omnibus probata, in qua decoqui oportet radices feniculorum, apiorum, graminis, et cicer Venerium. superadditur saepe etiam asarum et de superioribus speciebus quaad tempus aut locus habuerit.

XXXIII. Nieren- oder Blasenkrankheiten

109. Gegen lange andauernde Schmerzen der Nieren sind heiße Erwärmungen und lindernde Umschläge angebracht. Diuretische Mittel dagegen sind zu vermeiden, denn bei Schmerzen und vermehrter Absonderung der Nieren ist der Durchgang von Flüssigkeiten gegenangezeigt.
Wenn die Schmerzen nachlassen, muss man zunächst allgemein wirkende Mittel anwenden, nämlich Frottierungen, mildernde und austrocknende Einreibungen. Auch kann man die Kranken eine »zyklische« Kur durchmachen lassen. Ferner wirkt häufig das *Polyarchion*-Pflaster (Pflaster des Polyarchos) oder *dia spermaton* günstig. Als sehr nützlich erwiesen hat sich auch das Auflegen von zerstoßenem Steinquendel mit Achsenschmiere.
Ferner verordne ich Getränke, die man aus Styrax, Galbanharz und gereinigten, getrockneten fetten Weintrauben unter Beimischung einiger diuretisch wirkender Stoffe wie Petersilie, Bärwurz, Haselwurz, Binsengras, Pastinak oder bitterer Mandeln mit Wassermet bereitet. Häufig verordne ich auch die *Iustiana* (Medikament des Iustus). Dabei muss man die Kranken natürliche milde Wässer gebrauchen und sich nur mit allen Arten leicht verdaulicher Speisen ernähren lassen.

110. Gegeben wird auch folgendes Getränk, das bei allen Erkrankungen der Blase und der Niere hilft: … (*Lücke im Text*) je 1 Unze Samen von Lein, Mohn, süßer Gurke und Traganth, 2 Unzen Mehl. Man zerstößt dies, macht es mit diuretischem Wasser zurecht und bereitet dann Pastillen von je 1 Drachme daraus.
Ein allgemein erprobtes diuretisches Wasser bereitet man, indem man Wurzeln von Fenchel, Sellerie und Gras mit Venuserbsen kocht. Man fügt häufig noch Haselwurz oder von den anderen oben genannten Stoffen hinzu, je nachdem, was einem nach Zeit und Ort zur Verfügung steht.

aliud quod et vulnera curet et urinae difficultatem aperiat, hyoscyami et agrestis malvae semina in drachmis senis, apii seminis unc I, amygdalarum vel avellanarum semunc singulas, omnia trita melle temperentur.

sunt et ceterae potiones sub renum vel vesicae occasione etiam splenis vel epatis aut hydropis molestias recurantes, quarum in his omnibus experti sumus efficaciam, fu unc I, Celticae unc I, dauci unc I, cinnamomu unc I, piperis drachmas sex, meu dr sex, asaru unc I, petroselini dr sex, opobalsamu dr VI, crocu unc I, glycyrizae dr VI, spicae Indicae dr VI, cassiae dr IIII, amomu dr VI, uvae passae unc I, tragacanthi dr IIII. et vino et melle potio temperatur, et dabitur.

III. interea licet ex omnibus diureticis speciebus superius comprehensis omnes vesicae vel renum causas posse curari significatum est, attamen quoniam speciale et hoc vitium est urinae conclusionem sustinere, huic etiam adiutoria specialia ordinanda sunt, herba parietaria in aqua cocta teritur cum parvo oleo et inguinibus applicatur, hoc etiam de gramine semper factum est et samsuco in aqua cocto similiter, nam ex his omnibus etiam sedentibus vaporem pati conveniet, cotyledon herba in vino cocta potui datur, et continuo dysuriam patefaciet, nam etiam mulieribus butyrum vetustissimum pro pesso adhibitum dysuriam curavit, et melicratum in quo inmaturi citrei et feniculorum radices et carduus coquitur, datur ad urinarum impedimentum.

Ein anderes Mittel, das auch Verwundungen (der Nieren oder der Blase) heilt und die Urinbeschwerden beseitigt, ist folgendes: Bilsenkraut- und Ackermalvesamen je 6 Drachmen, Selleriesamen 1 Unze, Mandeln oder Haselnüsse ½ Unze. Alles wird verrieben und mit Honig zurechtgemacht.
Es gibt ferner andere Getränke, die man bei Nieren- oder Blasenkrankheiten anwendet und die zugleich auch Milz-, Leber- oder Wassersucht-Beschwerden heilen. Von solchen Mitteln haben wir bei folgenden die Wirksamkeit erprobt: Phu 1 Unze, keltische Narde 1 Unze, Pastinak 1 Unze, Zimt 1 Unze, Pfeffer 6 Drachmen, Bärwurz 6 Drachmen, Haselwurz 1 Unze, Petersilie 6 Drachmen, Balsam 6 Drachmen, Safran 1 Unze, Süßholz 6 Drachmen, indische Narde 6 Drachmen, Mutterzimt 4 Drachmen, Amomum 6 Drachmen, getrocknete Weintrauben 1 Unze, Traganth 4 Drachmen. Mit Wein und Honig macht man dieses Getränk zurecht und verabreicht es.

111. Ich habe nun zwar gezeigt, dass man mit allen oben angeführten diuretischen Mitteln sämtliche Erkrankungen der Blase und der Nieren behandeln kann; da aber der Verschluss und die Verhaltung des Urins eine besondere Art von Erkrankung darstellen, sind hierfür auch besondere Verordnungen zu treffen: Man kocht Mauerkraut in Wasser, verreibt es mit ein wenig Öl und appliziert dies auf die Leistengegend. Das gleiche kann man mit Gras machen oder mit in Wasser gekochtem Majoran. Die gleichen Mittel kann man auch in der Weise verwenden, dass man den Kranken über den aus ihnen erzeugten Dämpfen sitzen und diese auf sich einwirken lässt. Man gibt ferner Nabelkraut, in Wein gekocht, zu trinken und beseitigt dadurch sogleich die Dysurie. Bei Frauen kann man den gleichen Erfolg erzielen, wenn man bei ihnen ganz alte Butter in der Form eines Vaginalzäpfchens anwendet. Schließlich verordnet man gegen Urinbeschwerden noch Wassermet, in dem man unreife Zitronen, Fenchelwurzel und Disteln kocht.

XXXIIII. de arthriticis podagricis et ischiadicis

112. ex uno fonte vitiorum hac passiones de reumate derivatae sunt, sed locorum varietate nominibus determinatae [sunt]. nam arthriticis omnium ex articulorum commotationibus subito initum passionis emergit, podagricis vero ex uno prius articulo est initium et principium <quod desidia neglectum> paulatim tempore serpendo gravius omnibus postea nervis et articulis possidens dominabitur, ischiadicis vero ex uno coxae articulo tormenta suppeditant.

hic itaque reumatismus licet de flegmate speciali natura frigido quam maxime fiat, attamen aliis ex umoribus calidioribus infectus et calefactus calefacientes aliquando veluti commotiones exsuscitat.

frequenter autem hoc flegma licet natura subpingue sit, unde est vulnerum sanies, attamen cum se inter articulorum coniunctiones usu commotionum viscaverit, tunc tardi gressus, tunc dolores vitandi, tunc tormenta graviora succedunt.

113. curantur etiam haec omnia contrarietatibus suis, ut quod forte et sensu et tactu calidum commotum fuerit, frigidis interim adiutoriis ab augmentis veluti prohibeatur, postea vero sequentibus commotionum temporibus, calidis chalasticis et amycticis recurentur, quibus ille umor viscosus et pinguis interiora iam possidens calefactus vel tenuatus ab articulis possit quatenus evocari.

XXXIIII. An Arthritis, Zehengicht und Ischias Erkrankte

112. Diese Leiden beruhen auf ein und derselben Ursache und leiten sich alle von einem bestehenden Fluss ab; jedoch benennt man sie nach der Verschiedenheit ihres Sitzes mit verschiedenen Namen. Bei der Arthritis beginnt das Leiden nämlich damit, dass plötzlich sämtliche Gelenke befallen werden; dagegen ist bei der Zehengicht das Anfangsstadium und der Beginn nur an einem einzigen Gelenk ergriffen; <wenn man das Leiden vernachlässigt,> verbreitet es sich allmählich schleichend weiter und ergreift mit der Zeit in schwerer Weise alle Sehnen und Gelenke. Die Ischias dagegen besteht in quälenden Schmerzen, die sich einzig auf die Hüftregion beschränken.

Wenn nun auch der bei diesen Erkrankungen bestehende Fluss von einem besonderen Schleim kalter Beschaffenheit herrührt, kann er doch auch mit anderen, recht heißen Säften vermengt und dadurch selbst erhitzt werden und dann manchmal Anfälle von Hitze erzeugen.

Wenn nun auch dieser Schleim nur von mäßig dicker Beschaffenheit ist – daher rührt der Eiter der Verwundungen –, so können dennoch, wenn er sich infolge der häufigen Anfälle innerhalb der Gelenkverbindung verdichtet hat, eine Erschwerung der Bewegung, lästige Schmerzen und schwere Qualen die Folge sein.

113. Man behandelt alle diese Zustände mit den entgegengesetzten Mitteln: Wo also nach den Empfindungen (des Kranken) und der Betastung (durch den Arzt) es sich um eine heiße Erkrankung handelt, da hindert man die Zunahme des Leidens durch Anwendung kalter Mittel; nachher aber – in den Krankheitsstadien, die auf die Anfälle folgen – behandelt man mit heißen, lindernden und reizenden Mitteln nach, um hierdurch den im Inneren bereits festsitzenden, zähen und klebrigen Schleim zu erhitzen, zu verdünnen und dann möglichst aus den Gelenken zu entfernen.

item e contrario pedibus vel articulis per commotiones frigentibus, quibus <frigentibus> tumor est semper inflatus et pallidus color, omnibus incunctanter calidis supradictis adiutoriis et amycticis imminendum nobis erit.

114. monitum te interea volo, amice carissime, quoniam generaliter interioribus omnibus ubique dolor innatus, qui nexu quodam vel collisione umoris ventositatisque colligatae efficitur, difficile aliquando frigidis deprimi potuit aut mitigari, ergo quoniam variae emergunt species commotionum, quae quidem expediant medicorum contecturis vel indicio indulgenda erunt.

licet iam ex consuetudine sibi adhibitorum melius is qui patitur debeat iudicare, quem frequentes commotiones et adiutoria famulantia medicum effecerunt.

igitur quamquam rationabiliter omnia adiutoria quae veluti calidis commotionibus adhibentur, virtute chalastica et paregorica esse debent, quae nervorum et articulorum nutrire et fovere valeant loca, concedo ut et tactu frigida interim adhibeantur quae torporem magis in tempore quam mitigationem praestare possint, quibus quidem, ut ille ait, primo relevari videntur, postea gravius vehementiusque afflictantur, hoc etenim etiam nostri Hippocratis nos instruxit auctoritas, quod nervis omnia semper frigida nocuerunt.

115. ergo quoniam et causas et origines compendiose digessi, curae nunc rationabiles et adiutoria ordinanda nobis erunt.

est namque profecto quod omnes aegritudines particulares totius sub corporis praeiudicio commoventur, nam ita se singula in cor-

Umgekehrt muss man, wenn die Füße oder andere Gelenke <mit Kälte befallen werden>, wobei ständig eine aufgeblähte Schwellung von blasser Farbe besteht, unverzüglich mit allen oben genannten heißen und reizenden Mitteln vorgehen.

114. Ich erinnere dich aber nun daran, bester Freund, dass ganz allgemein, wo irgendwo im Inneren Schmerzen entstehen, die sich durch eine gewisse Verbindung oder das Zusammentreffen der Säfte oder mit Aufblähungen bilden, manchmal nur schwer die Kälte beseitigt oder gemildert werden kann. Da nun die Anfälle unterschiedlicher Art sind, muss man (im Einzelfall) den Mutmaßungen und dem Urteil der Ärzte die Behandlung überlassen. Freilich kann oft der Kranke, den die häufigen Anfälle und die dagegen verwendeten Mittel selbst zum Arzt gemacht haben, nach seinen eigenen Erfahrungen über das anzuwendende Mittel besser urteilen.

Obgleich nun in der von der *ratio* bestimmten Weise alle Mittel, die man bei gleichsam heißer Natur des Leidens anwendet, von mildernder und lindernder Wirkung sein müssen, damit sie die erkrankten Sehnen und Gelenke kräftigen und pflegen, gestatte ich doch auch zwischendurch die Verwendung kühlender Mittel, die zur rechten Zeit mehr erstarrend als lindernd wirken können. In diesem Fall tritt zwar zunächst eine Erleichterung ein, nachher aber werden die Beschwerden heftiger und schwerer. Auch die Ansicht unseres Hippokrates lehrt uns ja, dass alles Kalte stets auf die Sehnen schädlich wirkt.

115. Nachdem ich nun die Ursachen und den Ursprung der in Frage stehenden Erkrankungen dargelegt habe, will ich nunmehr die von der *ratio* bestimmen Behandlungsmethoden und Mittel angeben.

Es ist nun Tatsache, dass alle besonderen Krankheiten mit einer Erkrankung des gesamten Körpers einhergehen. Alle einzelnen

poribus membra nexu quodam familiari amplectuntur ministerio naturali, ut in singulis totius corporis substantia constet et alterum alterius auxilio gubernetur, ideoque nisi praeceptis et adiutoriis catholicis primo iuventur, aliter particulares causae curari non poterunt, qua de re erit nobis nunc curarum praeceptorumque exordium disponendum, insequenti etiam particulis famulabor.

116. convenit in principio arthriticis podagricis vel ischiadicis, quibus de capite reuma resolutum descendens has passiones fecit, prius ipsum caput oleo roseo frigido vel ceteris similibus stypticis fomentando constringi et solidari, dehinc inferiora transitu eiusdem reumatis vel sedulitate vexata calidis resolvi vel depurgari, ut est olei cucumeracii cum fricatione perunctio, flebotomo praeveniendum, vinum penitus vel pleno anno vitandum est. sic a carnibus polytrofis, sic ab usu Venerio continendum, stomachi prae omnibus bona valitudo custodienda est, quo accepti cibi facilius transigantur, vomitus hos non longa per intervalla multum iuvat, aliquando post consuetos cibos, aliquotiens etiam ieiunos acceptis radicibus cum oxymeli. hoc modo etiam bulbi ex aqua cocti operabuntur, hoc si etiam post cenam alium accipiant, quod parvo intervallo aqua calida accepta vomatur.

mutationes aerum vel provinciarum saepe conveniunt, aquae naturales calidae vel vapores earum similiter, exercitia sane et labo-

Glieder des Körpers sind nämlich ihren natürlichen Funktionen nach derart miteinander verbunden und gleichsam verschränkt, dass die einzelnen zusammen die Gesamtmasse des Körpers ausmachen und das eine mit Hilfe des anderen sein Amt versieht. Wenn man daher nicht zunächst mit allgemeinen Verordnungen und Mitteln behandelt, kann man ohnehin die besonderen Krankheiten nicht heilen. Ich will deshalb zunächst mit den allgemeinen Behandlungsvorschriften beginnen und darauf dann die Behandlung der einzelnen Formen besprechen.

116. Am Beginn der Erkrankung muss man bei Arthritis, Zehengicht und Ischias, da ja diese Leiden durch den vom Kopf herabfließenden gelösten Fluss hervorgerufen werden, zunächst den Kopf selbst mit kaltem Rosenöl oder ähnlichen stopfenden Mitteln erwärmen, dadurch zusammenziehen und abhärten; darauf muss man die unteren Teile, die durch das Hindurchströmen oder das Festsetzen des Flusses in Mitleidenschaft gezogen worden sind, mit heißen Mitteln lösen und reinigen, etwa durch Einreibungen und Frottierungen mit Gurkenkernöl. Man mache auch einen Aderlass. Der Genuss von Wein ist ganz und gar für ein volles Jahr zu verbieten. Ferner müssen sich die Kranken des Genusses von nahrhaftem Fleisch sowie des Geschlechtsverkehrs enthalten. Man sorge vor allem auch für einen guten Zustand des Magens, damit die genossenen Speisen einfacher durch ihn hindurchgehen. Erbrechen in nicht langen Intervallen ist für die Kranken von großem Nutzen; man ruft es bald nach den gewohnten Mahlzeiten, bald aber auch nüchtern durch Verzehren von Rettichen mit Oxymel hervor. In gleicher Weise wirken auch in Wasser gekochte Zwiebeln. Man kann auch Erbrechen erregen, indem man nach dem Abendessen den Kranken Knoblauch und darauf in kleinen Intervallen heißes Wasser nehmen lässt.
Veränderung der Luft und des Aufenthaltsortes ist von Nutzen, in gleicher Weise natürliche heiße Wässer oder Dämpfe. Man ver-

res vel fricamenta totius corporis procuranda sunt et appetenda, otiantibus etenim umores supradicti pinguiores effecti etiam vexatis articulis dominabuntur.

igitur quoniam haec adiutoria compendiose digesta sunt – quae moneo et suadeo custodiri debere, experti enim sumus quod plerique ea cautius ab initio custodientes podagrae venturae seu potius iam praesentis violentiam vitaverunt.

praeiudicatis vero iam tempore et manifestis podagricis cataplasmatibus semper in his causis appetendis; unguentis quoque vel emplastris seu ceteris adiutoriis consuetis uti rectius est, vel certe aliquibus fysicis magna semper potestate praestantibus.

nunc vero transactis praeceptis vel beneficiis catholicis, quibus custoditis etiam adiutoria singulis partibus laborantibus ordinabo.

117. ischiadicis conveniunt frequentes vomitus et cetera praecepta omnium superiorum, coxae vero dolenti fotus olei Sicyonii rutati vel laurini adhibendus est, cataplasmata quoque natura calidiora, cucurbitis ventosis frequenter locus relevandus est. acerbiore clystere iniciendum. his flebotomus in talo adhibendus est. ex hoc etenim frequenter sanguis provocatus ischiadicos liberavit, vaporibus vel saccellis imminendum est ex puleio salibus vel milio fricto, si vero vel stare aut ambulare non potuerint, acopis calidioribus sole sub ardente fricandi sunt, in quibus et pix liquida et oleum Sicyonium vel cetera superius comprehensa miscenda sunt, ut sales thapsia nitrum vel opopanax.

ordne ferner auch körperliche Übungen und Arbeiten oder Frottierungen des ganzen Körpers. Wenn die Kranken nämlich untätig sind, werden die oben erwähnten Säfte eingedickt und befallen und beherrschen auch die Gelenke.

Ich empfehle nun dringend, dass man die Mittel befolge, die ich kurz dargelegt habe. Wir haben nämlich die Erfahrung gemacht, dass sehr viele Menschen, die von Anfang an sorgfältig meine Vorschriften beachtet haben, von einer drohenden oder sogar einer bereits vorhandenen heftigen Zehengicht befreit worden sind.

Diejenigen Zehengichtkranken aber, bei denen schon einige Zeit Anzeichen der Krankheit bestehen, und diejenigen, bei denen das Leiden offenkundig ist, müssen die bei derartigen Erkrankungen stets empfehlenswerten Umschläge oder auch Salben oder Pflaster oder andere gebräuchliche Mittel oder gar gewisse *fysica* anwenden, die häufig eine starke Wirkung zeigen.

Nachdem ich nunmehr die allgemeinen Vorschriften und Linderungen behandelt habe, will ich jetzt die Mittel angeben, die man an den einzelnen leidenden Teilen zu verordnen hat.

117. Bei an Ischias Erkrankten ist häufiges Erbrechen zu verordnen, ebenso alle übrigen oben erwähnten Mittel. Bei Hüftschmerzen aber muss man Erwärmungen mit sikyonischem, Rauten- oder Lorbeeröl anwenden, sowie Umschläge mit von Natur aus recht heißer Beschaffenheit. Auch erleichtere man den leidenden Teil häufiger durch unblutige Schröpfköpfe und verabreiche ein scharfes Klistier. Man nehme ferner einen Aderlass am Knöchel vor. Durch Blutentziehung an dieser Stelle kann man nämlich oft auch die Ischias heilen. Ferner wende man Dämpfe oder Säckchen an aus Flohkraut, Salz oder gemahlener Hirse. Wenn die Kranken aber nicht stehen oder gehen können, frottiere man sie in der brennenden Sonne mit recht heißen Linderungssalben, in die man flüssiges Pech, sikyonisches Öl oder andere der oben angeführten Stoffe mischt, wie auch Salz, Thapsia, Soda oder Opopanax.

itineris interea laboribus coacti iuvandi sunt. expedit etiam equi vectatio, expedit iniectio in modica quantitate ex oleo amaracino aut irino vel laurino vel gleucino.
si vigiliae sane intervenerint doloribus perseverantibus, soporiferas ingero potiones, cum vero minoratis doloribus causa mollior fuerit, tunc utpote per dialimma dropacibus sinapismis et ceteris causticis imminendum est. dabo ieran, dabo per cibos elleborum, quae omnia prodesse poterunt, si catholicis praeceptis rectius serviatur.

haec etiam psoealgicis rite conveniunt, quibus lumbi dolere consuerunt.

118. igitur quoniam his passionibus supradictis ex una origine descendentibus veluti diversas cognovimus evenire commotiones ut aliquando frigidas aliquando calidas patiantur, singulis haec adhibenda erunt.

quibus vero sub calido tactu pedum dolor obvenerit, caulium folia in aceto cocta et contrita ovorum coctorum vitella duo pro cataplasmate adhibita veluti commotionis vaporem temperant, superaddito quipiam olei rosei, sed saepius tepefacta immutanda sunt et si cataplasmati consueto hyoscyami folia elixa et trita superaddas, par beneficium praestat.

aliud ad impetus eorum vaporeos, tragacanthi unc I ex pridie in aqua infundes, item alia die teres et superaddes aeruginis et afronitri albi unc singulas, teres simul et impones.

aliud. lenticulam coctam teres et cum oleo roseo mixtam similiter adhibebis, nam et lactucarum folia trita cum infuso pane adhibita

Außerdem ist es förderlich, die Kranken zu anstrengenden Märschen zu veranlassen. Föderlich ist auch Reiten, ebenso auch Unterleibseinläufe aus Majoran-, Schwertlilien-, Lorbeer- oder Mostöl. Wenn infolge andauernder Schmerzen Schlaflosigkeit eintritt, verordne ich Schlaf erzeugende Getränke. Wenn dagegen die Schmerzen abnehmen und das Leiden gelinder wird, dann muss man in Intervallen Pech- und Senfpflaster und andere kaustische Mittel anwenden. Auch verordne ich das *iera*-Mittel und lasse zu den Speisen Nieswurz genießen. Alle diese Mittel können dann von Nutzen sein, wenn man die allgemeinen Verordnungen richtig befolgt.

Die gleichen Mittel sind auch bei der Psoealgie angebracht, bei der gewöhnlich die Lenden schmerzen.

118. Da wir nun gesehen haben, dass bei den genannten, aus einer Ursache herrührenden Erkrankungen doch verschiedenerlei Anfälle auftreten, indem nämlich die Kranken bald Kälte, bald Hitze in den leidenden Teilen empfinden, ist für diese einzelnen Fälle folgendes zu verordnen.

Wenn Schmerzen im Fuß auftreten und dieser sich heiß anfühlt, beseitigt man diesen heißen Anfall durch Anwendung eines Umschlags, den man aus in Honig gekochten und verriebenen Kohlblättern und 2 gekochten Eigelb unter Zusatz einer kleinen Menge Rosenöl zurechtmacht. Jedoch muss man den Umschlag, wenn er abkühlt, häufiger wechseln. Sehr gut hilft es auch, wenn man dem gebräuchlichen Umschlag gesottene und zerriebene Bilsenkrautblätter hinzufügt.

Ein anderes Mittel gegen diese hitzigen Anfälle: Man weiche 1 Unze Traganth tags zuvor in Wasser auf, am nächsten Tag verreibe man es und füge je 1 Unze Grünspan und Schaumsalpeter hinzu, verreibe es zusammen und lege es auf.

Ein anderes Mittel: Man verreibe gekochte Linsen, mische sie mit Rosenöl und wende es in gleicher Weise an. Eine sehr gute küh-

magnum ad refrigerandum beneficium praestant, et opium et crocum aequa mensura cum lacte bubulo vel caprino contritum et impositum vel inlinitum similiter operatur, et si ex oleo roseo cerotario misceatur, hoc idem erit.

haec de vapore dolentibus ordinavi, ceterum frigentibus commotionibus vapores cataplasmata unguenta chalastica vel paregorica omnibus et nota sunt et consueta.

lende Wirkung übt auch die Anwendung von zerriebenen Lattichblättern mit eingeweichtem Brot. Ebenso wirken Opium und Safran zu gleichen Teilen mit Kuh- oder Ziegenmilch verrieben und dann aufgelegt oder in gleicher Weise aufgestrichen. Auch kann man diese Stoffe mit einer Wachssalbe aus Rosenöl mischen. Dies sind die Mittel, die ich den an hitzigen Schmerzen Leidenden verordne. Die mildernden und lindernden Erwärmungen, Umschläge und Salben, die man bei der kalten Form dieser Leiden verordnet, sind allgemein bekannt und üblich.

Liber III: Gynaecia

<praefatio>

1. intellexisse te non minus nobis arbitror, Victoria*, artis meae dulce ministerium, omnem mei operis efficaciam, in quo inmemor non sum praefationis meae, qua duobus libris pares causas proposui, faenomenon euporiston officium, logicam disputationem.

*(*Manche Codices bieten hier* Salvina *oder* Sa(l)bina *statt* Victoria.)

sed longe non abest ab utroque gynaeciorum visitatio, et quoniam haec ratio tota medendi indiget diligentia, solitaneum libellum confeci de mulierum curis, solitaneum inquam et remotum a publico spectaculo, et ego quidem te scientia iuvabo, tu vero cui communis arridet sexus et secretum facile invenit conscientia, cum fiducia exerce sedulo gynaecia proposita meo tractatu tua diligentia.

I. de mamillis post partum dolentibus

2. mamillas cum tensione tumentes vel dolentes, quod post partum quam maxime mulieribus evenire consuevit, quas ex eo etiam gravis dolor inquietat, hoc ordine curare debemus.

Buch III: Frauenkrankheiten

<Vorwort>

1. Ich meine, dass du, Victoria, mir liebe (»süße«) Dienstbarkeit meiner Kunst, den ganzen Nutzen meines Werks nicht weniger begriffen hast als wir selbst. Im diesem bin ich eingedenk meiner Praefatio (1.1) verfahren, in der ich für die beiden Bücher einen gleich wichtigen Stoff ankündigte, nämlich einen Dienst für die (äußeren) offen sichtbaren (*faenomena*) Krankheiten mit gut beschaffbaren (*euporista*) Heilmitteln und eine methodische (*logicus*) Diskussion (der inneren Krankheiten).
Von beidem ist nun die Behandlung der Frauenkrankheiten nicht weit entfernt. Und da diese ganze *ratio* des Heilens Sorgfalt benötigt, habe ich ein gesondertes Büchlein über die Heilung von Frauen geschrieben – ein gesondertes, sage ich, und eines, das von der großen Öffentlichkeit entfernt ist. Ich will dich nun zwar mit meinen Kenntnissen unterstützen, du aber, die du den Vorteil der Geschlechtsgleichheit (mit den Patientinnen) hast und die du einfach zur Mitwisserin geheimer Dinge gemacht wirst, mögest treu, fleißig und nach Kräften die Behandlung der Frauenkrankheiten ausüben, die ich in dieser meiner Abhandlung darlegen will.

I. Schmerzen der Brüste nach der Geburt

2. Wenn die Brüste gespannt, geschwollen und schmerzhaft sind, was bei den Frauen nach der Geburt sehr häufig vorkommt, und sie infolge des heftigen Schmerzes beunruhigt sind, muss man folgende Behandlung vornehmen.

per initia mediocriter constringentibus uti conveniet, ut est spongia mollis infusa in pusca, quae levi anadesmo continenda erit, sic etiam dactyli cum pane in pusca infusi et contriti saepe par beneficium praestiterunt, si vero certa ratione lac prohibendum erit, cataplasmati superiori admiscendum est aut alumen scissum aut herbae pulicaris semen aut coriandrum aut portulaca, nam et unguenta ex solis earum sucis frequenter adhibuimus pinna molliore loca tangentes.

3. si indignatio illa his minime potuerit prohiberi et lactis aggregatio maximum fervorem locis incusserit, tunc cataplasmatibus chalasticis conveniet imminere, ut est panis in melicrato infusus et cum oleo dulci contritus. similiter etiam de seminibus tam lini quam faeni Graeci vel hordei farina, aliquando singulis aliquando commixtis et cum adipibus saepe porcinis recentibus in melicrato temperatis.

sane si pondus cataplasmatis tolerare non potuerint, cum spongiis mollioribus infusis in aquis chalasticis dulcibus et paregoricis, quae ex ibisco et seminibus lini et faeni Graeci conficiuntur, loca tantummodo vaporanda sunt, et impositis continuo lanis in oleo dulci calido infusis fovenda erunt.

si saniem forte collegerint, iam suis temporibus et propriis adiutoriis matura aperienda erunt, ut sub una egestione possint penitus percurari, si vero minime percurari possint, transacto igitur impetu vel indignatione mammarum simplex cerotarium adhibendum est usque in plenam sanitatem.

Im Anfangsstadium muss man mittelmäßig konstringierende Mittel anwenden, etwa einen weichen, in Pusca getauchten Schwamm, den man mit einem leichten Verband befestigt. Auch Datteln, mit Brot in Pusca geweicht und verrieben, wirken oft in der gleichen Weise günstig. Wenn man aber aus einer bestimmten *ratio* die Milchabsonderung verhindern muss, dann muss man dem genannten Umschlag Faseralaun, Flohkrautsamen, Koriander oder Portulak hinzufügen. Auch verwenden wir häufiger einfaches Bestreichen der Stellen mit dem Saft dieser Pflanzen mittels einer recht weichen Feder.

3. Wenn es durchaus nicht gelingt, die Schmerzen zu beseitigen, und infolge der Ansammlung von Milch eine heftige Hitze die Brüste befällt, dann muss man mit lindernden Umschlägen vorgehen, etwa Brot, in Wassermet eingeweicht und mit mildem Öl verrieben. In gleicher Weise macht man auch Umschläge sowohl aus Leinsamen als auch aus Bockshornklee oder Gerstenmehl, entweder einzeln oder alle diese Stoffe zusammen gemischt und oft mit frischem Schweinefett in Wassermet zurechtgemacht.

Wenn die Kranken das Gewicht des Umschlags aber nicht ertragen können, muss man die Stellen nur mit weichen Schwämmen erwärmen, die man in lindernde und mildernde reizlose Flüssigkeiten taucht, wie man sie aus Eibisch und Lein- oder Bockshornkleesamen bereitet. Nachher pflege man dann sogleich mit Wolle, die man mit süßem heißen Öl tränkt.

Wenn sich nun Eiter angesammelt hat und mit der Zeit oder durch besondere Mittel Reifung eingetreten ist, dann muss man die Stelle so öffnen, dass durch sie eine Entleerung und so eine vollständige Heilung eintritt. Wenn man aber so nicht eine völlige Heilung erreichen kann, muss man nach Ablauf des Anfalls und der Schmerzen in den Brüsten eine einfache Wachssalbe anwenden, bis völlige Gesundung eintritt.

4. sane si per eadem facta nutrire minime decreverit, tunc cerotario supra dicto pulverem molaris lapidis contusi admiscebo, anadesmum quoque mediocriter stringo lactis impetum prohibiturus.

quod si lactandi arripuerit facultatem, tunc anadesmus laxior, tunc fomenta chalastica adhibenda erunt quae lactis non prohibeant copiam ministrari, sed magis, praeeuntibus fomentis et vaporibus supra dictis, Cypero ovo et croco in unum contritis mamillas unguendo adiuvabo. alii pumicem cum oleo Cyprino tritum imposuerunt, alii cyminum cum aqua tritum, alii vero fabae pollinibus uvam passam purgatam et contusam miscuerunt et ex his cataplasmando lactis auxerunt fecunditatem, sic sesamo trito cum oxymeli, sic cantabro cocto similiter in oxymeli, sic de hederae foliis tritis, sic de ficis pinguibus tunsis, sic de caseo recente trito cum oxymeli cataplasmata confecerunt, quibus his omnibus lactis fecundum officium procuratum est.

5. si lactis interea nimium pondus etiam duritiam procuraverit, foliis apiorum vel mentae vel caulium cum pane tritis et melicrato illam duritiam resolvemus.
ergo per initia generaliter omnibus mediocriter stypticis obviandum est, per augmenta vel impetus chalasticis et paregoricis. et licet omnibus hac lege medendi serviendum sit, attamen mamillarum mollium intuitu omnia moderatius feminis adhibenda sunt.

4. Wenn nun die Frau aus diesen Gründen sich entschließt, das Stillen ganz zu unterlassen, dann mischt man der oben beschriebenen Wachssalbe Pulver von einem zerstoßenen Mahlstein bei, ferner legt man eine mittelmäßig feste Binde an, um dadurch den Andrang der Milch zu verhindern.

Wenn die Patientin die Fähigkeit zu Stillen erlangt hat, dann macht man die Binde lockerer und wendet mildernde Erwärmungen an, die eine reichliche Milchbildung nicht verhindern. Deshalb lasse ich vielmehr nach vorheriger Anwendung der oben genannten Erwärmungen und Dämpfe die Brüste mit einer Salbe aus Zyperöl, Ei und Safran bestreichen, die man miteinander verreibt. Manche machen Umschläge mit Bimsstein, den sie mit Zyperöl verreiben, andere nehmen mit Wasser verriebenen Kümmel. Wieder andere mischen Bohnenmehl mit gereinigten und zerstoßenen trockenen Weintrauben und machen damit Umschläge; hierdurch nimmt die Milchabsonderung an Reichlichkeit zu. Man kann in gleicher Weise auch Umschläge bereiten aus Sesam, mit Oxymel verrieben, aus Kleie, in Oxymel gekocht, aus verriebenen Efeublättern, aus zerstoßenen fetten Feigen und aus frischem Käse, mit Oxymel verrieben. Durch alle diese Mittel kann man eine reichliche Milchabsonderung hervorrufen.

5. Wenn nun die allzu große Menge der Milch eine Verhärtung erzeugt hat, lösen wir diese Härte auf, indem wir Blätter von Sellerie, Minze oder Kohl mit Brot und Wassermet verreiben.

Im Anfangsstadium muss man also ganz allgemein mittelmäßig zusammenziehend wirkende Mittel anwenden, bei der Zunahme des Leidens aber und bei einem Anfall mildernde und lindernde. Wenn auch alle Fälle nach den gegebenen Vorschriften zu behandeln sind, muss man doch bei manchen Frauen mit Rücksicht auf empfindliche Brüste alle Mittel in gemäßigter Weise anwenden.

II. de praefocatione matricis

6. sunt variae et diversae causae matricem frequentius ii attemptantes, quae sub duabus praecipue principalibus passionibus constrictionis vel laxationis etiam partiliter sub certis accidentibus alias causas efficiunt, ergo haec sub definita lege professionis quae constricta sunt solvo, resoluta vero quibus quam maxime defectus et lassitudo sociatur, stypticis quam maxime et mediocriter frigidis stringo.

7. quibus autem repentina commotio matricis innascitur, hae musculorum omnium contractione totius corporis dolore nimio quatiuntur, et hac vi saepe intercepto vocis officio sub horrore causae veluti paralyseos mentiuntur imaginem, quam passionem in Graeco opere ysterican pniga appellamus, quo tempore ad illa duo praesidia principalia omnibus conclusionis necessitatibus subvenientia recurremus, flebotomi praesens beneficium et ventris purgationem, specialia vero fomenta olei dulcis calidi et aquarum consueta chalasticarum, cataplasmata de seminibus paregorica cum melicrato, emplastra ut dia chylon, cerotaria simplicia ex adipibus temperata et medullis, pessaria ex melle et butyro, item Libianum et cetera quorum confectiones in subiectis adiungo, encolpismos vero ex sucis ptisanae aut faeni Graeci aut olei dulcis.

8. his articuli et calefaciendi sunt et mollius constringendi. ventosis quoque admotis inguinibus vel femoribus recursus vel incli-

II. Gebärmutter-Erstickung

6. Es gibt mannigfache und verschiedene, die Gebärmutter öfter ergreifende Krankheiten, die vorzugsweise unter den beiden Grundformen (s. S. 13) der Anspannung oder der Erschlaffung im einzelnen unter gewissen besonderen Symptomen sich bald in dieser, bald in jener Weise äußern. Ich behandle nun nach den festgelegten Regeln der Profession die Zustände der Anspannung mit lösenden Mitteln, die Zustände der Erschlaffung aber, die meist mit Abspannung und Schwäche verbunden sind, mit möglichst zusammenziehenden und mittelmäßig kalten Mitteln.

7. In den Fällen nun, in denen die Gebärmutter von einer plötzlichen Erregung befallen wird, werden die Kranken infolge einer Zusammenziehung sämtlicher Muskeln von heftigen Schmerzen im ganzen Körper befallen und täuschen, da durch den heftigen Anfall die Stimme ihren Dienst versagt, unter den Anzeichen einer schweren Erkrankung das Bild der Lähmung vor. Dieses Leiden nennen wir in dem griechischen Werk *ysterica pniga*. In diesem Krankheitsstadium greife ich auf jene beiden Grundbehandlungsmethoden zurück, die bei allen Zuständen von Verschluss angebracht sind, nämlich auf die Wohltat des Aderlasses und die Reinigung des Unterleibs. Als besondere Mittel aber dienen die gebräuchlichen Erwärmungen mit süßem heißen Öl und lindernden Flüssigkeiten, mildernde Umschläge aus Sämereien mit Wassermet, Pflaster, etwa das *dia chylon*, einfache, aus Fett und Mark zurechtgemachte Wachssalben, Vaginalzäpfchen aus Honig und Butter, ebenso das *Libianum* und andere, deren Zubereitung ich unten angeben werde, außerdem die Einführung von Gerstenschleim oder Bockshornkleesaft oder mildem Öl in die Scheide.

8. Wir erhitzen den Patientinnen ferner auch die Glieder und umwickeln sie lose. Wir behandeln ferner die Rückwärtslage-

nationes matricis recuremus, fumigiis bene olentibus ad inferiora naturam provocabo, odoribus enim insuavibus repecutitur.

minoratis vero supradictis accidentibus, plena quoque declinatione manifesta, conveniet iam exercitiis aptis sexui commoneri et aeris vel locorum mutatione iuvari. his cibi humaniores, his iam lavacra concedenda, omnia tamen sub moderatione procuranda sunt.

III. de inflatione vel tensione matricis

9. inflationem vel tensionem si longo tempore matrix aegra conceperit, omnibus superioribus chalasticis aptis constrictionibus imminebo, superaddens cataplasmatibus ficos tunsas, absinthii pulverem vel eius decoctionem, epithemata amyctica ex pulvere lauri bacarum pyrethri castorei nitri et ceterorum similium cerotario commixto, expedit frequenter Polyarchio uti. encathismata vero vel vapores ex decoctionibus stafylini dauci puleii vel ceterorum similiter diureticorum procurabo.

10. inflationibus diu permanentibus artemisiam misceo aut marrubium aut ysopum aut bacas lauri, aliquando cassiam et Celticam, ex quibus etiam pessaria conficienda erunt, nam et ruta viridi trita cum melle pessario semper utor temperato, superaddo nitrum vel afronitrum, puleium, ficos pingues purgatas et

rung oder Knickung der Gebärmutter durch Ansetzen von unblutigen Schröpfköpfen in der Leistengegend oder an den Schenkeln. Sodann locke ich durch wohlriechende Dämpfe die Gebärmutter nach unten, denn durch widerliche Gerüche wird sie zurückgetrieben.
Wenn nun die oben geschilderten Symptome nachgelassen haben und deren völliger Rückgang offenkundig ist, dann muss man dem Geschlecht angepasste körperliche Übungen verordnen und den Patientinnen Luft- oder Ortsveränderung empfehlen. Man kann den Patientinnen auch leichte Speisen und Bäder erlauben, jedoch alles in mäßiger Weise.

III. Aufblähung und Spannung der Gebärmutter

9. Wenn die Gebärmutter lange Zeit erkrankt ist und sich eine Aufblähung und Spannung einstellt, gehe ich gegen die Spannung mit allen oben erwähnten lindernden Mitteln vor, indem ich den Umschlägen zerstoßene Feigen, Wermutpulver oder -abkochung beimenge, oder aber mit reizenden Pflastern, denen ich eine Wachssalbe mit gepulverten Lorbeerfrüchten, Bertramswurz, Bibergeil, Soda oder ähnlichen Stoffen beimische. Häufig ist es auch förderlich, das *Polyarchion* (Polyarchos-Mittel) anzuwenden. Ferner verordne ich Sitzbäder oder Dämpfe von Abkochungen aus Pastinak, Flohkraut oder anderen in gleicher Weise diuretisch wirkenden Stoffen.

10. Wenn die Aufblähungen lange bestehen, mische ich Beifuß, Andorn, Ysop oder Lorbeerfrüchte bei, manchmal auch Mutterzimt oder keltische Narde. Daraus kann man auch Vaginalzäpfchen zubereiten. Auch benutze ich häufig ein aus grünen Rautenblättern, mit Honig verrieben, zurechtgemachtes Vaginalzäpfchen. Ich füge auch Soda oder Schaumsalpeter, Flohkraut, gereinigte und

contusas, cyminum, sed ad eorum sensum mordacem et calidum temperandum lactis temperabo commixtione.

11. si duritiam vero contraxerit, quam alibi mylen appellamus, hanc primo sicuti contra inflationem ordinando adiutoriis chalasticis contexuimus, imminendo solvere laborabo.

omnibus supra dictis constrictionum accidentibus minoratis iam convenit ex parvo leves attemptare gestationes, et sub certa declinatione passionis appetere iam lavacra, cibos humaniores praesumere et post resumptionem corporis aneticis temporibus omnes ex ordine cyclicas disponere curationes inguinibus adhibendas, has semper solidabit etiam et lavacrorum frigidorum consuetudo disposita.

IIII. de atretis

12. contingit interea frequenter certa et specialis haec passio feminarum ut aut naturaliter aliquando clausae nascantur aut vulneribus praeeuntibus cicatrice interveniente clausae fiant aut praesentis indignationis interventu penitus concludantur.

quae si ergo causa praesentis indignationis obductae fuerint, omnibus chalasticis adiutoriis ex lege resolvendae erunt, sed si ex vulneribus obducta cicatrice aut nescio qua illa lege nascendi clausae fuerint, quod tamen aut digitis aut oculorum possit fide probari, tunc a chirurgicis considerata mensura reserandae erunt, ea ta-

zerstoßene fette Feigen hinzu, mache diese aber je nach ihrer beizenden und heißen Beschaffenheit mit Milch zurecht.

11. Wenn sich aber eine Verhärtung zusammengezogen hat, die wir anderenorts *myle* (»Mühlstein« einer Handmühle) nennen, wendet man dagegen zunächst dieselben lindernden Mittel an wie bei einer Aufblähung und versucht sie zur Auflösung zu bringen. Wenn nun alle oben genannten Symptome von Spannung abgenommen haben, ist es angebracht, mit wenigem beginnend, leichte Bewegungen zu versuchen; wenn sich dann ein sichtbarer Rückgang Abnahme der Erkrankung eingestellt hat, kann man schon Bäder verordnen und leichtere Speisen genießen lassen, und wenn sich der Körper im Stadium des Nachlassens der Krankheit erholt hat, dann alle Mittel der »zyklischen« Kur in der Leistengegend anwenden. Zur Festigung der Gesundheit dient dann auch der regelmäßige Gebrauch kalter Bäder.

IIII. Verwachsungen der Geschlechtsteile

12. Als ein bestimmtes und besonderes Leiden kommt es bei Frauen häufig vor, dass sie manchmal natürlicherweise mit einem Verschluss der Geschlechtsteile geboren werden oder dass nach vorhergehenden Verwundungen sich Narben bilden, die einen solchen Verschluss bewirken, oder dass dieser durch ein gegenwärtiges Leiden selbst eintritt.

Wenn durch ein bestehendes Leiden ein Verschluss der Geschlechtsteile eintritt, muss man diesen durch die übliche Anwendung aller lindernden Mittel zu lösen versuchen. Wenn aber durch Narben nach einer Verwundung oder – ich weiß nicht, wie – von Geburt an ein solcher Verschluss besteht, was man mit dem Finger oder dem Auge zuverlässig feststellen kann, dann müssen die Verwachsungen von Chirurgen in einem wohlüberlegten Umfang

men ratione ut haec patefactio linteolis aut aliis adiutoriis patefacientibus diutius disterminetur, ne obductae in se identidem scissurae recentiores occasionem claudendi protinus sortiantur.

V. de conceptione

13. aliquae mulieres quae voto posteritatis longo tempore desideratae afficiuntur, medicas accerserunt, quas effectus elaboratae conceptionis felices et peritas exhibuit, nosti itaque, Victoria, professionis communis hoc magis esse necessarium ministerium, quae ex tuis officiis sedulis in his magis rebus experimentum habes, quantum aut gratiae aut gloriae accrescat medicae promittenti a suspecta conceptione. unde licet inscia non sis huius curae conceptionem procurantis, attamen disposita tibi consideratis omnibus ordinavi circa quae curandum erit.

14. prius inquirendum est necubi orificium matricis aut inclinatum sit aut conclusum, unde aut modicis purgationibus apparentibus impeditur aut eo tempore purgationis internorum dolore nimio conquassatur, quod si forte ita se res habet, flebotomanda erit de talo quam maxime, quo ad inferiora vicinior materia provocetur, sic deinde ad ordinationem curae advertendum nobis erit quae conclusum prius moderate orificium patefaciat, ut purgatione solemni inoffense disposita et desiccari et calefieri matrix possit, his etenim rebus ita dispositis conceptionis vota facilius subsequentur.

aufgetrennt werden, freilich in der *ratio*, dass man die geschaffene Öffnung durch Leintücher oder andere Mittel längere Zeit offen hält, damit nicht die neuen Spalten wiederum Anlass zu einem Verschluss geben.

V. Empfängnis

13. Manche Frauen, die lange Zeit den lebhaften Wunsch nach Nachkommenschaft gehegt haben, fragten Ärztinnen um Rat, die durch wirkliche Erzielung von Empfängnis Erfolge und Erfahrung erlangt haben. Du, Victoria, weißt deshalb auch, dass dieses vor allem eine notwendige Dienstbarkeit unserer gemeinsamen Profession ist, da du ja aus deinen mühsamen Diensten in diesen Dingen eine Erfahrung darüber hast, wie viel Dank und Ruf einer Ärztin von einer erfolgten Empfängnis zuteil wird, wenn sie eine solche verspricht. Obgleich du also nicht unerfahren bist in den Behandlungsmethoden, durch die man eine Empfängnis herbeiführen kann, will ich dir doch wohlüberlegte Anordnungen darüber geben, in welcher Weise man vorzugehen hat.

14. Zunächst hat man genau zu untersuchen, ob nicht etwa die Öffnung des Muttermundes verlagert oder verschlossen ist. In diesem Fall ist die monatliche Reinigung behindert oder die Patientin wird zur Zeit der Reinigung von heftigen inneren Schmerzen befallen. Wenn dies etwa der Fall ist, mache man einen Aderlass, besonders am Fußgelenk, damit man dadurch die Materie nach den unteren Teilen ableite. Jedoch hat man bei dieser Behandlung zu beachten, dass man vorher den verschlossenen Muttermund in mäßigem Grad öffne, damit man dadurch die normale freie Reinigung ermöglicht und die Gebärmutter austrocknen und warm werden kann. Durch diese Anordnungen kann man den Wunsch nach Empfängnis einfacher erfüllen.

15. si flebotomo adhibito necdum tempus sua secreta cognoverit, tunc oleo dulci vel anetino vel rutato inguina fovenda erunt et post lana in eodem oleo calido infusa contegenda, tunc cataplasmatibus chalasticis calefacienda, quibus admiscemus aut artemisiae pulverem aut dictamni, quarum etiam in aqua decoctarum frequenter vapores adhibeo. nam et fumigia vaporatis partibus supponi conveniet ex supradictis herbis lapide gagate subiuncto.

16. si his omnibus rite adhibitis naturalis circa purgationem ordo permanserit, matricis orificio mediocriter relaxato iam adiutoriis conceptionem procurantibus imminendum est continuo igitur cum se purgatio inoffense transegerit, ex dia chylon pesso vel Libiano, cum nardino aut roseo oleo resoluto prius, encolpismo uti conveniet, et post matricis delavationem ex eodem medicamento spissiore pessario, adhibere haec continuis diebus triginta conveniet usque in diem venturum alterius purgationis.

17. quibus transactis Libiano nitrum conveniet commiscere. quod adhibendum erit post encolpismum ex subiectis speciebus disponendum, cardamo dictamno artemisia iris Illyricae radice rutae semine, omnia tunsa et cribellata oleo dulci plurimo miscenda sunt, ut ex his ante pessarium fomentum adhiberi possit, commodius interea liet si huic fomento recentes porcinos adipes aut anserinos admisceamus, post quod continuo pessario

15. Wenn nach Anwendung eines Aderlasses das Stadium (der Empfängnisbereitschaft) seine Geheimnisse noch nicht preisgibt, dann muss man die Leistengegend mit mildem warmen Dill- oder Rautenöl pflegen und nachher mit Wolle bedecken, die man mit dem gleichen heißen Öl getränkt hat. Auch erhitze man den Unterleib mit lindernden Umschlägen, denen wir Pulver von Beifuß oder Diptam beimengen. Ich wende auch oft die Dämpfe von Wasser an, in dem ich diese Stoffe gekocht habe. Auch kann man, nachdem man die Teile erwärmt hat, auf dieselben Räucherungen einwirken lassen, indem man die oben genannten Kräuter auf Gagatkohle legt.

16. Wenn man alle diese Mittel vorschriftsmäßig angewendet hat, eine natürliche Regelung der monatlichen Reinigung eingetreten ist und der Muttermund mittelmäßig erschlafft ist, dann kann man mit Mitteln vorgehen, welche die Empfängnis befördern. Sogleich, nachdem die monatliche Reinigung unbehindert stattgefunden hat, lasse man eine Scheideneinführung vornehmen, indem man ein Vaginalzäpfchen *dia chylon* oder *Libianum* benutzt, das man vorher in Narden- oder Rosenöl auflöst. Nachdem man sodann die Gebärmutter ausgespült hat, führe man ein festeres Vaginalzäpfchen aus demselben Medikament ein. Dieses muss man 30 Tage hintereinander anwenden, bis die Zeit der nächsten Reinigung herankommt.

17. Hierauf muss man dem *Libianum* Soda beimengen und die benutzen, nachdem man vorher eine Scheideneinführung aus folgenden Stoffen vorgenommen hat: Kresse, Diptam, Beifuß, illyrische Schwertlilienwurzel und Rautensamen. Alle diese Stoffe zerstößt und siebt man und vermischt sie mit viel mildem Öl; hiermit nimmt man vor der Einführung des Vaginalzäpfchens eine Erwärmung vor. Noch günstiger aber wirkt es, wenn man diesem Erwärmungsmittel frisches Schweine- oder Gänsefett beimengt. Danach muss man dann sogleich folgendes Vaginalzäpf-

tali uti expediet. ficos pingues in aqua decoctas et tritas melli misceamus et ex hoc pessarium supponamus, desuper vero Libianum superimponi conveniet, deinde intersecti nitri glebam accipiemus et in modum balani collyrium factum molli lana contegemus, quod superillitum Libiano iniciemus, nullo etenim remedio meliore et innoxio aut corrigi matrix poterit aut purgari quam huius nitri suppositione.

18. postquam vero his adhibitis quae sufficere arbitror ad omnia corrigenda quae impedimento conceptui esse possint, iam uti conveniet his duobus sequentibus pessariis aromaticis conceptionem maturantibus-
fit autem prius hoc modo, cera alba, adipe gallinarum, terebinthina et nardino oleo, his omnibus ex aequo solutis coagulum leporis admiscemus et hoc post encolpismum supponimus.

aliud vero omnibus experimentatum usibus sequens hoc est. cassiam fistulam, folium, spicam Indicam, amomum in unciis singulis omnia cribellata cum stafylino aut nardino oleo accepto coagulo leporis admiscemus, et hoc pessario ordine adhibito rite est maturata conceptio.

19. iam nunc et superiorum pessariorum convenit subiungere compositionem, pessarium dia chylon contra omnes conclusiones utilissimum et probatum, lini semen althaeam faenum Graecum, omnia aequis ponderibus in vas novum mittimus, ubi oleum dulce et aquam aequa mensura adiciemus ut semina pertegantur, quae cum molli vapore coqui et bullire coeperint, undatio vel

chen benutzen: Wir mischen in Wasser gekochte und verriebene fette Feigen mit Honig und bereiten daraus ein Vaginalzäpfchen; darüber aber muss man das *Libianum* einführen. Wir nehmen ein zurechtgeschnittenes Stück Soda und mache daraus ein Collyrium in Form einer Eichel, dann umwickeln wir es mit weicher Wolle, bestreichen es ringsherum mit dem *Libianum* und führen es ein. Es gibt nämlich kein Mittel, durch das in besserer und unschädlicherer Weise die Gebärmutter gebessert oder gereinigt werden könnte als eben durch die Einführung von in der geschilderten Weise hergerichtete Soda.

18. Nachdem man nun die Mittel angewendet hat, die nach meiner Ansicht ausreichen, um alles zu beseitigen, was der Empfängnis hinderlich sein könnte, muss man folgende beiden aromatischen Vaginalzäpfchen benutzen, welche die Empfängnis noch beschleunigen. Das erste wird wie folgt hergestellt: Weißes Wachs, Hühnerfett, Terpentin und Nardenöl alles zu gleichen Teilen, wir lassen es sich lösen und vermengen es mit Hasenlab, dann führen wir das Zäpfchen ein, nachdem wir vorher eine Scheidenspülung gemacht haben.

Das zweite aber, das ich vielfach selbst erprobt habe, ist folgendes: Mutterzimtstängel und Blätter, indische Narde und Amomum siebt man zu je 1 Unze alles durch, mischt es mit Pastinak- oder Nardenöl und vermengt alles mit Hasenlab. Wenn man dieses als Zäpfchen vorschriftsmäßig anwendet, wird die Empfängnis beschleunigt.

19. Nunmehr will ich auch die Zusammensetzung der oben genannten Vaginalzäpfchen angeben. Das Vaginalzäpfchen *dia chylon*, das gegen jede Art von Verschluss als sehr nützlich erprobt ist, wird wie folgt bereitet: Leinsamen, Eibisch und Bockshornklee zu gleichen Gewichtsteilen schütten wir in ein neues Gefäß und fügen so viel süßes Öl und Wasser zu gleichen Teilen hinzu, dass alles bedeckt ist. Dies lässt man bei sanfter Hitze kochen, und wenn

spuma quae supernataverit colligitur, cui anserinos vel gallinaceos adipes et cetera iungimus, ut pessario moderamentum faciamus, sic nos dia chylon pessarium conficimus, quod solutius si fuerit temperatum, unguentum magnum chalasticum vel paregoricum faciet.

Libianum vero sic faciemus, cerae Ponticae – IIII, mastices Chiae – II, storacis – I, adipis anserini – III, butyri – III, medullae cervinae – IIII, olei nardini – IIII, haec omnia secundum consuetudinem tunsa soluta miscebimus, ut pessarii temperies procuretur.

20. haec est ordinatio curae omnibus mulieribus adhibenda concipere cupientibus, quam breviter contexuimus, te sunt etiam alia quam plurima ab aliis variis contecturis composita, quae magis causticis adhibitis forsitan possint purgationem sanguinis extorquere, at ego blandis quam causticis magis conceptionis causa procurandae purgationem sedare volui quam extorquere, commodius est enim sic impendere officium medicinae ut cum susceptam causam curare coeperis, alia non creetur.

21. sunt alia duo genera pessariorum, quibus etiam magister meus et purgationem inoffense se procurasse frequentius testaretur et conceptionis officia perfecisse, quae sic conficiebat. opobalsami – I, peucedani – I, aristolochiae – I, murrae et croci semuncias singulas, medullae cervinae et adipis anserini uncias singulas semis. seorsum quae tundenda sunt cribellantur et solutis ex more

es anfängt, Blasen zu werfen, schöpft man den oben schwimmenden Schaum ab und sammelt ihn. Dieser wird mit Gänse- oder Hühnerfett und anderen Stoffen vermengt, die zur Erzielung der Konsistenz eines Vaginalzäpfchens geeignet sind. Auf diese Weise macht man das Vaginalzäpfchen *dia chylon* zurecht. Wenn es leichter löslich geraten ist, gibt es eine vorzügliche lindernde und mildernde Salbe.
Das *Libianum* aber bereitet man auf folgende Weise: Pontisches Wachs 4 Unzen, chiischer Mastix 2 Unzen, Styrax 1 Unze, Gänsefett 3 Unzen, Butter 3 Unzen, Hirschmark 4 Unzen, Nardenöl 4 Unzen. Dies alles wird vorschriftsmäßig zerstoßen, gelöst und vermischt, bis die Konsistenz eines Vaginalzäpfchens erreicht ist.

20. Hiermit habe ich kurz alle Behandlungsmethoden dargelegt, die man bei Frauen anwendet, die eine Empfängnis herbeizuführen wünschen. Es gibt außerdem eine sehr große Menge von Mitteln, die nach anderen Vorschriften zusammengesetzt sind und die durch kaustische Wirkung imstande sind, das Blut der monatlichen Reinigung herauszupressen. Aber ich für meine Person ziehe es vor, lieber milde Mittel als kaustische zur Beförderung der Empfängnis zu verordnen und mit denselben lieber die monatliche Reinigung zu mäßigen als herauszupressen. Es ist nämlich vorteilhafter, seine medizinische Dienstbarkeit so einzusetzen, dass nicht, wenn man die behandelte Krankheit zu heilen beginnt, eine neue herbeigeführt wird.

21. Es gibt außerdem noch zwei Arten von Vaginalzäpfchen, durch die mein Lehrer (Vindicianus; s. *Fys.* Pr.3) nach seinem eigenen Zeugnis öfter ohne Schwierigkeiten die monatliche Reinigung in Ordnung gebracht und die Fähigkeit der Empfängnis hergestellt hat. Diese bereitete er wie folgt: Balsam 1 Unze, Haarstrang 1 Unze, Hohlwurz 1 Unze, Myrrhenharz und Safran je ½ Unze, Hirschmark und Gänsefett je ½ Unze. Diejenigen dieser Stoffe, die zerstoßen

miscentur ut pessarium fiat, hoc primum pessarium expleto mox tempore secretorum post balneas supponendum est, quod duabus horis continendum erit.

22. post vero detracto pessario, hac sequenti confectione fysin vir eius linire debebit, et continuo mulieri commiscendum est. opobalsami unc I, opopanacis – I, turis masculi – II, cinnamomi – I S, murrae – I, costi semuncia, croci dr VI, cassiae dr VI. haec simul contrita oleo irino commiscentur, ut paulo pinguefiat, cum vero utendi tempus advenerit, post purgationem et balneas et pessarii prioris usum uteris necessario linimento.

peregisse me arbitror quam plurimas sub constrictione mulierum aegritudines, quibus si quam forte minime comprehendimus, sub uno et simili relaxandi beneficio visitandae erunt, variae etenim pro causarum temporibus adiutoriorum species proderunt, eadem attamen medendi omnibus virtus.

VI. de aborsu

23. abortivum dare nulli umquam fas est. ut enim Hippocratis attestatur oratio, tam duri reatus conscientia medicorum innocens officium non decet maculari.

sed quoniam aut matricis vitio aut aetatis impossibilitate, sub qua causa praepropere frequenter partus evenit, feminae periclitantur,

werden müssen, werden nachher besonders für sich durchgesiebt, aufgelöst und in richtiger Weise vermischt, so dass ein Vaginalzäpfchen daraus wird. Dieses erste Vaginalzäpfchen führt man bald, nachdem das Krankheitsstadium der Absonderung vorüber ist, nach dem Baden ein und lässt es für 2 Stunden behalten.

22. Darauf nimmt man das Vaginalzäpfchen heraus. Sodann muss der Mann die Geschlechtsteile seiner Frau mit folgender Mischung einreiben und dann sogleich Geschlechtsverkehr mit ihr ausführen: Balsam 1 Unze, Opopanax 1 Unze, Tropfweihrauch 2 Unzen, Zimt 1½ Unzen, Myrrhenharz 1 Unze, Kostwurz ½ Unze, Safran 6 Drachmen, Mutterzimt 6 Drachmen. Dies verreibe man zusammen und mische es mit Schwertlilienöl, damit es ein wenig dicklich wird. Wenn aber die Zeit zum Gebrauch herankommt, dann benutze man es nach Purgation, Baden und Benutzung des ersten Vaginalzäpfchens als notwendige Einreibung.

Ich glaube hiermit die meisten auf Zusammenziehung beruhenden Erkrankungen der Frauen abgehandelt zu haben. Diese sind alle, wenn wir sie vielleicht auch durchaus noch nicht begriffen haben, mit einer und derselben erschlaffenden Methode zu behandeln. Zwar sind je nach den Stadien der Krankheit verschiedene Mittel von Nutzen, doch haben alle die gleiche Heilkraft.

VI. Abtreibung

23. Ein Abtreibungsmittel zu geben, ist niemandem jemals erlaubt. Wie ein Ausspruch des Hippokrates bezeugt, gehört es sich auch nicht, dass der rechtschaffene Dienst der Ärzte durch die Mitwisserschaft einer so schweren Schuld befleckt werde.
Da aber manchmal entweder durch einen Fehler der Gebärmutter oder infolge einer vom Alter begründeten Unmöglichkeit, durch

expedit praegnantibus in vitae discrimine constitutis sub unius partus saepe iactura salutem mercari certissimam, sicut arboribus arescentium ramorum accommodatur salutaris abscisio et naves pressae onere cum gravi tempestate iactantur solum habent ex damno remedium, unde breviter huic loco adnectenda continuo designabo.

24. si ergo necessitatibus urgentibus aut aetatis inmaturae aut vitiorum superius comprehensis pecus molliter subtrahendum erit, his quam maxime consentio faciendum ut cataplasmatibus chalasticis artemisiae sucum aut tunsae pulverem misceamus, dictamni quoque similiter, sic aristolochiae, sic rutae seminis, sic et fomentis ex supra dictarum specierum decoctionibus factis uti conveniet et quae scripta sunt in cura conceptionis ad sanguinem innoxie provocandum.

25. his vero sequentibus aliqui usi remediis duris forsan corporibus minus obfuisse videntur, ut qui vi sanguinem extorquentes simul etiam venientia pecora pertraxerunt, sucum rutae viridis potui dederunt ad neofyta excludenda, hanc eandem rutam viridem cum rancidis nucibus et cum melle tritam dederunt, asseverantes pro pessario apponendum. interea etiam murram et artemisiam et violae semen ex aequo cum suco mentae potui similiter post balneas dari debere asseveraverunt, item lupinorum amarorum

die häufig eine vorzeitige Geburt erfolgt, Frauen gefährdet sind, ist es förderlich, den Schwangeren, bei denen häufig auf Kosten einer einzigen Geburt das Leben in Frage gestellt wird, eine sichere Rettung zu erkaufen. Das ist so, wie man bei Bäumen das Abhauen von dürren Ästen als heilsames Mittel anwendet und wie schwer beladene Schiffe, wenn sie durch ein schweres Unwetter umhergetrieben werden, einzig durch einen Schaden (für die Ladung, die über Bord geworfen wird) ihre Rettung erreichen können. Ich will deshalb an dieser Stelle die anzuwendenden Mittel sogleich angeben.

24. Wenn also infolge zwingender Notwendigkeit wegen unreifen Alters (der Frau) oder anderer oben erwähnter Fehler der Embryo vorsichtig entfernt werden muss, geschieht dies nach meiner Ansicht am besten dadurch, dass man lindernde Umschläge anwendet, denen man den Saft von Beifuß oder dessen zerstoßenes Pulver beimengt. In gleicher Weise kann man Diptam, Hohlwurz oder Rautensamen nehmen. So kann man auch Erwärmungen mit Abkochungen der genannten Stoffe vornehmen und kann die Mittel anwenden, die bei der Behandlung der Empfängnis zur unschädlichen Hervorrufung des Bluts genannt sind.

25. Manche haben aber, ohne dem Körper viel zu schaden, folgende stark wirkende Mittel angewendet, um das Blut mit Gewalt herauszupressen und dadurch zugleich den abgehenden Embryo zu entfernen: Sie geben zu diesem Zweck den Saft von grüner Raute zu trinken. Ebenso geben sie auch grüne Rautenblätter, mit ranzigen Nüssen und Honig verrieben, indem sie dieses Mittel als Vaginalzäpfchen verwenden lassen. Dabei lassen sie dann ein Getränk aus Myrrhenharz, Beifuß und Veilchensamen, die sie zu gleichen Teilen mit dem Saft der Minze in gleicher Weise vermischen, nach dem Baden verabreichen. So macht man auch Pulver von bitteren Lupinensamen, Myrrhenharz und Veilchensamen zu

pulverem murrae et violae semen, quae omnia ex aequo cum mentae suco temperaverunt ut trociscos conticerent, quos cum decoctione artemisiae aut dictamni dari constituerunt.
alii radicem panacis murram aloen ex aequo similiter cum suco mentae viridis temperaverunt, alii collyrium suppositorium facientes sic se haec innoxie extorsisse testati sunt, murrae absinthii iris Illyricae radicis panacis uncias singulas, cummi – II, quae in suco faeni Graeci infuderunt, ex quo mixto cum pulvere supradictarum specierum collyria vel balanos confecerunt, quos post balneas supponebant, nam et dictamnum cum vino tritum post balneas potui dabant et continuo paene iam maturas animas excludebant, nam et ovium fel in melicrato dederunt aeque violentum, sic fel taurinum cum nitri combusti pulvere oesypoceroto miscuerunt et pro pessario supposuerunt.

26. aliud. oesypoceroti, nitri, cymini uncias singulas, ficus pinguis albae bene tritae – II. cum lacte muliebri pessarium supponendum temperaverunt. nam et nostro pesso utebantur ex solis pinguibus ficis tunsis balanos vel collyria supponentes, quibus nos etiam nitri speciem admiscuimus, sed innoxie ex hoc purgatio procuratur.

aliud inquiunt exclusorium violentum, quod murram tritam et elleborum felle taurino miscentes et temperantes pro pessario supponebant.

aliud. murrae – I, ficus pinguis tritae lib I, galbani – I. afronitri – III. omnia trita commiscebant, cum usus exigebat, cum melle pessarium temperabant.

gleichen Teilen mit Saft von der Minze zurecht und bereitet daraus Pastillen zu. Diese lässt man mit einer Abkochung von Beifuß oder Diptam geben.
Andere machen in gleicher Weise Panaxwurzel, Myrrhenharz, Aloe zu gleichen Teilen mit dem Saft der grünen Minze zurecht. Wieder andere bereiten folgendes Collyrium als Vaginalzäpfchen und behaupten, sie hätten damit (den Embryo) ohne Schaden entfernt: Myrrhenharz, Wermut, illyrische Schwertlilie und Panax je 1 Unze, Gummi, in Saft von Bockshornklee eingeweicht, 2 Unzen. Man mischt das Pulver der genannten Stoffe mit der Gummilösung und bereitet Collyrien oder Zäpfchen daraus, die man nach dem Baden einführt. Auch geben manche mit Wein verriebenes Diptam und bewirken sogleich eine Abtreibung beinahe reifer Wesen. Ferner gibt man Schafgalle in Wassermet als gleich heftig wirkendes Mittel. So mischt man auch Stiergalle mit Pulver von verbrannter Soda und Wollfett vom Schaf und bereitet daraus ein Vaginalzäpfchen.

26. Ein anderes Mittel: Man mengt je 1 Unze Wollfett, Soda und Kümmel und 2 Unzen gut verriebene fette weiße Feigen mit Frauenmilch und macht daraus ein Vaginalzäpfchen zurecht. Manche nutzen auch unser Vaginalzäpfchen, das wir nur aus fetten zerstoßenen Feigen in Form eines Zäpfchens oder eines Collyriums einführen, denen wir noch etwas Soda zugesetzt haben. Dieses bewirkt auch ohne Schaden die monatliche Reinigung.
Ein anderes stark wirkendes Abtreibungsmittel wird noch angeführt; dieses besteht aus zerriebenem Myrrhenharz und Nieswurz, die man mit Stiergalle vermischt und zurechtmacht und zu einem Vaginalzäpfchen verarbeitet.
Ein anderes Mittel: Myrrhenharz 1 Unze, zerriebene fette Feigen 1 Pfund, Galbanharz 1 Unze, Schaumsalpeter 3 Unzen. Alles verreibt und vermengt man miteinander. Wenn man es benutzen will, macht man daraus mit Honig ein Vaginalzäpfchen zurecht.

his etiam ptarmica adhibuerunt ex elleboro struthio castoreo, ut membris omnibus exagitatis pecus facile extorquere valuissent.

27. coacti etiam aliorum scripta legimus, inlicita quidem non adeo sub diis necessitatibus salutis, si vel non inportunis mensibus ingerantur, sed quoniam his inconsiderate frequenter ita rebus gestis, vi et vapore adhibitarum specierum haemorragiae provenerunt, per quas et vulnerationes paene incurabilis cursus laesas feminas occupaverunt, ad haec nos quibus valemus tandem adiutoriis salubribus obviamus.

VII. de haemorragia matricis

28. haemorragiae matricis licet etiam ex aliis fieri soleant, attamen quoniam omnes una lege medendi curandae sunt, in subiectis earum causis adiunctis, omnibus ut arbitror sub constrictione passionibus praetractatis, resoluta et sub effusione laborantia descendemus, quae quam maxime saepe chronicarum more causarum difficiles liberatu sunt.

29. vaporibus constringendae sunt ex decoctionibus specierum omnium stypticarum, quas etiam nunc subiectas admoneo, murta viridis, flos mali granati, cortex arboris pini, siliquarum folia vel bacae lentisci, similiter rosa sicca et galla et ros Syriacum et cetera similia, item encolpismis imminere convenit ex croco hypocistide acacia omfacio lapide haematite Lemnia sfragitide, omnibus tunsis et mixtis decoctionibus supra dictarum specierum

Man wendet auch ein Niesmittel aus Nieswurz, Seifenkraut und Bibergeil an, um dadurch alle Glieder zu erschüttern und den Embryo einfach herauszupressen.

27. Wir haben gezwungenermaßen auch Schriften von anderen gelesen, die zwar bei dringender Notwendigkeit nicht unerlaubt sind, wenn man sie nur nicht in ungünstigen Monaten anwendet. Da aber in diesen Fällen sehr häufig unüberlegt verfahren wird und durch die starke und hitzige Wirkung der Mittel Blutungen hervorgerufen werden, durch die auch Verwundungen und ein beinahe unheilbarer Zustand der Frauen erzeugt werden, wollen wir nur die Heilmittel angeben, durch die wir diesen Fällen entgegentreten.

VII. Blutungen der Gebärmutter

28. Die Gebärmutterblutungen pflegen zwar auch aus anderen Erkrankungen hervorzugehen. Ich aber will, da sie sämtlich nach einem Prinzip zu heilen sind, und, wie ich glaube, alle unter der Rubrik der Zusammenziehung gefassten Leiden bereits von mir abgehandelt worden sind (s. o. 3.22), nunmehr zu denjenigen übergehen, die in einer Erschlaffung und Ausfluss bestehen. Die Ursachen werde ich unten anfügen. Da sie häufig chronisch verlaufen, sind sie nach Art dieser Erkrankung meist schwer zu heilen.

29. Man muss sie mit zusammenziehenden Dämpfen aus Abkochungen aller stopfend wirkenden Stoffe erwärmen, die ich nun anführen werde: grüne Myrte, Granatapfelblüte, Pinienrinde, Johannisbrotblätter oder Mastixbeeren, in gleicher Weise getrocknete Rosenblüten, Galläpfel, syrischer Sumach und ähnliches. Ebenso muss man Scheidenausspülungen anwenden aus Safran, Zistrosenwürger, Akaziengummi, Öl aus unreifen Oliven, Hämatit und lemnischem Siegelton, die man sämtlich zerstößt und

aut sucis polygoni vel arnoglossi temperatis, post vero spongia infusa in puscula supposita muniendae erunt, inguinibus vero lanas sucis supra dictis infusas imponi suadeo.

expedit interea omnibus superioribus locis usque in mamillas cucurbitas stalticas ignitas imponere, sic etiam inter scapulas diu perseveraturas sed molliter detrahendas, epithemata vero omnia staltica, ut dysentericis sunt ordinata, imponenda sunt, quam maxime ex dactylis Thebaicis in vino vel aceto decoctis et cerotario commixtis, speciebus quoque quas nosti competenter posse constringere.

VIII. de vulneribus matricis

30. si vulnerata ex his matrix fuerit, quibus vulneribus internis putredo frequentius sociatur, advertes ex egestionibus quatenus debeas causae succurrere, adhibendo dia chartu Athenaei trocisco ex auripigmento calce viva sandaraca pulvere chartae combustae et ceteris similibus ita confecto et temperato ex sucis omnium specierum supra dictarum. .

VIIII. de fluxu reumatis quem run appellamus

31. si ex his fluxus perseverans sanguinis vel umoris colore variantis molestiam fecerit, quem nos run appellamus, his omnibus superioribus imminendo constringendus erit vel desiccandus,

mit den Abkochungen der oben genannten Zutaten mischt oder mit dem Saft des Blutkrauts oder des Wegerichs zurechtmacht. Nachher aber muss man mit Pusca getränkte Schwämme auflegen. Außerdem empfehle ich, auf die Leistengegend Wolle aufzulegen, die man mit den oben genannten Flüssigkeiten getränkt hat. Ferner ist es förderlich, an allen oberen Körperteilen bis an die Brüste zusammenziehend wirkende glühendheiße Schröpfköpfe anzusetzen, ebenso auch an den Schultern, sie dort lange sitzen zu lassen und vorsichtig abzunehmen. Außerdem lege man alle Arten von zusammenziehenden Umschlägen auf, wie ich sie bei Ruhr (s. o. 2.101) verordnet habe, besonders solche aus thebaïschen Datteln, die man in Wein oder Essig kocht und mit Wachssalbe vermischt oder auch mit Stoffen, von denen man weiß, dass sie geeignet konstringierend wirken.

VIII. Verwundungen der Gebärmutter

30. Wenn die Gebärmutter aus den genannten Gründen verwundet ist, wobei diese inneren Verwundungen öfter in Eiterung übergehen, entnimmt man den Entleerungen, in welcher Weise man der zugrunde liegenden Krankheit begegnen kann. Man verwendet in diesem Fall die Pastille *dia chartu* des Athenaios, die aus Auripigment, ungelöschtem Kalk, Sandarach, Pulver von verbranntem Papyrus und ähnlichen Stoffen zusammengesetzt und mit den Säften aller oben genannten Zutaten zurechtgemacht wird.

VIIII. (Gebärmutter)fluss, den wir *rus* nennen

31. Wenn von den geschilderten Krankheiten ein beschwerlicher Fluss von Blut oder von Flüssigkeit wechselnder Farbe bestehen bleibt, den wir *rus* nennen, muss man alle oben angegebenen zusammenziehenden und austrocknenden Mittel anwenden. Wenn

si quis vero etiam potionibus curare velit, habet has potiones a nobis similiter ordinatas in is qui sanguinem vomuerint aut dyssenteriae vitio laborarint.
si humanius res profecerint, ut veluti in chronicis mos erat, aliquando commoveantur aliquando sub blanda dimissione releventur, quo tempore cycli nobis iam omnis ordo intendendus erit et accipiendus, vomitus prius frequentius adhibendo quam maxime post radicum acceptionem, exercitiis paulatim crescentibus imminendum est. aeris mutationes appetendae, locis isdem psilotra paropteses dropaces et sinapismos appono, quibus omnibus perseverando vim magnam reumatis magnis valeamus adiutoriis superare, sane si sanguineus et cum dolore fluxus fuerit, etiam flebotomo eas expedit relevari, omnibus his supra dictis stypticis imminendo.

X. de gonorroea id est spermatis effusione

32. effusione aliquando etiam spermatis spontanei et inportuni feminae fatigantur, quod in Graecis nostris gonorroean appellavimus, ea quae in viris hoc vitio laborantibus superius ordinata sunt, etiam feminis convenit adhiberi.

ordinata gynaeciorum dispositioni sufficere arbitror, principalium passionum constrictionis et relaxationis causis ex parvis omnibus adiutoriis competenter adiunctis. cetera vero quae artis officio parturientibus aut disponenda sunt aut facienda, usu magis quam lectione debes advertere.

jemand in gleicher Weise auch Getränke zur Heilung verordnen will, findet er Angaben hierüber bei der Behandlung derer, die Blut erbrechen oder an Ruhr leiden (s. o. 2.101).
Wenn eine Besserung dieses Zustands eingetreten ist, es dann aber, wie dies oft bei chronischen Erkrankungen der Fall ist, bald zu einer Verschlimmerung kommt, bald zu einem wohltuenden Nachlassen, dann muss man in diesem Krankheitsstadium eine volle »zyklische« Kur vornehmen lassen: Zunächst lässt man die Kranken öfter erbrechen, am besten durch Verabreichen von Rettich, sodann lässt man in allmählicher Steigerung körperliche Übungen vornehmen. Eine Luftveränderung ist anzustreben; ferner appliziere ich an den Geschlechtsteilen Haarausfall befördernde Mittel, *paropteseis* (s. o. 2.46), Pech- und Senfpflaster. Durch dauernde Anwendung all dieser kräftigen Mittel können wir den heftigen Fluss beseitigen. Wenn der Fluss aber blutig und schmerzhaft ist, dann ist es förderlich, wenn man neben der Verwendung der genannten stopfenden Mittel noch mit einem Aderlass den Kranken Erleichterung schafft.

X. Gonorrhoe, das heißt Samenfluss

32. Manchmal tritt bei den Frauen eine schwächende unfreiwillige und schädliche Samenentleerung ein, die wir in unseren griechischen Schriften als *gonorroea* bezeichnet haben. Die Verordnungen, die ich für Männer oben (2.32) getroffen habe, wenn sie an dem gleichen Leiden erkrankt sind, sind auch für die Frauen gültig.
Ich glaube nunmehr, dass die von mir gegebenen Verordnungen für die Behandlung der Frauenkrankheiten genügen, die auf den Grundleiden der Zusammenziehung und der Erschlaffung beruhen, da für alle Erkrankungen einfache Mittel in geeigneter Weise angegeben sind. Alles übrige aber, was du nach den Regeln der Kunst bei Gebärenden zu verordnen oder vorzunehmen hast, musst du dir besser durch die Praxis als durch Lektüre aneignen.

FYSICA

<praefatio>

1. scribenti mihi de fysica scientia, qua te maxime delectari intellego, sufficere arbitror ad commendationem operis Menandri comici insigne argumentum, apud cives cum studiorum annis magnae scientiae laboraret invidia, produxisse in theatrum fertur suem partu plenam, hoc enim in loco celeberrimum Atheniensis eloquentiae auditorium erat, produxisse inquam exspectantibus auditoribus plenam suem ibique eius exsectum uterum in Euripo … fuisse, cumque interfecti paene doctu tamen naturae agerentur, Athenienses inquit viri, si in panis annis scientiam meam miramini, istos natare quis docuit?

2. hinc advertere datur, Eusebi dulcissime filiolorum meorum, gratum mitti testimonium, plus enim in te amo laboris mel operae pretium et quod tu mihi nunc scribenti contigeris auditor, dixi datur advertere, quantum naturae vis pateat in omnibus elementis eorumque semine atque animantibus, cuius virtutes non frustra inter se dissentiunt aut secum copulantur, alcyonio herba pastae

WUNDERMITTEL

<Vorwort>

1. Wenn ich über die Wissenschaft der *fysica* schreibe, von der ich weiß, dass sie dir sehr große Freude macht, glaube ich, dass zur Empfehlung meiner Schrift das ausgezeichnete Argument des Komikers Menander genügt. Als dieser in seinen Studienjahren darunter litt, dass seine Mitbürger seine großen wissenschaftlichen Kenntnisse beneideten, soll er eine hochträchtige Sau in das Theater mitgebracht haben; an diesem Ort nämlich befand sich das berühmteste Auditorium für Reden in Athen. Dort habe er den gespannten Zuhörern die trächtige Sau vorgeführt, ihr die Gebärmutter herausgeschnitten und diese in den Euripos-Fluss geworfen. Als sich nun die beinahe getöteten Ferkel dennoch in einem natürlichen Drang bewegten, habe er gesagt: »Ihr Athener, wenn ihr euch über mein Wissen bei meiner Jugend wundert: Wer hat denn jenen Tieren das Schwimmen beigebracht?« (Menander, *Testimonium* 72 in Kassel / Austin 1998, 23).

2. Daraus kannst du, o Eusebius, mir liebster (»süßester«) meiner Söhnchen, einen für mich wertvollen Beweis entnehmen. Ich freue mich nämlich über eine Anerkennung meiner mühevollen Arbeit besonders, wenn sie von dir kommt, und da du ja das, was ich jetzt hier niederschreibe, von mir bereits gehört hast. Ich sagte, du kannst (aus dem Gesagten) erkennen, wie viel Kraft in der Natur in allen Stoffen zutage liegt und in ihren Samen und ihren Geschöpfen, deren Kräfte nicht ohne Zweck teils voneinander verschieden sind, teils sich miteinander verbinden: Die mit Meerkork gefütterten Schafe sind schwer gefährdet, werden aber bald

oves periclitantur, mox radice eius assumpta liberantur, mulorum sumere potus venenum est, carnes eorum cibo datae remedio, medentur ventris tormento canes pastae gramine, et horridus sus nebulam discutit campo pabulatus. et iacta theca per dictamnum excluduntur iacula. et cervi longaevi vita adhaesis mutatur cornibus, et communis chelidoniae cognomines herbis pullorum suorum declarant oculos.

ad postremum natura omniparens veluti adiuncta granditate cuncta animantia prosecuta est. quae enim nascendi sortem tribuit, vivendi ac valendi substantiam non negavit, est enim in omni mundo natura quae operetur grande secretum, sed illud mirari non desino cur irrationabilia et vagae aves et agrestes ferae ad beneficia naturae propius accederent.

3. supra contexti dabitis mihi veniam operis, patres priores, disputationum enim vestrarum rationes atque morbidorum animalium genus et his similia aetas mundi rudis ignoravit. Pythagoras Aegyptiae scientiae gravis auctor, scribit singula nostri corporis membra caelestes sibi potestates vindicasse, unde fit ut aut contrariis quibus vincuntur aut propriis quibus placantur conemur.

hinc est quod et Romani Febri aedem statuerunt et quod certanas Saturni filias affirmavit antiquitas, in quarum curatione Democritus inquit pollutione opus esse, ut sunt caedis culpae et

geheilt, wenn man ihnen die Wurzel dieses Gewächses gibt. Der Urin der Maulesel wirkt giftig, ihr Fleisch gibt man als Heilmittel dagegen. Hunde werden von Unterleibsbeschwerden geheilt dadurch, dass sie Gras fressen. Das hässliche Schwein vertreibt, wenn es auf dem Feld weidet, den Nebel. Und die mit einer *theca* (Schlinge oder Röhre?) geschleuderten Geschosse werden durch das Diptamkraut (aus dem Körper) entfernt. Das lange Leben der Hirsche hängt von dem Gehörn ab, das sie tragen, und mit dem Kraut des gemeinen Schöllkrauts (Schwalbenwurz) hellen die Vögel des gleichen Namens ihren Jungen die Augen auf.
Schließlich hat die alles hervorbringende Natur in der ihr eigentümlichen Größe alle Lebewesen bedacht: Wie sie ihnen das Schicksal des Geborenwerdens zugeteilt hat, so hat sie ihnen auch die Mittel zum Leben und zur Gesundheit nicht versagt. Die Natur bringt ja in der ganzen Welt ein großes Geheimnis hervor. Aber das bewundere ich unaufhörlich, warum die der *ratio* nicht teilhaftigen flüchtigen Vögel und wilden Tiere eher Zugang zu den Wohltaten der Natur erlangen.

3. Ihr werdet meinem oben zusammengefügten Werk Nachsicht gewähren, ihr Vorväter. Die *rationes* eurer Diskussionen, die Krankheiten der Tiere und dergleichen hat die ungebildete Zeit nämlich vergessen. Pythagoras, die wichtige Autorität der ägyptischen Wissenschaft, schreibt, dass die einzelnen Glieder unseres Körpers im Besitz überirdischer Kräfte seien. Daher kommt es, dass wir versuchen, sie mit den entgegengesetzten Mitteln zu bezwingen oder mit den gleichartigen Mitteln zu beruhigen.
Dies ist auch der Grund, aus dem die Römer der *Febris* (der Personifikation des Fiebers) einen Tempel errichtet haben, und aus dem das Altertum die *Certanae* (*Quartanae,* Personfikationen des Quartanfiebers, einer Malaria-Art) als Töchter des Saturn bezeichnet hat. Demokrit sagt, dass es zur Heilung dieser Krankheiten einer Befleckung bedürfe, wie der schuldhaften Tötung

menstruae mulieris et sacrarum avium, vel vetitorum animalium carnes cibo datae et sanguinis potus, nam et epilempsin, quam ieran noson appellavere, sic curare praecipit, efficaciae potentiam praeferens et vetans inquiri rationem.

sed haec non nos primi prodimus. fateri non paenitet, communia sunt quae cum veteribus sentio, mea quae scripsero, aeque in his dumtaxat et nos magis posteris placebimus, nec mirum si nulla circa vivos fama est. sua tempora lector non amat, hinc est illud clarissimum satyrici distichum

parva coronato plausere theatra Menandro
riseruntque suum saecula Maeoniden.

nam et magister meus quo me usum esse praemiseram, dum viveret bellus habebatur, qui nunc orbis totius Vindicianus celebratur, et profecto nullius umquam virtus digne suo saeculo honorata est, vel quod invidiae fortunaeque locus inter vivos maneat vel quod a miseria orto desiderio celebretur post fata probatio.

einer menstruierenden Frau oder heiliger Vögel oder aber des Verzehrens von Fleisch oder Trinkens von Blut verbotener Tiere. Auch gibt er für die Behandlung der Epilepsie, die man *iera nosos* (»heilige Krankheit«, s. o. 2.47) genannt hat, die gleiche Vorschrift, indem er die wirksame Kraft (dieser Mittel) vorzieht und verbietet, nach ihrer *ratio* zu forschen.

Aber dies bringen wir nicht als erste vor. Jedoch schäme ich mich nicht, dies einzugestehen, weil meine Ansicht mit derjenigen der Alten übereinstimmt. Auch ich selbst werde ja in dem, was ich schreiben werde, ebenso mehr den Nachfahren gefallen. Und es ist ja nicht verwunderlich, wenn die Lebenden sich noch nicht des Ruhmes erfreuen, denn ein Leser liebt nicht seine eigenen Zeiten. Das sagt ja auch jener berühmte Zweizeiler des Satirikers (Martial, *Epigramme* 5.10.8-9, leicht verändert und in anderer Abfolge als im Original):

> Nur wenige haben dem bekränzten Menander Beifall geklatscht
> und den Maeoniden (Homer) hat seine eigene Zeit verlacht.

Auch mein Lehrer Vindicianus, dessen Schriften ich als von mir benutzt schon (3.21) erwähnt habe, wurde zwar bereits zu seinen Lebzeiten für tüchtig gehalten, jetzt aber wird er ja auf der ganzen Erde gefeiert. Und in der Tat ist niemals die Tüchtigkeit eines Menschen schon von seiner Zeit in würdiger Weise ehrend anerkannt worden, teils weil ihn unter den Lebenden Missgunst und Schicksalsschläge erwarten, teils weil erst nach seinem Tod in der Not die Sehnsucht nach ihm entsteht und ihm zur Anerkennung verhilft.

<I. caput dolentibus>

4. herba polygono coronatus quam quis luna decrescente sustulerit dolore capitis caret, similiter etiam herba illa quae forte inventa fuerit in capite aenearum statuarum, nam et reliquias bovis potantis si quis biberit molestia capitis relevabitur, spuma vero eius fronti illita lege secretiore naturae graves inquietudines capitis sedat, et cornicis cerebrum quoquo libet genere acceptum paria facit similiter etiam muris cerebro comesto natura omniparens magnum remedium caput dolentibus praestitit, ferulae quoque combustae cinis oleo mixtus fronti vel capiti illitus inquietudines capitis saepe sedavit, attamen etiam de vulturis cerebro mixto oleo peruntum caput frequentius liberatum est.

o quantum naturae venerationis, cum magnetes lapis admotus capiti ex altitudine latentes morbos eripuit, et nidus hirundinum mox expositus omnis cum aceto contritus fronti illitus par beneficium procuravit.

haec fysica remedia sufficere arbitror caput dolentibus. exhinc etiam de epilempticis ordinabimus.

<II. epilempticis>

5. remediorum recte adhibitorum efficacia semper causarum bonos exitus confirmavit.
latentes epilempticos gagatis lapidis admotum fumigium semper repentinis casibus publicavit, hoc de araneis parietum, hoc

<I. Kopfschmerzen>

4. Wenn jemand bei abnehmendem Mond einen Kranz aus Blutkraut trägt, wird er vom Kopfschmerz befreit, in gleicher Weise, wenn man zu diesem Zweck das Kraut nimmt, das man etwa auf dem Kopf eherner Standbilder findet. Auch wenn man dasjenige trinkt, was ein Ochse beim Trinken übrig lässt, wird man von Kopfbeschwerden geheilt. Wenn man den Schaum davon auf die Stirn eines Kranken einreibt, beruhigt dies nach einem recht geheimnisvollen Gesetz der Natur die Kopfschmerzen. In gleicher Weise wirkt Krähenhirn, auf irgendeine Art eingenommen. Ferner bietet die Allmutter Natur ein kräftiges Heilmittel gegen Kopfbeschwerden in dem Verzehren von Mäusehirn. Ebenso wirksam ist es, wenn man die Asche von verbranntem Hirschhorn mit Öl vermischt und damit die Stirn oder den Kopf der Kranken einreibt. In gleicher Weise ist öfter durch mit Öl vermischtes Geierhirn der Kopf befreit worden.
Wie verehrungswürdig aber ist erst die Natur, wenn der Magnetstein, den man an den Kopf hält, aus der Tiefe desselben die verborgenen Leiden hervorholt und wenn man die gleiche Wirkung dadurch erreicht, dass man die Stirn mit einem Schwalbennest einreibt, das man vollständig mit Essig verrieben hat!
Diese *fysica* reichen gegen Kopfschmerzen aus. Wir werden nunmehr solche gegen Epilepsie verordnen.

II. Epilepsie

5. Die Wirksamkeit richtig angewendeter Mittel sichert immer einen günstigen Ausgang der Krankheit.
Latente Epileptiker werden häufig durch einen plötzlichen Anfall erkennbar gemacht, wenn man sie Räucherungen mit Gagatkohle aussetzt. Dies kann man, wie feststeht, durch Räucherung mit

de stercore canum fumigio similiter fieri constat, nam et opertos caprarum pellibus si in aquam ingredi facias litoris infusis plantis et tectis, epilempsiae passio commovebitur, similiter etiam si nares eorum opobalsamo tangas, sollicitos epilempticos publicabit, et acaciae pulvere cum aqua calida accepto continuo correpti si fuerint, insanabiles erunt, sin vero febrierint, facilius liberantur.

hoc de prodendis vel cognoscendis epilempticis scripsimus, remediorum nunc opus est ordinatione.

6. paeoniae radix magnum praesidium praestat, si collo alligatam frequentius odoretur, sic halicacabi, sic lathyridis radices medentur, et contusum tithymalum cum alfitis et aceto si odoratur, ex corio frontis asini facta veluti fasciola eorum articuli constringendi sunt, et dextri eius pedis ungulae portatus circulus pari condicione medebitur, interea caprinas tunc tantummodo carnes comedentibus camelorum medulla oleo roseo resoluta tempora capitis stomachus et totum pectus matutinis horis perunguendum est. ex sanguine mustelarum unguentum eo modo adhibitum par praestitit beneficium, in ipsis vero commotionibus, si sanguinem de eius pedum digitis elicias quoquo pacto, et eius frontem ex eo tangas et labia, continuo exsurget, tunc etiam asini lotio aspergi conveniet.

7. addo interea, quod ille ait si mihi fas audita loqui, quod necessitas procurandae sanitatis extorquet, eodem lotio asini potari eos debere, et hirundinum sanguinem cum turis masculi pulvere

Mauerspinnen oder Hundekot in gleicher Weise erreichen. Ferner wird ein epileptischer Anfall hervorgerufen, wenn man die Kranken, mit Ziegenfellen bekleidet, in das Wasser am Ufer hineingehen lässt, so dass die Fußsohlen benetzt und bedeckt werden. Dies kann man in gleicher Weise dadurch hervorrufen, dass man die Nase des Kranken mit Balsam bestreicht. Wenn durch die Einnahme von gepulvertem Akaziengummi mit heißem Wasser sogleich ein Anfall hervorgerufen wird, sind die Kranken unheilbar, wenn sie aber fiebern, können sie recht einfach geheilt werden.
So viel haben wir über die Erkennbarmachung der Epilepsie zu sagen. Jetzt will ich die Heilmittel dagegen angeben.

6. Die Päonienwurzel hilft gut, wenn man sie um den Hals gebunden trägt und öfter daran riecht. Ebenso sind die Wurzeln des Halicacabus und der Lathyris heilsam, gleichfalls zerstoßene Strandwolfsmilch mit Graupen und Essig, wenn man daran riecht. So macht man auch aus dem Fell von der Stirn eines Esels gleichsam eine kleine Binde und umschnürt damit die Gelenke des Kranken. Das Tragen eines Ringes aus der Klaue des rechten Fußes desselben Tieres hilft in gleicher Weise. Dabei lasse man die Kranken nur Ziegenfleisch essen und reibe ihnen die Schläfen des Kopfs, den Magen und die ganze Brust in früher Morgenstunde mit Kamelmark ein, das man in Rosenöl aufgelöst hat. Ebenso heilsam wirken Einreibungen mit dem Blut vom Wiesel. Bei den Anfällen selbst aber wird der Kranke sogleich aufstehen, wenn man aus den Zehen seines Fußes auf irgendeine Weise Blut nimmt und damit seine Stirn und Lippen bestreicht. In diesem Fall ist es auch gut, den Kranken mit Eselurin zu besprengen.

7. Ich füge noch etwas hinzu, was jener sagt – wenn es mir gestattet ist, Gehörtes wiederzugeben, da die Notwendigkeit, für die Gesundheit zu sorgen, es herauspresst –, nämlich, dass die Kranken den Urin des Esels selbst trinken müssen. Ebenso kann man

aequa sub ponderatione cum oxymeli similiter sumere, sic alii veteriores sub certo secreto naturae excepto capite et pedibus ceteras mustelae reliquiarum partes corporis obtulerunt, ex cuius cibi beneficio molestiam passionis frequentissime decimarunt.

aliud. mulsa vini acri horis matutinis data diebus XXX continuis profuerunt, pari forma etiam ex testa cerebri asini combusta cinis datus profuit, sic althaeae sucus, sic coagulum leporis in modum grani ervi per dies XXX ministratum horis matutinis epilempticos liberavit, nam et mulieribus menstruantibus hoc vitio laborantibus coire conveniet.

haec epilempticorum praecepta ex probata remedii cura disposita, deinde reliqua ut potero vaga et disseminata remedia designabo collecta …

sie Schwalbenblut und pulverisierten Tropfweihrauch zu gleichen Gewichtsteilen in gleicher Weise mit Oxymel nehmen lassen. Auch haben die Alten in derselben Weise unter einem gewissen Geheimnis der Natur den Kranken alle Körperteile eines Wiesels mit Ausnahme des Kopfs und der Füße zu essen gegeben und dadurch sehr häufig die Beschwerde des Leidens abgemildert.

Ein anderes Mittel: Man gibt *mulsum* (Weinmet) aus herbem Wein 30 Tage hintereinander frühmorgens. Als nützlich erwiesen hat sich auch in gleicher Weise verabreichte Asche von verbrannter Hirnschale eines Esels. Auch Eibischsaft oder Hasenlab, in der Größe eines Wickenkorns 30 Tage frühmorgens gegeben, heilt die Epilepsie. Bei Frauen, die an derselben Krankheit leiden, ist es gut, während der Menstruation den Geschlechtsverkehr auszuüben.

Dies sind die Vorschriften für die Epileptiker, wie sie in der Behandlung erprobt sind; nunmehr werde ich, soweit es mir möglich ist, verschiedene, überall zerstreute Heilmittel angeben, die ich gesammelt habe … *(Der Rest des Texts ist verloren)*

ANHANG

Literaturhinweise

Textausgaben

Octavii Horatiani rerum Medicarum Lib. Quatuor ... Per Herema[n]num Comitem a Neuenar, integro candori nuper restitutus. Straßburg 1532 [VD16 A 6 und T 840]

Theodori Prisciani archiatri ad Timotheum fratrem Phænomenon Euporiston liber I. Logicus liber II. Gynæcia ad Salvinam liber III. Opus nunc primum æditum. Basel 1532 [VD16 T 839]

Theodori Prisciani Archiatri Quae Exstant Tomus I. Novum Textum Constituit Lectiones Discrepantes Adiecit Joannes Michael Bernhold. Uffenheim 1791 [VD18 10664112]; dazu die anonyme Besprechung in: Göttingische Anzeigen von gelehrten Sachen 1792, 60. Stück (14.4.1792) 606-607

Rose, Valentin: Theodori Prisciani Euporiston libri III. Leipzig 1894; dazu die Besprechungen von Geyer, Paul[us], in: Archiv für lateinische Lexikographie und Grammatik 9.2 (1894) 325–327, und in: Blätter für das [Bayerische] Gymnasial-Schulwesen 31 (1895) 587–594. Über die von Rose S. XXVIII genannten Satzfehler hinaus sind in vorliegendem Band auch weitere stillschweigend korrigiert, etwa Rose S. 70 Z. 11–12 zu 1.68 *canicuarlibus*, S. 85 Z. 10 zu 1.79 *tamem*, S. 137 Z. 8 zu 2.38 *cerotrario*, S. 186 Z. 18 zu 2.85 *agritudinem*, S. 189 Z. 13 und 18 fehlende Abschnittnummern 88 und 89 sowie S. 215 Z. 5 zu 2.112 *sabito*.

Forschungsbericht

Urso Messale, Anna Maria: La letteratura medica latina nell'Africa tardoantica: consuntivo degli studi. 2, in: Lettre d'informations: médecine antique et médiévale 5 (2006) 1–31, spez. 22–31

Studien

André, Jacques: Les noms des plantes dans la Rome antique. Paris 1985 (zur Identifizierung von Pflanzen in Verbindung mit Zander 2014)

Cilliers, Louise: Theodorus Priscianus on drugs and therapies, in: Cilliers, Louise: Roman North Africa. Environment, Society and Medical Contribution. Amsterdam 2019, 141–156

Conde Salazar, Matilde: Nuevas incursiones en el vocabulario de Teodoro Prisciano: Formas verbales »técnicas« y tardías, in: Emerita 66 (1998) 321–337

– Grupos binarios de sinónimos en Teodoro Prisciano, in: Pérez Castro, Lois C. / Adrados, Francisco R. (Hgg.): Τῆς φιλίης τάδε δῶρα. Miscelánea léxica en memoria de Conchita Serrano. Madrid 1999, 257–262

– / López de Ayala y Genovés, María José: Recursos literarios en la obra de Teodoro Prisciano, in: Pigeaud, Alfrieda / Pigeaud, Jackie (Hgg.): Les textes médicaux latins comme littérature. Nantes 2000, 33–46

– / Moreno Hernández, Antonio: Estudio del léxico tardío de los tratados latinos Africanos de los siglos IV y V, in: Vázquez Buján, Manuel Enrique (Hg.): Tradición e innovación de la medicina latina de la antigüedad y de la Alta Edad Media. Santiago [de Compostela] 1994, 241–251

Deichgräber, Karl: Theodorus 46, in: RE V A 2 (1934) 1866–1868

Ferraces Rodríguez, Arsenio: El recetario »ut pili evulsi non recrescant«: Paris, BNF, lat. 13955, ff 146r–147v: Extractos de Teodoro Prisciano y otras fuentes tardoantiguas en un manoscrito del s. IX, in: Galenos 5 (2011) 71–90

Fischer, Klaus-Dietrich: Theodorus Priscianus, in: Berger, Jean-Denis u. a. (Hgg.): Handbuch der lateinischen Literatur der Antike, Bd. 6.1. München (in Vorbereitung) § 607.2 (*non vidi,* »forthcoming« laut Langslow 2000, 441)

Formisano, Marco: Tecnica e scrittura. Le letterature tecnico-scientifiche nello spazio letterario. Rom 2001, spez. 74–84

– The »natural« medicine of Theodorus Priscianus: Between tradition and innovation, in: Philologus 148 (2004) 126–142

– Late Latin encyclopaedism: Towards a new paradigm of practical knowledge, in: König, Jason / Woolf, Greg (Hgg.): Encyclopaedism from Antiquity to the Renaissance. Cambridge 2013, 197–215

Fraïsse, Anne: Observations littéraires sur la Préface du livre I des »Euporista« de Théodore Priscien, in: Pigeaud, Alfrieda / Pigeaud, Jackie (Hgg.): Les textes médicaux latins comme littérature. Nantes 2000, 91–99

– Place et statut des pratiques magiques dans les textes médicaux tardifs: le cas de Cassius Felix et de Théodore Priscien, in: Gaide, Françoise / Biville, Frédérique (Hgg.): Manus medica: actions et gestes de l'officiant dans les textes médicaux latins. Aix-en-Provence 2003, 161–171

– Médecine rationnelle et irrationnelle dans le livre I des »Euporista« de Théodore Priscien, in: Palmieri, Nicoletta (Hg.): Rationnel et irrationnel dans la médecine ancienne et médiévale (Mémoires / Centre Jean-Palerne 26), Saint-Étienne 2003, 183–192

Keller, Otto: Zu Caelius Aurelianus und Cassius Felix. Belva, in: Wiener Studien 31 (1909) 176–177 (indirekt zu 1.41)

Langslow, David R.: Medical Latin in the Roman Empire. Oxford 2000, spez. 53–56

Meilhac-Léonelli, Michèle: La teinture des cheveux, un geste medical?, in: Gaide, François / Biville, Frédérique (Hgg.): Manus medica (wie Fraïsse 2003), 173–181 (zu 1.5–6)

Meißner, Burkhard: Die technologische Fachliteratur der Antike. Berlin 1999, spez. 275–277

Meyer, Theodor: Theodorus Priscianus und die Römische Medizin. Jena 1909; dazu die Besprechungen von Beck, Theodor, in: Mitteilungen zur Geschichte der Medizin und der Naturwissenschaften 9 (1910) 163–166, und von Ilberg, Johannes, in: Neue Jahrbücher für das klassische Altertum 13.25 (1910) 454–458

Migliorini, Paola: Eufemismi e varianti lessicali in Teodoro Prisciano, in: Anazetesis 6–7 (1982) 24–35 (*non vidi*)

– Elementi metodici in Teodoro Prisciano, in: Mudry, Philippe / Pigeaud, Jackie (Hgg.): Les écoles médicales à Rome. Genève 1991, 231–240

Önnerfors, Alf: Das medizinische Latein von Celsus bis Cassius Felix, in: Aufstieg und Niedergang der römischen Welt. Band 2.37.1. Berlin und New York 1993, 227–392, spez. 288–301

Schanz, Martin / Hosius, Carl: Theodorus Priscianus, in: Schanz, Martin / Hosius, Carl / Krüger, Gustav: Die Literatur des fünften und sechsten Jahrhunderts (Geschichte der Römischen Literatur IV 2). München 1920, 275–278

Sundelin, Torsten: Ad Theodori Prisciani Euporista Adnotationes. Diss. Uppsala 1934

Zander – Erhardt, Walter u. a.: Zander. Handwörterbuch der Pflanzennamen, 19. Aufl. Stuttgart 2014

Zurli, Loriano: Il pensiero medico di Teodoro Prisciano nelle prefazioni ai suoi

libri, II, in: Scivoletto, Nino (Hg.): Prefazioni, prologhi, proemi di opere tecnico-scientifiche latine, II. Rom 992, 463–497

Zitierte antike Autoren und Werke

Apuleius – Brodersen, Kai: Apuleius, Heilkräuterbuch (Herbarius), lat.-dt. Wiesbaden 2015

Caelius Aurelianus – Bendz, Gerhard / Pape, Ingeborg: Akute Krankheiten (De morbis acutis) Buch I–III, Chronische Krankheiten (De morbis diuturnis) Buch I–V, lat.-dt. (Corpus Medicorum Latinorum VI 1). 2 Bde. Berlin 1990

Cassius Felix – Brodersen, Kai: Cassius Felix, Medizinische Praxis (De medicina). Darmstadt 2020

Celsus – Lederer, Thomas: Aulus Cornelius Celsus, Die medizinische Wissenschaft (De medicina), lat.-dt. 3 Bde. Darmstadt 2016

(Ps.-)Galen, *Euporista* – Brodersen, Kai: Corpus Galenicum, Gut beschaffbare Heilmittel (Bibliothek der griechischen Literatur). Stuttgart in Vorbereitung

Gargilius Martialis – Maire, Brigitte: Gargilius Martialis, Les remèdes tirés des légumes et des fruits (Medicinae ex oleribus et pomis), lat.-frz. Paris 2002

Marcellus Empiricus – Niedermann, Max / Liechtenhan, Eduard / Kollesch, Jutta / Nickel, Diethard: Marcellus, Über Heilmittel (De medicamentis). (Corpus Medicorum Latinorum V 1, 2. Aufl.). Berlin 1968

Martial – Barié, Paul / Schindler, Winfried: Martial, Epigramme, lat.-dt. 3. Aufl. Berlin 2013

Medicina Plinii – Brodersen, Kai: Plinius' Kleine Reiseapotheke (Medicina Plinii), lat.-dt. Stuttgart 2015

Menander – Kassel, Rudolf / Austin, Colin: Menander. Testimonia et fragmenta apud scriptores servata (Poetae Comici Graeci VI 2). Berlin / New York 1998

Plinius d. Ä. – König, Roderich / Winkler, Gerhard / Hopp, Joachim / Brodersen, Kai u. a.: Plinius, Naturkunde (Naturalis historia), lat.-dt. 32 Bde. München u. a. 1973–2004

Scribonius Largus – Brodersen, Kai: Scribonius Largus, Der gute Arzt (Compositiones), lat.-dt. Wiesbaden 2016

Serenus – Brodersen, Kai: Quintus Serenus, Medizinischer Rat (Liber medicinalis), lat.-dt. Berlin 2016

Vergil – Holzberg, Niklas: Vergil, Hirtengedichte / Landwirtschaft (Bucolica / Georgica), lat.-dt. Berlin 2016

Fachbegriffe

Vom Autor transkribierte griechische Begriffe

achor – ἄχωρ – Schorf
alopecia – ἀλωπηκία – Fuchsräude
anathymiasis – ἀναθυμίασις – nach oben steigende Ausdünstungen
anthera – ἀνθηρά – (Mittel) aus Blüten
apoplexia – ἀποπλεξία – Schlaganfall
aptha – ἄφθα – Verschwärung (im Mund)
arteriaca – ἀρτηριακή – (Mittel) für die Luftröhre
barbara – βαρβάρα – barbarisch(es Mittel)
basilicon – βασιλικόν – königlich(es Mittel)
branchos – βράγχος – rauer Rachen
calaminthe – καλαμίνθη – Steinquendel
cardiaca diaforesis – καρδιακὴ διαφόρησις – Herzschwäche
causon – καῦσος – Brenn(fieber)
cefalicum – κεφαλικόν – den Kopf betreffend
cerion – κηρίον – »Wabe«, Hautkrankheit
chemosis – χήμωσις – Augenhornhautkrankheit
choeras – χοιράς – Drüsengeschwulst
chrysus – χρυσοῦς– golden
colicus – κωλκός – den Enddarm betreffend
coryza – κόρυζα – Nasenkatarrh
diaforesis s. cardiaca diaforesis
dysenteria – δυσεντερία – Ruhr
emopotes – αἱμοπότης – Blut aufsaugend (»trinkend«)
emprosthotonus – ἐμπροσθότονος – eine Wundstarrkrampf-Art
empyema – ἐμπύημα – innen liegendes Geschwür
enterocele – ἐντεροκήλη – innerer Bruch
epilempsis – ἐπίλημψις – Epilepsie
epithesis – ἐπίθεσις – Steigerung
exochadium – ἐξοχάδιον – außen liegende (Hämorrhoide)
fenomena – φαινόμενα - sichtbare Dinge, spez. äußere Krankheiten
fysicus – φυσικός – die Natur betreffend, auch: Wunderheilmittel
gonorroea – γονόρροια – Gonorrhoe

gynaecia – γυναικεῖα – Frauen betreffend
hemicrania – ἡμικράνιον – »halber Schädel«, Migräne
hiera s. iera
hydrocele – ὑδροκήλη – Wasserbruch (Flüssigkeit im Hodensack)
hypopium – ὑπώπιον – (Geschwulst) im Augenwinkel
hysterica s. ysterica
iera – ἱερά – heilig(es Mittel)
iera nosos – ἱερὰ νόσος – »heilige Krankheit«, Epilepsie
icteros – ἴκτερος – Gelbsucht
ionthus – ἴονθος – Ausschlag
logicus – λογικός – logisch, methodisch
melanchlorus – μελάγχλωρος – schwarzfarbig
metromania – μητρομανία – »Wahnsinn der Gebärmutter«, Gebärmutterkrebs
mydriasis – μυδρίασις – Pupillenerweiterung
myle – μύλη – »Mühlstein« einer Handmühle, Verhärtung
neurotonos – νευρότονος – an einer Sehne verletzt
ofiasis – ὀφίασις – Schlangenhaut (schuppige Kopfhauterkrankung)
opisthotonus – ὀπισθότονος – eine Wundstarrkrampf-Art
oros – ὀρός – Molke
oxyporion – ὀξυπόριον – ein zusammengesetztes Medikament, s. 2.94
paroptesis – παρόπτησις – Erhitzen auf einer Seite, s. 2.46
parotis – παρωτίς – Schwellung in der Ohrenregion
picra, -os – πίκρα, -ός – bitter
pityriasis – πιτυρίασις – Kleiengrind
platycoriasis – πλατυκορίασις – Pupillenerweiterung, s. mydriasis
pnix s. ysterica pnix
rus – ῥοῦς – Fluss
sarcocele – σαρκοκήλη – Hodenschwellung, -auswuchs
schistos – σχιστός – dickgelegt (Milch)
sycotice – συκωτική – zur Feige gehörig
tenesmodes – τεινεσμώδης – dem Stuhlzwang ähnlich
theriaca – θηριακή – »Mittel gegen (Schaden durch) wilde Tiere«, allgemein Heilmittel
xeros – ξηρός – trocken
ysterica pnix – ὑστερκὴ πνίξ – »Gebärmuttererstickung«, s. 3.7

Griechisch bezeichnete Heilmittel auf Basis eines Wirkstoffs

dia coclion / de cocleis – διὰ κοχλιῶν – auf Weinbergschnecken-Basis
dia chartu – διὰ χάρτου – auf Papyrus-Basis
dia chylon – διὰ χυλῶν – auf Pflanzensaft-Basis
dia codion – διὰ κωδυῶν – auf Mohnkopf-Basis
dia foenicon – διὰ φοινίκων – auf Dattel-Basis
dia iteon – διὰ ἰτεῶν – auf Weiden-Basis
dia libanu – διὰ λιβάνου – auf Weihrauch-Basis (auch *Livianum*)
dia melilotu – διὰ μελιλώτου – auf Steinklee-Basis
dia moron – διὰ μόρων – auf Maulbeer-Basis
dia prassiu – διὰ πρασίου – auf Andorn-Basis
dia samsucu – διὰ σαμψύχου – auf Majoran-Basis
dia spermaton – διὰ σπερμάτων – auf Samen-Basis

Namengebende Urheber von Heilmitteln (s. dazu Langslow 2000, 130–139)

Andron 1.61, 2.23, 2.102
Athenaios 2.102, 3.30
Iustus (Iustiana) 2.109
Musa (Antonius Musa) 1.52, 1.85 *bis*
Polyarchos 2.78, 2.86, 2.105, 2.109, 3.9
Polyidos 1.61

Weitere direkt oder indirekt angeführte Personen

Apollonios (Arzt) 2.15
Democritus (Philosoph) *Fys.* Pr 3
Eusebius (Schüler) *Fys.* Pr 2
Herodianus (Romanautor) 2.34
Hippokrates (Arzt) 1.48, 1.51, 1.72, 2.25, 2.67, 2.102, 2.107, 2.114, 3.23
Iamblichus Syrius (Romanautor) 2.34
Martial (Dichter der *Epigramme*) *Fys.* Pr 3
Menander (Komödienautor) *Fys.* Pr 1
Olympios (Kollege) 1.1
Philippus Amphipolita (Romanautor) 2.34
Pythagoras (Philosoph) *Fys.* Pr 3
Vergil (Dichter der *Georgica*) 1.23
Vindicianus (Arzt, Lehrer des Autors) 3.21, *Fys.* Pr 3
Victoria (Kollegin) 3.1, 3.13

Register der Heilmittel